激光医疗技术

主　编　陈　刚　雷仕湛
副主编　王宏宇　王占宇　李新忠
　　　　张元芳　闫海生　孔祥勇

復旦大學出版社

序 | Foreword

人总会生病,也渴望尽快治疗疾病,恢复身体健康。所以,每项新技术的出现都首先被引用到医学领域。激光是一门新技术,激光器一问世,一些科学家便试图把这门新技术应用到医疗上,并预见到激光医疗会获得更好的疗效。1961年,科学家开始眼科治疗试验,发现在强度比较低时,激光通过眼睛而不造成损害,而当强度比较高时,经眼睛的晶状体聚焦,激光能够焊接、缝合视网膜。于是,激光医疗便从眼科开始了。

自1962年红宝石激光器应用于眼科治疗,开拓了激光医疗技术以来,激光医疗技术得到了长足的发展,不断开拓新的治疗技术。应用光纤技术,不用做剖腹手术就能实施腹内各种疾病的激光治疗,这在老龄化社会意义极为深远;各种新型激光器能够更有效地治疗各种疾病;癌症早期诊断和治疗是普遍关注的课题,有选择性地破坏癌组织的激光动力学治疗技术和激光质子刀治疗技术将发挥更重要的作用,获得更满意的医疗效果。现在,激光能治疗包括内科、外科、妇科、儿科、眼科、喉科、耳科、鼻科、口腔科、皮肤科等各科大约300种疾病,已成为重要的医学分支,也是重要的激光技术应用分支。

本书比较系统地介绍了各种激光治疗技术和激光诊断技术,对从事激光医疗工作者有较大参考价值,也是一本比较好的激光医疗科普读物。

中国科学院上海光学精密机械研究所研究员

高功率激光物理联合实验室主任

朱健强

前 言 | Preface

激光医疗技术充分利用激光的单色性、高方向性、高相干性和高能量密度的优势,配合光纤传导和内窥镜等相关技术,通过病变组织凝固、切割、气化等方式,实施手术和介入治疗,从而达到临床治疗效果。激光医疗技术已进入普外科、耳鼻喉科、皮肤科、口腔科、妇科、泌尿科以及神经外科、肿瘤科等各个临床科室,能够有效地治疗300多种疾病。激光治疗已成为重要的医学分支,也是重要的激光技术应用分支。

本书在编写过程中得到了许多医生和激光工作者的支持和帮助。中国科学院上海光学精密机械研究所研究员、高功率激光物理联合实验室主任朱健强为本书作序;谢树森教授对本书内容选择提出了宝贵意见和建议,王晓峰主任为本书提供了有价值的图片资料,并对一些图片进行了加工处理;张志军编辑对本书的出版提供了很多帮助和支持,使得本书能够顺利出版。在此我们向他们表示衷心感谢!

本书对激光医疗工作者有参考价值,上海国才激光职业技能培训中心已将本书列为大健康激光光电子应用技术人员培训的主要教材之一。

随着医学发展,激光医疗技术也在不断发展,新技术不断涌现,我们期待将来有机会再版并补充新内容,并请大家赐教。

陈 刚 雷仕湛

目录 Contents

第一章　绪论　　　001

1-1　光辐射医疗 / 001
　　一、光辐射的保健作用 / 001
　　二、光疗 / 006
1-2　激光医疗 / 021
　　一、激光器特性 / 021
　　二、激光治疗 / 027
　　三、激光参数选择 / 035
　　　（一）激光波长 / 035
　　　（二）激光能量（功率）/ 038
　　　（三）激光器运转方式 / 040
　　四、医用激光器 / 043
　　　（一）氦-氖激光器 / 044
　　　（二）CO_2 激光器 / 047
　　　（三）Nd:YAG 激光器 / 049
　　　（四）半导体激光器 / 051
　　　（五）准分子激光器 / 053
　　　（六）钬激光器（Ho:YAG 激光器）/ 057
　　　（七）铒激光器（Er:YAG 激光器）/ 058

第二章　激光生物刺激治疗　　　060

2-1　弱激光治疗的理论基础 / 060
　　一、人体皮肤组织光学 / 061
　　二、光的生物刺激效应 / 062

三、光对皮肤的损伤 / 066
2-2　弱激光治疗方法 / 070
　　　一、治疗机制 / 071
　　　二、弱激光理疗 / 073
　　　三、激光针灸 / 082

第三章　激光手术　　　　　　　　　　　　　　　　　　090

3-1　激光切除手术 / 090
　　　一、概述 / 090
　　　二、激光手术刀 / 091
　　　三、治疗病例 / 095
3-2　激光专项手术 / 098
　　　一、激光质子手术 / 098
　　　二、激光切除手术 / 106
　　　三、激光焊接手术 / 111
　　　四、激光打孔手术 / 118
　　　五、激光3D打印医疗技术 / 121

第四章　光动力学医疗技术　　　　　　　　　　　　　　142

4-1　基本原理 / 142
　　　一、概述 / 142
　　　二、光动力学效应 / 146
　　　三、治疗机理 / 146
　　　四、治疗病例 / 149
4-2　技术单元 / 161
　　　一、光敏剂 / 161
　　　　　（一）作用 / 161
　　　　　（二）基本要求 / 163
　　　　　（三）分类 / 164
　　　二、光源 / 179
4-3　治疗剂量和测量 / 182
　　　一、阈值剂量 / 182

二、光敏剂剂量 / 182

三、光照射剂量 / 184

四、氧气剂量 / 188

五、剂量测量 / 190

  （一）光敏剂剂量测量 / 191

  （二）组织内氧含量测量 / 191

  （三）单态氧分子产额测量 / 195

  （四）疗效评估 / 200

第五章　激光照射治疗　201

5-1　血液激光照射治疗 / 201

  一、治疗原理 / 201

  二、治疗方式 / 206

  三、治疗病例 / 212

5-2　激光照射消融治疗 / 217

  一、概述 / 218

  二、主要治疗技术 / 219

  三、治疗病例 / 222

5-3　激光美容技术 / 225

  一、治疗技术 / 225

  二、激光波长选择 / 232

  三、治疗病例 / 233

  四、并发症 / 235

  五、护理技术 / 236

第六章　激光诊断技术　238

6-1　激光光谱诊断 / 239

  一、激光光谱学 / 239

  二、激光荧光光谱诊断 / 240

  三、激光拉曼光谱诊断 / 245

6-2　激光流式细胞诊断 / 252

  一、激光流式细胞计原理 / 252

二、诊断原理 / 254

三、诊断病例 / 255

6-3 激光多普勒诊断 / 257

一、诊断原理 / 257

二、激光多普勒测量仪 / 258

三、诊断病例 / 262

6-4 激光散斑诊断 / 264

一、激光散斑衬比成像 / 265

二、诊断病例 / 266

6-5 激光动力学诊断 / 268

一、诊断原理 / 268

二、诊断病例 / 269

6-6 激光人体红外热成像诊断 / 270

一、成像系统 / 271

二、诊断原理 / 273

三、应用例举 / 274

第七章　激光安全防护　　276

7-1 激光损伤 / 276

一、急性损伤 / 276

（一）眼睛损伤 / 276

（二）皮肤损伤 / 285

二、激光慢性损害 / 291

三、非激光光束损伤(NBH) / 301

7-2 激光损伤剂量 / 303

一、激光照射剂量 / 303

二、激光损伤阈值剂量 / 306

（一）眼睛激光损伤阈值剂量 / 307

（二）皮肤激光损伤阈值剂量 / 314

三、最大容许人体激光照射剂量 / 317

7-3 激光产品安全性评价 / 323

一、激光安全性评价参数 / 323

（一）激光可达发射限 / 324
　　（二）标称眼睛危害距离（NOHD）/ 325
二、激光安全标准 / 328
　　（一）激光产品安全等级 / 329
　　（二）激光产品使用安全通则 / 335
　　（三）激光使用安全控制 / 337

参考文献 **343**

第一章 绪　论

1-1　光辐射医疗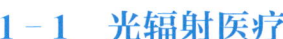

光辐射对人体健康有保健作用,还能够治疗疾病,称之为光疗技术。

一　光辐射的保健作用

室内阳光充足,可以避免潮湿,还能杀灭细菌。诸如链球菌、结核杆菌、沙眼衣原体等在强烈的阳光照射下不超过半小时就会死亡;合适光亮的环境还能促进人体的代谢活动,给我们一个强健的身体。

古代人们就已经知道太阳光照射人体有强身防病的作用,常晒太阳能助发人体的阳气,起到壮人阳气、温通经脉的作用。特别是在冬天,晒太阳,强身健体、温通经脉的效果更为明显。《素问·四气调神大论》指出"冬三月,此谓闭藏。水冰地坼,无扰乎阳;早卧晚起,必待日光",认为隆冬时节人的作息与太阳的升落相应。《老老恒言》也指出"背日光而坐,列子谓'负日之暄',脊梁得有微暖,能使遍体和畅。日为太阳之精,其光壮人阳气",更明确地提出"负日之暄"的健身养生作用及其科学原理。唐代诗人白居易在他的《负冬日》诗中,以欣喜的心情描绘了在冬天晒太阳的身心体验:"负暄闭目坐,和气生肌肤,初似饮醇醪,又如蛰者苏。外融百骸畅,中适一念无。旷然忘所在,心与虚空俱。"可以说,白居易活到74岁,在古代算是高寿,与他坚持晒太阳有一定关系。俄国著名学者启米尔列捷夫则称人是"太阳之子",他对太阳的这种赞誉颇有道理。

1. 提高人体免疫力

免疫力是人体抵抗外来病毒、细菌等侵袭,维护体内环境稳定的能力。空气中充满了各种各样的微生物,如细菌、病毒、支原体、衣原体、真菌等。在人体免疫力不足的情况下,它们都可以成为"赶早班"的病原体。虽然人体对不同的病原体会产生相应的抗体,以抵御对人体的感染,但抗体具有专一性和时限性。比如,链球菌抗体只能在较短时期内保护人体不受链球菌的再次侵犯,但并不能抵御其他病毒的感染。有各种原因使人体免疫系统不能正常发挥保护作用,极易招致细菌、病毒、真菌等感染,因此免疫力低下最直接的表现就是容易生病。而经常患病,加重了机体质能消耗,便出现体质虚弱、营养不良、精神萎靡、疲乏无力、食欲降低、睡眠障碍等症状。每次生病都需要经过较长时间才能恢复健康,而且常常反复。

波长在 1 mm～770 nm 之间的电磁波,在光谱上位于红色光外侧,称为红外线。皮肤对它的反射率平均为 0.34。就是说,有 34% 的红外线被皮肤反射掉,剩下的部分进入皮肤。人体皮肤的含水量达 70%,水是红外线的良好吸收体,因此人体对红外线的吸收近似于水的吸收。

红外线可提高皮肤和皮下组织的温度,促进血液的循环和新陈代谢。红外线作用于人体水分子时,可对人体内老化了的大分子团产生共振使之裂化,重新组合成较小的水分子团。吸附在老化的分子团表面的污染物质得以去除,附着于细胞膜表面的水分子增加,增强了细胞的活性和表面张力。在临床上,红外线照射可以改善人体局部血液循环,扩张局部组织血管,引起血流加快,使组织的营养和新陈代谢旺盛,细胞增殖,组织再生能力加强,能加速伤口和溃疡的愈合。

太阳光还能够增加血液中的氧和白细胞含量,增加渗透细胞膜的水分子,以及加强细胞内钙离子活性,因而增强了人体细胞的活动机能,提高人体免疫能力,预防感冒和许多传染性疾病。此外,红外线还可以使血液中不饱和脂肪酸的二重键或三重键被切断,饱和脂肪酸不容易再被氧化成血脂(过氧化脂质),减少了血管内脂质的沉积,使血管壁光滑,从而减少动脉硬化、白内障等心血管疾病或眼科疾病的发生。

2. 促进人体正常钙、磷代谢

光辐射照射到人体皮肤上,能刺激人体的造血功能,促进钙、磷代谢和体内维生素 D 的合成。

骨骼的健康与钙含量有关,但钙在体内的吸收、代谢、骨化都需要维生素 D。人体必须有足够量的维生素 D,才能促进肠对钙、磷的吸收,使钙和磷在人体内保持正常的量。即使我们的膳食中不缺钙,也可能会因为维生素D的含量不足,影响了钙的利用而导致骨质疏松。如果人体内的维生素D含量减少,肠对钙和磷的吸收就下降,食物中所含的钙、磷将被排出体外;当维生素D缺乏时,食物中大约90%的钙和大约60%的磷被排出体外。体内缺乏钙、磷,会发生疾病,比如软骨病、佝偻病等,也容易患感冒、肺结核,结核病已经治愈的容易复发,而且钙化速度慢。此外,维生素D也是神经细胞的营养物质。当维生素D缺乏时神经细胞的呼吸功能会降低,氧化还原过程减弱,造成注意力不集中,脑力劳动效率降低。越来越多的证据表明,孕期因缺少阳光照射而造成维生素D缺乏会影响胎儿的大脑发育。

终日不见阳光的人,骨质疏松的发生率将远远高于正常人群,身体逐渐衰弱。尤其是在青少年成长发育时期,日照时间不足,会对身高产生一些影响。据统计,四川人的平均身高比北京人矮几厘米,日照时间短可能是一个重要因素。

获得维生素D的途径主要有两条:一条是从食物中获取,另一条是光照射,主要是接受太阳光照射,只要每天接受充足的太阳光照射,就可以获得人体90%的维生素D需求量,而剩下的10%从饮食中获取。维生素D在食物中分布不广,一些畜肉、禽类、谷物、蔬菜和水果中含维生素D,但含量很少,所以单纯靠食物无法保证维生素D的需求量。要想获得充足的维生素D,最简便经济的方法就是晒太阳,1平方厘米皮肤经中等强度的太阳光照射10 min左右就能产生1国际单位的维生素D,成年人1天的维生素D需要量大约是200国际单位。

3. 抗忧郁,改善睡眠

人的精神状态与光照息息相关,长期缺乏光照会导致情绪波动。在气温特别寒冷的地带,人们在冬天的情绪会明显出现忧郁、低落,容易疲劳;在一连多天下雨的日子里,人们会因缺少太阳光照射而出现情绪低落的情况。这种因为季节变化而产生的忧郁,在医学上叫做冬季忧郁症或季节性情感障碍。发生这种状况的时候会出现疲劳、爱睡、爱吃,又闷闷不乐的忧郁状态。虽然抗忧郁药物的治疗很重要,但是医学界也发现,让病人照射阳光有助于改善病人的症状。因为阳光中的紫外线有促进人体生成内啡肽(天然鸦片)的作用,它是日光浴使人感到舒适愉快的原因。

光照还能使脑部分泌一种有助于改善睡眠状况的特殊激素——褪黑素。人在 40 岁以后总的睡眠时间大约每 10 年减少 27 min，他们在夜间经常醒来，清醒的时间随年龄的增长而延长。

4. 维护皮肤健康

紫外线可以杀灭空气中的细菌，许多霉菌在紫外线照射下无法成活。紫外线还能杀死皮肤上的细菌，增加皮肤的弹力、柔软性和抵御外来细菌侵蚀的能力。太阳光中含有紫外线，接受太阳光的照射对皮肤的健康有益。最新的科学研究结果表明，太阳光还能预防几种皮肤癌。

局部炎症将造成皮肤损伤，而蛋白质的流失或者功能失常让皮肤失去弹性。环境中各种刺激因素也会引起皮肤的微型炎症，比如污染物和紫外线。微型炎症会阻碍皮肤局部的血液和淋巴液的循环，造成皮肤胶原的流失，使皮肤变薄、失去弹性。20 世纪 80 年代末，开发一种美容新技术，称光子嫩肤术，这项技术对预防皮肤老化的作用大于对年轻化的作用。为了有持续效果，每年做一到两次嫩肤治疗是很有必要的。

皮肤在强脉冲光辐射照射下，能改善多种皮肤瑕疵，如毛细血管扩张、细小皱纹、皮肤红斑、色素改变和毛孔粗大等，达到增强皮肤弹性以及显著改变面部皮肤状况等美容效果。组织学分析表明，光子嫩肤使真皮乳状层中的胶原质纤维排列更为紧密，真皮与表皮的结合处及表皮基底层中的黑色素减少。

5. 日光浴

日光浴俗称晒太阳。太阳光中的可见光包含红、橙、黄、绿、青、蓝、紫等 7 种色光，对人的情绪各具独特作用。比如，红色光、黄色光有使人兴奋、引起组织充血的作用；蓝色和紫色光有镇静作用。可见光还有调整睡眠节律、开阔视野、改善新陈代谢、促进氧气吸收和二氧化碳气体排泄作用。所以，医学界建议无论春、夏、秋、冬，都要走出家门，多与阳光接触。只要避开正午和夏季的烈日，在户外晒太阳有益于健康。长期在井下、潜水艇、地下铁道工作，以及经常上夜班的人缺少接触太阳光照射，这部分人需要定期作日光浴。

照射到人体的紫外线几乎全将被表皮组织吸收，并引起一系列生理变化。紫外线能使上皮细胞释放出类组织胺物质，皮肤血管扩张充血，经过几小时后就能起到抗炎症、抗过敏、抗神经痛以及改善皮肤营养状况，提高皮肤的抗病能力，促进结缔组织新生的功效。紫外线照射后，中枢神经系统的活动机能获得加强,促进身体新陈代谢,提高机体免疫力和抗病能力。紫外线还可刺激造血器官更好地工作,使体内红细胞、白细胞、血色素均衡增加,提高人体的抗病能力。紫外线还能使皮肤黑色素原通过氧化酶作用转变成黑色素,使皮肤增强对外界刺激的抵抗能力。此外,紫外线照射皮肤引起的色素沉着,使皮肤角质层增厚,有增强皮肤防御能力、预防和减少发生痱子、疖疮、毛囊炎等皮肤病的作用。

现代科学研究结果指出,太阳所辐射的各种光线,无论是可见光,还是红外线或紫外线,都具有很强的生物学效应。红外线、可见光和紫外线引起一系列理化反应,可改善人体的各种生理机能。太阳光也可以改进人体内部器官的功能,比如增强胃液的分泌量、刺激胰腺的功能、提高人体对细菌损害的抵抗力、强壮骨骼等。太阳光可以使健康人或者糖尿病患者的血糖降低,各个器官的糖元增加,血糖氧化增强。此外,红外线还可以使血液中不饱和脂肪酸的二重键或三重键断裂,饱和脂肪酸不容易再被氧化成血脂(过氧化脂质),减少血管内脂质的沉积,使血管壁光滑,从而减少动脉硬化、白内障等心血管疾病或眼科疾病的发生,对人体健康起着良好的促进功效。

太阳光是最好的兴奋剂,能调节人的情绪、振奋精神、减轻忧郁症状,提高生活情趣和工作效率。多晒太阳光将使皮肤黑里透红,显示身体更加健康,不易生疮、痘和皮肤病。

食物中的碳水化合物、脂肪及糖分是人体活动的能量来源,但如果摄取过多,没有用掉的剩余部分就会作为脂肪在体内积聚起来。这就是所谓的赘肉,也是肥胖的原因。人体接受太阳光照射时,太阳光有提高细胞代谢功能的作用,使体温上升,起到运动的效果,能消耗多余的脂肪和热量。特别是运动量不足的人,日光浴是减肥的好方法。

日光浴有两种,一种是天然日光浴,一种是人工日光浴。前者是直接晒太阳,后者是利用人造光源。天然日光浴一般采取全身日光照射,也可根据病变部位的不同,采取背光浴、面光浴、部分肢体浴等。全身日光浴要求赤身裸体,并不断地翻转身体,使各部分能充分地接受日光的照射。初行日光浴时,每次照射 10 min 即可,以后可逐渐增加到 30 min。局部日光浴者可用雨伞或布单遮挡人体某些部位,每次日光浴后可用 35℃ 的温水淋浴,然后静卧休息,一般连续进行 20 天左右。在冬天,太阳光中紫外线含量大约为夏季的 1/6,照射时间可适当延长。

天然日光浴最好在室外开阔地进行,在冬季,选择清洁、平坦、干燥、周围绿化较好、空气流通、向阳且能避免强风吹袭的地方最适宜。在高山区和靠近天然水源的地方也宜于日光浴。但需要注意,日光浴不宜在沥青地面上,也要避免靠近石墙的地方。沥青地面在升温时,会散发出有毒物质,会污染皮肤和损伤下呼吸道。在冬季气温很低的天气里也可在室内日光浴,但必须打开门窗,避免窗玻璃阻挡了太阳光的紫外线。

此外,日光浴还有几方面值得注意。一是照射一定要适度,尤其是进行日光浴时宜空腹,不可入睡,可酌情裸露身体,要常转换体位,最好戴草帽和墨镜以保护头部与眼睛。还要注意预防感冒,夏季防中暑,照射量过度会引起皮肤灼伤等。其次,患有出血性疾病、较重的心脏病、尿毒症、活动性肺结核等严重疾病者不宜多晒太阳。

此外,接受太强的太阳光照射容易引起白内障、光照性皮炎、结膜炎和热调节障碍,这一点要特别加强预防。第三是注意自我反应,凡在日光浴时出现体温升高、恶心、呕吐、头痛、头晕以及食欲减退或睡眠障碍等症状,应立即停止或缩短照射时间。

人工日光浴采用人造光源,调整光源的发光颜色和强度后照射人体,又分为日晒床和人工美黑。日晒床通过人工制造紫外线,模仿太阳光的紫外线成分。人工紫外线过滤掉有害射线,相比直接的太阳光紫外线照射更有好处。人工美黑是通过人工美黑霜或古铜防晒产品来实现的。人工美黑的产品种类繁多,从专门给脸部使用的到给全身使用的都有。

二 光疗

光辐射用于疾病医疗,称光医疗技术。

1. 光疗先驱者芬森

尼尔斯·吕贝里·芬森(Niels Ryberg Finsen)(图1-1-1)1860年生于丹麦法罗群岛首府托尔斯豪恩,从小在渔村生活,曾染上胞囊虫病,深受疾病折磨,于是他决心学医。在哥本哈根大学医学院经过7年带病的苦学后,在1890年完成了学业,获得医学博士学位。他在少年时代就认识到太阳光对人体健康的重要性,立志研究光与人体健康的关系。在丹麦的哥本哈根医学院学习时,对光治疗效果产生兴趣,因为他自己患有慢性病,感受到太阳光对改善他的病情很有益处,于是大学毕业后他留在学校担任解剖学实验助教,经过艰苦探索,在前人有关光学知识的基础上,提出了光疗的设想。他认为光谱中不同颜色、不同强度的光线,对人体作用的时间不同,会产生出不同的影响。1893 年,芬森的身体健康状况每况愈下,不得不放下有关研究,回到冰岛的小渔村养病。在这里,他亲眼看到了当地渔夫们整天生活在臭鱼堆里,不少人染上了可怕的狼疮病。

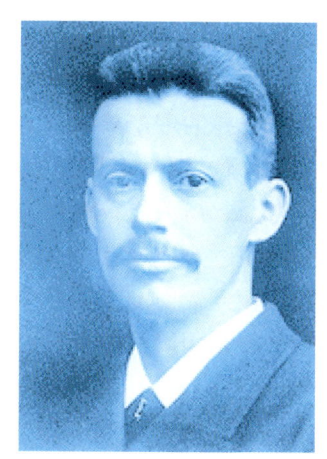

图 1-1-1　光疗先驱芬森

狼疮病是一种慢性皮肤结核病,常发生在面部、腮部、外耳和颈部,其次是臀部和四肢。狼疮病的破坏性很大,被破坏的局部组织产生畸形,因此大多数染上了狼疮病的人都会变得十分丑陋,非常痛苦。这种病以往被认为是不治之症。他十分同情这些病人,希望能找到办法解除他们的疾苦。于是,他开始试验研究光辐射对这种病的治疗作用。为了获得光疗的最佳效果,他不惜在自己和妻子身上试验,以取得光辐射穿透皮肤的最佳条件。经过反复研究试验,他终于发现用紫外线治疗狼疮病效果最好,并设计出滤去光源中红外辐射的滤光装置,用聚光镜增加紫外光线的照射光密度。在 1895 年 1 月 1 日,他在第一位狼疮病人身上试用了他的光治疗方法。经过一段时间治疗后,病人的病斑消失,皮肤表面恢复平整光滑。用紫外线治疗狼疮病获得成功的消息传出后,许多患者慕名前来求医,经过芬森的光治疗都恢复了健康。

在 1896 年,芬森发表了"聚集的化学性光线在医学中的应用"论文,立即轰动了整个欧洲。在 1896 年,他通过多次的实验和观察,又证实光辐射治疗结核病也有效,因为他自己在年轻时候就患了这种病,是依靠太阳光对结核菌产生的杀伤作用而获痊愈的。

芬森的医德与医术感动了慈善界,他们决定为他在哥本哈根筹建一座光学治疗研究所,国内外闻讯后纷纷捐款资助。1896 年,光学治疗研究所成立(即现在的芬森研究所),开创了光治病的历史。由于芬森在利用光辐射治疗狼疮病及其他皮肤病方面所做出的卓越贡献,1903 年获得了诺贝尔生理学及医学奖。

2. 光疗方法

光疗的理论基础是生物组织吸收光能,并将光能转变成热能和化学能,导致体内一系列连锁化学反应。这些化学反应,概括起来有 4 种类型:光致分解、光致氧化、光致聚合和光致敏化。不同波段的光辐射所产生的生物效应也有所不同,并由此研究开发了一些针对不同疾病,使用不同波段光辐射的治疗方法,主要有紫外线疗法、可见光疗法、红外线疗法。紫外线常用以治疗皮肤化脓性炎症和其他皮炎、疼痛症、佝偻病或软骨病等;红外线常用以治疗软组织损伤、劳损、关节炎等;可见光中的红光用于中枢神经兴奋;蓝光、绿光用于镇静;蓝紫光用于治疗新生儿胆红素性脑病。

(1) 紫外线光疗　紫外线具有杀灭病毒和抗炎的作用,能改善皮肤的血液循环,提高人体的抵抗力和应激能力;可以引起多种免疫抑制效应,减轻皮肤变态反应。不同波长紫外线具有不同的生物学效应,波长 265 nm 左右的短波紫外线是 DNA 吸收峰值位置,容易致癌;而 320～400 nm 波长范围的长波紫外线小部分被表皮吸收,大部分可透过真皮;波长在 290～320 nm 的宽谱中波紫外线的红斑效应最强;波长为 310 nm 左右的窄谱中波紫外线皮肤穿透性强,红斑效应相对较小,不容易灼伤皮肤,而且避开了 DNA 的吸收高峰位置,不易引起 DNA 突变,降低了致癌性,所以,这个波长的紫外线是治疗皮肤病的重要手段,对治疗特异性皮炎、白癜风、硬皮病、皮肤 T 细胞淋巴瘤等皮肤病安全有效。

(2) 蓝光光疗　蓝光光疗的典型应用是新生儿黄疸的治疗。新生儿高未结合胆红素血症(黄疸)是常见多发病,易导致听力损害,严重者可发生胆红素脑病而影响生活质量。体内胆红素吸收蓝光后,氧化异构化产生胆绿色、无毒的水溶性吡咯,经胆汁和尿液排出,通过改变胆红素在体内的代谢途径而减轻新生儿黄疸。胆红素能吸收的光线以波长 450～460 nm 为最佳,而蓝光波长主峰在 425～475 nm 之间,这是光疗新生儿黄疸最好的光波段。

蓝光也对昼夜节律影响力最强,它抑制褪黑激素分泌,产生褪黑激素分泌周期节律的改变,从而调节 24 h 生物周期节律,治疗睡眠障碍、季节性情感障碍、慢性抑郁症、老年痴呆等。同一照度下,光谱能量分布不同的光辐射对褪黑素的作用效果不同,波长 470 nm(蓝光)、497 nm(蓝绿光)、525 nm(绿光)、595 nm(琥珀光)以及 660 nm(红光)临床实验表明,蓝光对褪黑素产生的抑制作用最大,说明蓝光对人体的生物节律调整是安全有效的。

(3) 红光光疗 红光与人体组织线粒体的吸收谱共振,被细胞线粒体强烈吸收,产生高效率的光化学生物反应——酶促反应,使线粒体过氧化氢酶、超氧化物歧化酶等多种酶的活性激发,促进细胞的新陈代谢,提高肌体免疫力。

红光光疗不同于其他光波段的光疗,它既没有很强的热效应,又比紫外光穿透力强,可以作用于较深层组织,适当功率的光束穿透深度达 3 cm 以上,而红外光大量被人体组织的水分吸收,穿透深度仅为 0.1 cm 左右。

红光对急性炎症有很好的疗效,而红外光对急性炎症是禁忌。除治疗体表疾病外,配加光学导管,红光还可以治疗诸多浅腔内疾病,适应证范围广,可满足治疗的各种疾病需要,而且是安全的。

(4) 红外线光疗 红外线的生物效应主要是热效应。红外线被机体吸收后引起体温升高,局部或全身血管扩张,血流速度加快,促进新陈代谢和细胞增生,改善血液循环和微循环,改善免疫功能,有消炎和镇痛作用,主要用于治疗皮肤浅表疾病。主辐射波段为 4 000～6 000 nm,辐射照度 0.1 W/m^2,辐照距离 10～15 cm,皮下层组织温度可高于表面 3～5 ℃,这就产生了对皮下病毒的杀伤能力,有利于治疗浅层疾病。

红外辐射的温热作用目前广泛用于外科手术后伤口处理或感染伤口处理的辅助治疗,主要有两个作用:①使伤口干燥;②促进伤口皮肤及皮下组织的血液循环,使颜色灰暗的伤口转为红润,加速代谢过程,同时利于伤口对药物的吸收,加速伤口的愈合。

红外光疗又分为远红外和近红外光疗两种:

① 远红外治疗。使用波长在 2～8 000 μm 宽频带光辐射,主要通过生物热效应改善血液循环,尤其是微循环。

② 近红外治疗。使用的光波长范围为 0.6～1.6 μm。水对 0.72～1.6 μm 的近红外吸收弱,近红外线不易被反射和散射,如果采用线偏振调制,穿透力增强,穿透皮肤和组织深度可达 5 cm 以上。

3. 治疗例举

利用普通光源发射光辐射可以医治多种疾病,比如治疗痴呆症、抑郁症、睡眠障碍、皮肤病、新生儿黄疸以及高血压等。

(1)治疗老年性痴呆症 老年性痴呆是一种以进行性认知障碍和记忆能力受损害为主的中枢神经系统退行性疾病,主要表现为智力衰退和记忆力、判断力、推理能力、定向能力等下降及行为、性格发生变化等。对他们的日常管理相当困难,其原因之一就在于患者存在的睡眠问题、夜行及与之相关的日间易激惹行为。我国人口老龄化的速度目前已处于世界之首,痴呆症的发病率也日益增高。

患者的睡眠和行为异常与其血液和血清褪黑素水平下降有关。褪黑素水平降低,神经元线粒体容易受到自由基的损害,导致神经元死亡,记忆力因此衰退。随着年龄增长,血液中的褪黑素水平逐渐降低,对青年、老年人和痴呆症患者3组人的褪黑素水平测定和皮质醇水平测定发现,后两组人的褪黑素水平曲线明显低平,尤其是痴呆症患者下降更为明显。

褪黑素是一种受光生物效应影响的激素,是机体表达黑暗的化学信号,对光照的强弱有着灵敏的反应,因此,光照可以影响褪黑素的分泌,改善痴呆症病人的症状。给予痴呆症患者足够的日间光照,各种类型痴呆症患者的病情均获得不同程度的改善。显著地减少其行为异常,例如日落综合症、夜游、兴奋和谵妄等,也明显地改善患者的睡眠-觉醒节律。

江西省人民医院李素珍报道了采用光疗方法对60名患者光治疗结果,全天明亮光照,在日间光线不充足的情况下,如居室环境阴暗、阴雨天等使用日光灯代替日光继续光照射。经过12个月的治疗,结果显示,患者的认知缺陷、睡眠状况有了明显改善,总有效率达到47%。

(2)治疗抑郁症 通常把抑郁症划分季节性抑郁症和非季节性抑郁症,前者又称季节情绪失调症,通常在冬季发病,而春季或夏季转为轻躁狂或恢复正常。据此,季节性抑郁症与冬季的日照时间较短有关。在季节性抑郁的治疗研究中,除了采用抗抑郁药物及心理治疗外,光疗也是比较好的选择。光辐射强度和治疗的效果有关,强光治疗的疗效优于弱光。

利用光辐射照射治疗抑郁症的原理目前还没有完全清楚,但研究表明,其发病与5-羟色胺系统有密切关系,因此可以肯定,光治疗抑郁症是通过光辐射与5-羟色胺系统起作用,5-羟色胺系统更可能是光疗发挥抗抑郁作用的介质。至于光辐射是通过何种途径影响5-羟色胺系统,有些研究者认为,是通过提高5-羟色胺转运体的转运效能进而增加突触间5-羟色胺的含量;有些学者认为光辐射提高5-羟色胺合成过程中重要的辅酶——四氢生物嘌呤的含量从而增加5-羟色胺的合成;有的认为光照可能通过白蛋白与胆红素结合物作为中介激活 5-羟色胺合成的关键酶之一色氨酸脱羧酶,从而提高 5-羟色胺的合成效率。

(3) 治疗睡眠障碍　睡眠病理学将睡眠障碍分为睡眠失调、异态睡眠、躯体/精神疾病性睡眠障碍以及其他睡眠问题。睡眠失调是由各种因素导致睡眠在量、质或者时序方面的变化,即失眠、嗜睡或者睡眠-觉醒节律性障碍;异态睡眠是指睡眠中出现了异常的发作性事件,比如睡行、睡惊、梦魇等。

由于地球的旋转轴大致与太阳光线垂直,地球上绝大部分地区白天与黑夜交替变化,地球上所有生物都在适应这种变化。生物体内部随光照环境变化而变化的昼夜节律叫生物钟,生物钟不仅有 24 小时的昼夜节律,还有一年四季变化的季度节律。正常生活节律被打乱,会导致睡眠障碍,出现神经衰弱和睡眠障碍等疾病。婴儿及儿童的失眠则可能患有影响中枢神经系统功能成熟的疾病。老年人并非睡眠的需求减少,而是睡眠能力减退。老年人由于退行性病变,其神经系统功能的适用性明显减弱,对睡眠时间改变及时差的耐受能力较差,当心理社会因素变化出现时,他们强迫自己改变睡眠习惯以适应新的生活环境,其结果又可能诱发或者恶化老年人的抑郁症,导致睡眠改变;特别是患老年性痴呆症患者,彻夜不眠,昼夜睡眠逆转,不规则的睡眠等更明显,常伴有徘徊、不安、兴奋、刻板行为等异常行动。

人体生物钟位于视交叉上核,使内源性昼夜节律系统和外界光亮周期耦合;刺激下丘脑可改变睡眠,脑干的中缝核、孤束核能诱发睡眠,而蓝斑核对维持觉醒状态有重要意义。在内、外环境的影响下,生物钟周期性的开启,通过睡眠诱导区(中缝核和孤束核)和觉醒诱导区(蓝斑核)的通道,分别经上行激活系统和抑制系统实现对大脑皮层的易化和抑制,产生觉醒和睡眠,当抑制作用减弱和易化作用增强时,便导致睡眠障碍。

生物钟受光辐射调节,而不是受温度调节,但其调节机理尚不完全清楚。有人提出一种膜假说:生物钟由反馈环组成,靠一个泵运输离子,反馈信号由细胞膜两侧的离子浓度差异产生,当膜两侧的离子水平达到一临界值时,泵关闭;但由于膜允许一定量的离子沿浓度梯度正向扩散,所以此膜两侧的离子浓度将逐渐变得一样,此时泵又开始工作,运输离子,使膜两侧的离子回复到临界值。实验证明,光辐射照射某些细胞的原生质膜能改变电位,引起膜通透性变化。显然,此类变化将影响生物钟反馈环的状态;如果光照出现在泵不工作时间内,将观察到时相提前,如果发生在泵工作时间内,将引起时相延迟。

褪黑素的分泌与睡眠关系密切。褪黑素的分泌受明、暗周期的影响,随环境明、暗的变化表现出时间节律。光辐射控制松果体分泌褪黑素,因而影响人的睡眠和情绪。光辐射照射可以治疗睡眠障碍,其机制就在于光辐射可调节松果体分泌褪黑素。光照疗法是通过眼睛介导的,病人眼睛暴露在不同色光的可见光下,通过视觉信号刺激视网膜,作用于非视锥细胞;而非视杆细胞的视觉光受体通过视神经的非感觉传导通路调节松果体的功能,促进松果体释放褪黑素。

(4) 治疗皮肤病　皮肤是人体中表面积最大的器官。皮肤暴露于太阳光下会刺激维生素 D 的合成,以维持人体钙和磷元素动态平衡,进而维持健康的体魄。皮肤中黑色素的吸收光谱和散射系数随光波长变化规律达到了最优化,足以对皮肤提供保护作用。对于紫外光波段,不同皮肤层的散射系数也会随光波长的增大而缓慢减小。这种进化形成的最优化特性能抑制有害的紫外辐射和短波长可见光对皮肤组织过深穿透而损伤活细胞,同时允许相对无损伤的长波可见光和近红外光穿透较深的组织,于是光,成为各种皮肤疾病诊断和治疗的手段。

光辐射被人体表皮吸收后,引起全身性光学生物变化以及组织内一系列的化学成分改变,使上皮细胞释放出类组织胺样物质,皮肤血管扩张充血,经过几小时后就能起到抗炎症、抗过敏、抗神经痛以及改善皮肤营养状况,提高了皮肤的抗病能力,促进结缔组织新生。因此,光辐射能够治疗诸如银屑病、特应性皮炎、白癜风、皮肤 T 细胞淋巴瘤、光敏性皮肤病、牛皮癣、扁平苔藓、皮肤瘙痒症和脂溢性皮炎等各种不同病因皮肤病。

广东省江门市皮肤医院利用光治疗方法治疗了皮肤病患者共 502 例,使病损全部清除或得到有效控制,未发现不良反应。这 502 例中痊愈的 214 例,显效的 227 例,总有效率为 87.85%。其中,银屑病患者 222 例,痊愈 86 例,显效 113 例,总有效率为 89.64%;白癜风患者 136 例,痊愈 83 例,显效 28 例,总有效率为 81.62%;慢性湿疹患者 57 例,痊愈 15 例,显效 33 例,总有效率为 84.21%;玫瑰糠疹患者 58 例,痊愈 20 例,显效 35 例,总有效率为 94.83%;带状疱疹患者 29 例,痊愈 10 例,显效 18 例,总有效率为 96.55%。近年来临床光治疗还发现,紫外线对老年人的骨质疏松也有一定的治疗作用。

① 治疗白癜风。白癜风是一种色素脱失性疾病,严重影响着患者身心健康,特别是暴露部位的患者一般有沉重的精神负担。其具体病因尚不完全清楚,易诊断,难治疗,而光疗作为其主要治疗方法之一已经被广泛运用。

20世纪90年代,紫外线临床照射治疗显示有效。用随机两侧自身对照试验治疗22名白癜风患者,每周照射3次,共照射60次后,色素再生率达到42.9%,而未接受光照射治疗侧的色素再生率仅为3.3%($P<0.001$),其中疗效最好的部位是躯干和四肢的非肢端部位。7名患者临床光治疗,有5名在平均照射19次后色素再生率就达到75%。有60名白癜风患者先前使用各种治疗方法治疗都无效,在接受光疗后有25名患者(占患者总数42%)的面部、躯干和四肢的色素再生率达50%以上。光疗方法治疗儿童白癜风同样有效和安全,对51名儿童泛发型白癜风患者每周用紫外线照射2次,平均累计照射78.3次,有27名(占总患者人数53%)的色素再生率大于75%。

② 治疗银屑病。银屑病是一种常见的慢性复发性炎症性皮肤病,临床表现为红色的丘疹或斑块,皮损表面覆盖银白色鳞屑,轻轻搔抓鳞屑即脱落,由于脱落的鳞屑为银白色,所以又称为银屑病,基本损害为红色丘疹或斑块上覆有多层银白色鳞屑,发病率0.6%~4.8%。治疗银屑病的方法有多种,采用中波紫外线光照治疗是一种比较有效的治疗方式,对11名患寻常型银屑病患者双侧自身对照治疗,每周照射治疗3次。经照射治疗后81.8%的患者皮损消退(图1-1-2),在照射侧取材检测角蛋

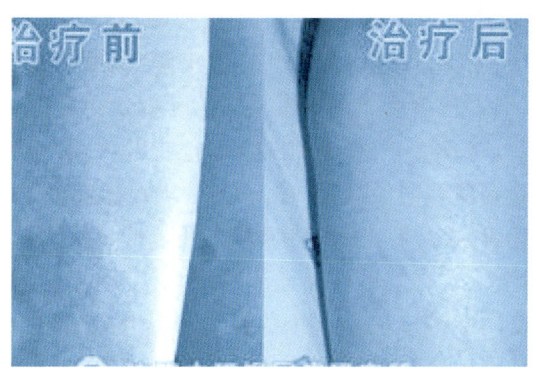

图1-1-2 光疗腿部银屑病前后

白-16染色,有75%显示阴性。用紫外线治疗儿童银屑病同样有效,对20名年龄6~14岁的银屑病患儿,其中滴状的3名,斑块状的17名,皮损面积为30%~60%,采用紫外线光辐射照射治疗,每周照射3~5次,共照射10~30次后有45%患者痊愈。滴状银屑病的疗效明显优于斑块状的。

至于治疗原理,普遍认为主要是光辐射诱导T细胞凋亡,抑制真皮T淋巴细胞浸润。银屑病是T淋巴细胞,尤其是Th1型细胞因子介导的炎症性疾病。有研究报告显示,经过光疗的皮损处T细胞数目相比未接受光治疗处减少10倍以上。

③ 治疗特发性光敏性皮肤病。多形性日光疹是一种常见的特发性光敏性皮肤病,占特发性光敏性皮肤病的60%,多发于中青年女性,多出现于春季。将45名多形性日光疹患者随机分为治疗组和对照组,治疗组采用中波紫外线光治疗,对照组用10%氧化锌软膏外敷治疗。结果显示,治疗组的复发率为21.18%,而对照组复发率达54.15%。可能是光照增加患者对日光的免疫耐受性,而角质层增厚和色素沉着可能是产生耐受性的两个重要因素。

慢性光化性皮炎是一组多发于中、老年男性曝光部位,严重的、持续性、慢性湿疹样光敏反应或假性淋巴瘤变化的疾病,以曝光部位的持久性湿疹样皮炎为主要临床特征,包括持久性光反应、光敏性湿疹、光敏性皮炎、光线性类网织细胞增生症,在气候温和地区这种疾病比较多见。光治疗这种皮肤病的机制可能与皮肤色素加深、角质层增厚、假定的抗原去除以及有效地抑制T淋巴细胞和朗格汉斯细胞有关。

④ 治疗特应性皮炎。这是一种与遗传过敏体质有关的皮肤炎症性疾病,其特征是皮肤瘙痒,皮疹多形性并有渗出倾向,通常在婴儿期发病,部分可延至成年,采用光治疗能够获得很好的疗效。对37名患者采用紫外线辐射照射治疗,有81%的患者获临床痊愈或显效;对5名中、重度成人患者仅照射3周病情即明显减轻,在4~5周内痊愈,8周没有复发。

⑤ 治疗带状疱疹。带状疱疹是皮肤科的常见病、多发病,是一种病毒感染性疾病,由潜伏于脊髓后根神经节的水痘-带状疱疹病毒引起。该病毒可在机体免疫功能减退的情况下生长、繁殖,使受侵犯的神经节发炎、坏死而出现神经痛。经紫外线照射可以提高人体细胞的免疫功能,调节细胞表面受体,细胞因子及生长因子等诸多受体的表达及功能,从而纠正

患者的低细胞免疫状态,抑制炎症反应。对 209 名患者进行光疗,其中男性 151 名,女性 58 名,年龄 30~72 岁,皮疹分布部位分别为三叉神经区(包括眼支、上颌支、下颌支、混合支)的有 62 名患者,脊神经区(包括颈丛、臂丛、肋间神经、腰丛、骶丛、混合支)的有 147 名患者。皮疹的类型为寻常型(有 151 名)、大疱型(有 50 名)、出血型(有 8 名)。这 209 名患者均有神经痛。光疗的结果显示,其中 112 名患者痊愈(皮肤损害消退,疼痛消失),显效的有 92 名(皮肤损害绝大部分消退,疼痛基本消失),好转的有 5 名(皮肤损害消退约 50%,疼痛减轻)。

(5) 治疗新生儿黄疸 新生儿黄疸是指新生儿期,由于肝脏发育功能性不全,胆红素摄取量不足,引发血液未结合胆红素异常升高。新生儿血中胆红素超过 85~120 μmol/L(成人超过 34 μmol/L),出现肉眼可见的黄疸,导致婴儿皮肤、黏膜及全身其他组织黄染的临床现象,这是新生儿时期的常见病,约 50% 的足月儿和 80% 的早产儿出现不同程度的黄疸。黄疸诱发的胆红素脑病严重威胁新生儿的生命和健康,死亡率高,其中,50%~75% 的患儿死于急性期,幸存者 75%~90% 患有严重的神经系统后遗症,是智能落后、视觉异常、听力障碍的重要原因。新生儿黄疸的治疗方法有药物疗法、换血疗法、光照疗法、高压氧疗法、基因疗法和酶学疗法等,而光照疗法以其疗效好、毒副作用轻等特点成为目前临床上黄疸治疗的推荐方法。体内胆红素吸收光辐射后通过氧化异构化产生胆绿色、无毒的水溶性吡咯,经胆汁和尿液排出,通过改变胆红素在体内的代谢途径减轻新生儿黄疸。胆红素的光学吸收波段是 450~460 nm。

光疗应用于新生儿黄疸治疗已有半个世纪。1956 年一位英国护士发现日光照射可降低婴儿血清胆红素水平,1958 年开始应用光辐射治疗胆红素,并证实了疗效,此后,光疗广泛应用于临床治疗新生儿黄疸。

光疗新生儿黄疸需要注意治疗参数的选择,包括光波长、光照强度、光照面积、光照时间、光照距离以及新生儿身体状况(胎龄、日龄、体重和血清胆红素水平)等。其中,光波长、光照强度、光照面积和光照时间是直接决定光疗疗效的主体因素,其他因素诸如光照距离和新生儿身体状况等均是通过影响上述主体因素从而影响光疗疗效。

(6) 治疗高血压。维生素 D 参与、影响人体血液循环,据此,利用光辐射可以治疗高血压病。观察两组患高血压病人,其中一组服维生素 D,

另外一组接受光疗,经过一段时间后,服维生素 D 片患者的血压没有改变,而接受光照射治疗的患者血压明显降低。因此,如果患的不是严重高血压病,经常晒晒太阳将有助于降低血压。使用光疗法治疗高血压,每个疗程为 6~10 周。临床试验结果显示接受 9 个月治疗后,患者的收缩压和舒张压均有很大程度的下降。

4. 光疗设计方案

光治疗的效果与光辐射剂量以及光辐射在人体组织的分布有关,通过对患病组织及其周围组织光学性质和形状的最优化匹配,选定照射光源的几何形状和辐射强度,获得治疗组织体积内最合理的光剂量分布,能够获得最佳的光疗效,为此可以为每一个特定的患者设计一个特定光疗方案,如图 1-1-3 所示。

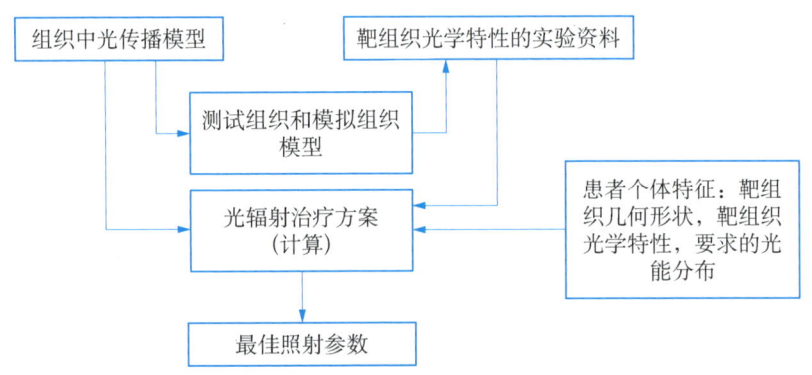

图 1-1-3　光疗方案基本步骤

光疗方案的中心问题是计算患者的靶组织和周围正常组织的光剂量空间分布,为此需要一个描述光在组织中传播的数学模型,以及已知治疗区组织的几何参数和光学特性的数据;相应地选择照射光源的几何形状,以期在受照区达到要求的光剂量分布,这需要一些判据,如靶组织上的最大光剂量(即非均匀剂量分布的上限)、最小光剂量(相对于靶区外的正常组织而言)。

开发合适的计算模型必须实际测量光剂量,包括直接的组织测量(最好在活体内)或在模拟组织内作更详细的研究,组织模型内的光学特性和几何形状可以精确控制。

获得患者体组织的光学数据是光剂量度量的最大难题。有两种方法：一种是直接测量患者治疗体积内的全部相关光学特性，这是理想的方法。然而，即使是离体的组织也无法得到完整的数据，因为存在测量技术上的困难。另一种可替代的方法是用一组标准的光学参数，包括测量离体肿瘤组织在内的有代表性的生物离体组织。

5. 光疗副作用和安全性

像其他的医疗技术一样，光疗也存在一些较轻的副作用和并发症，如发热、腹泻、皮疹、紫外线灼伤、氧化应激反应、核黄素缺乏、青铜症及低血钙等。不过，总体来说，光疗还是安全可靠，利大于弊的。

在光疗期间或者光疗后，会观察到血清促性腺激素变化，黄体化激素值在开始光疗 24～48 h 内减少，停止光疗后 6～9 天则明显增加。早产女婴在光疗后 3～4 周黄体化激素和卵泡刺激素均增加，男婴的黄体化激素增加，但卵泡刺激素不增加。光疗使血浆非脂肪酸以及内核黄素减少，每天口服 0.3 mg 核黄素可以防止核黄素缺乏。

其他一些较少见的副作用包括头痛、焦虑、易激惹和肌紧张，个别人有早醒的现象。在应用光疗治疗皮肤病时，部分患者出现不同程度的红肿、灼热痛、起水疱等不良反应。大部分患者均有皮肤干燥、粗糙、色素沉着等现象，给患者带来一些痛苦与不便。可以在光疗前给患者部分遮盖，加涂防晒霜，不良反应将明显减少；还应注意过度的紫外线照射导致皮肤癌的可能性。

光照环境可能影响人的心理。不同位置和颜色的光照，对人的心理刺激作用不同。比如，暖色调使人兴奋活跃，冷色调使人安静。由于人造光源和自然光有差异，所以长时间处于人造光源环境容易造成心理紊乱。人的生理节奏和自然光的变化是一致的，可以开发生理节奏型的光源，它是通过调整色温来模拟自然光。

波长选择不当或使用不当，可能引起细胞和组织出现有害的光化学反应。光照强度也与其光疗安全性有关。动物实验表明，间断照射的危害比同等单剂量照射大得多。应尽量减少照射光中紫外线和蓝光的强度，特别是对年轻病人，需使用过滤紫外线的防护设备。对患眼科疾病的人，特别是视网膜病变者，光治疗前应经过眼科医生的检查和评估。通过正确选择光源和采取适当安全防护措施，可以有效地避免光辐射对眼睛和皮肤伤害。在家中自行光疗的病人，应注意随访和监测其安全性，并应避免使用光敏性药物。

此外,还存在下面一些不良影响。

(1) 对眼睛的不良影响　眼睛暴露于光辐射超过 12 h 后,可能对视网膜产生严重和进行性的损害,紫外线和可见光对视觉器官可产生急性或慢性的损伤,比如损伤角膜和结膜,引发角膜结膜炎、急性或亚急性的视网膜病变等。紫外线可导致慢性退行性病变,如白内障等。光照也可能加速视网膜和黄斑的褪变,这与个体差异有关。光疗患儿因戴有眼罩,会增加结膜炎的发生率。

(2) 对胃肠道、液体及体温的不良影响　光疗时减少肠运转时间,物质通过肠道加速,会出现排稀绿大便,大便水分丢失增加,氮、钠、钾增多。光疗黄疸患儿时,其肠乳糖酶水解乳糖的能力会受到显著损害,在肠壁刷状缘肠乳糖酶的活性减弱,排棕绿稀便,大便失水多。当喂以免乳糖饮食时,腹泻和大便恢复正常。光疗时通过皮肤不显性失水增加,皮肤血流增加,而肌肉血流减少。

(3) 对红细胞/血小板和细胞的不良影响　光疗使红细胞受损增加(尤其当维生素 E 缺乏时)。

6. 光疗使用的光源

起先采用太阳光光疗,随着人造光源技术的发展,现在主要是采用人造光源,使用比较多的是荧光灯、卤素灯和发光二极管(LED)。

(1) 荧光灯　荧光灯光疗仪已经广泛应用于治疗各种皮肤病、新生儿黄疸等疾病,它也是最早问世的黄疸光疗仪。

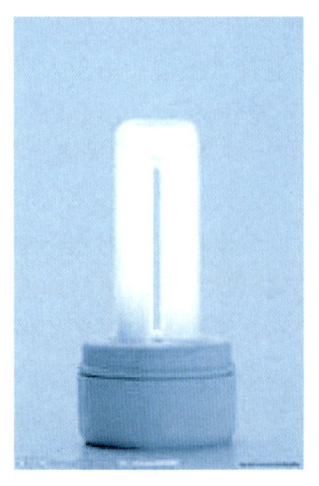

图 1-1-4　荧光灯

荧光灯(又称日光灯,见图 1-1-4)分传统型和无极型两种。传统型荧光灯内的阴极装有灯丝,在它上面涂有电子发射材料三元碳酸盐(碳酸钡、碳酸锶和碳酸钙),俗称电子粉。灯管内壁涂有荧光粉,比如卤磷酸钙、稀土元素三基色荧光粉等。管内充有 400~500 Pa 的稀有气体(比如氩气)和少量的液态汞。接通电源后,在外接的起辉器和镇流器的配合下,阴极的灯丝发射的电子使管内的稀有气体电离,发生气体放电,并使管内温度升高,液态汞蒸发成汞蒸气。在电场作用下,汞原子又与稀有气体原子发生碰撞,发生更强烈的气体放电。汞原子不断从原子基态被激发到激发态,继而自发跃迁到基态,发射波长 253.7 nm 和 185 nm 的紫外线(主峰值波长是 253.7 nm,约占全部辐射能的 70%～80%;次峰值波长是 185 nm,约占全部辐射能的 10%),这些紫外线射向涂有荧光粉的管壁,荧光粉吸收紫外线的辐射后发光,其发射的光辐射颜色与所采用的荧光粉成分有关,因此,荧光灯可做成发射白色光和各种色光的光源。目前用于光疗的荧光灯大多数采用发射白色光或者称全日光谱的荧光灯和紫外线荧光灯,它们的外形尺寸、发光功率以及点灯线路基本相同,但后者的发光能量集中在波长 350～390 nm,峰值波长位置在 370 nm。由于荧光灯所消耗的电能大部分用于产生紫外线,因此,荧光灯的发光效率比较高,属于节能电光源。

荧光灯可单独使用,作为一种便携式的光疗仪,可辅以支架或者不用支架,光源直接照射人体,距离和角度在一定范围可以调节。也可以配以辅助装置,装配成复合式荧光灯光疗仪,通常由光源模块和辅助模块两部分组成,功能较为全面,但体积大,较为笨重。

(2)卤素灯 灯管内充有溴、碘等卤族元素或卤化物的钨灯称为卤素灯或卤钨灯,如图 1-1-5 所示,是很好的紫外辐射光源,波长几乎覆盖 400～200 nm 整个波段。不但紫外线强度高,而且发光效率也很高,某些紫外金属卤素灯的紫外辐射功率可占到总输入电功率的 30%～40%,优于其他各种紫外光源。

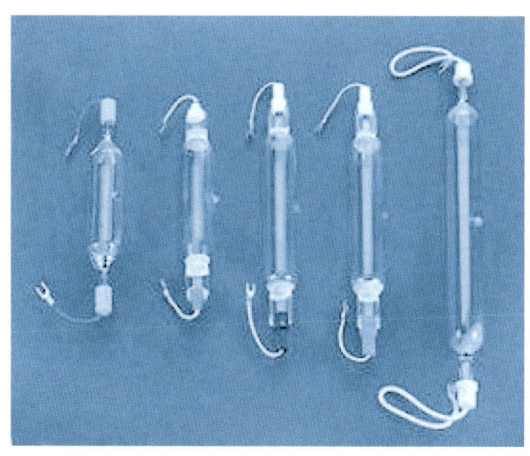

图 1-1-5 卤素灯

卤素灯的外形一般都是细长的石英玻璃管,其特殊性就在于钨丝可以"自我再生"。玻璃管内有卤族元素,如碘和溴,当灯丝发热时钨原子蒸发并向玻璃管壁方向移动,接近玻璃管时钨蒸气被"冷却"到大约800℃并和卤素原子结合在一起,形成卤化钨(碘化钨、溴化钨)。卤化钨向玻璃管中央移动,又落到灯丝上。因为卤化钨很不稳定,遇热后就会分解成卤素蒸气和钨原子蒸气,钨蒸气又在灯丝上沉积下来,弥补了被蒸发的数量。如此循环,灯丝的使用寿命便很长,同时卤素灯的灯丝就可以做得相对较小,灯体也很小巧。

与荧光灯一样,它也可以单独使用。便携式卤素灯光疗仪结构与便携式荧光灯光疗仪大体上相同,差别仅仅在于它们的光源内的发光物质不同,光学参数不一样。复合式卤素灯光疗仪最常见的是应用卤素灯的光毯纤维照射系统,由卤素灯、光导纤维和光垫3部分构成。

(3)发光二极管 简称LED,是一种新型固体光源,具有节能、环保和使用寿命长等显著优点,如图1-1-6所示。发射同样的光亮度,LED的耗电量仅为普通白炽灯的1/10,节能灯的1/2,而使用寿命却可以比它们延长100倍,可达10万小时;启动时间短,仅有几十纳秒;实心全固体结构,结构牢固,能够经受较强的振荡和冲击。

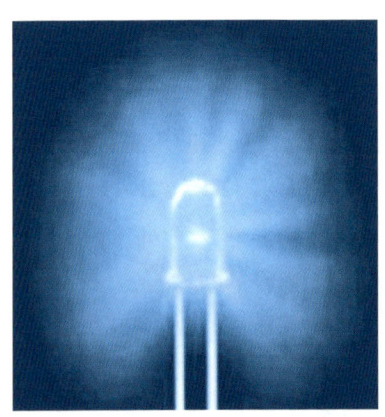

图1-1-6 发光二极管

通常把LED分为普通单色发光二极管、高亮度发光二极管、超高亮度发光二极管等。不同半导体材料制作普通单色LED,它们的发光颜色不同,有红色光、琥珀色光、橙色光、黄色光、绿色光和蓝色光。高亮度单色LED和超高亮度单色LED使用的半导体材料与普通单色LED光源的不同,所以发光强度也不同。制造高亮度单色LED使用的材料一般是砷铝化镓(GaAlAs)等,制造超高亮度单色LED使用的是磷铟砷化镓(GaAsInP)等半导体材料。

用不同波长的LED制作的光疗装置(光源照度2 000 lx,照射强度为$130\mu W/cm^2$),对健康志愿者进行夜间2 h的光照,显示出显著的褪黑素抑制;波长为460～480 nm的蓝光LED可对抑郁症患者做辅助治疗。

LED 发射长为 633 nm 的光辐射可促进皮肤细胞合成胶原蛋白,有加快细胞生长,促进伤口愈合的功能。细胞生长需要地球重力的刺激,在太空中的微重力环境下细胞生长缓慢,宇航员的伤口将很难愈合,有些情况甚至只有待返回到地球以后伤势才有好转;在海军潜艇中,氧气不足、高浓度二氧化碳以及缺少太阳光照射也延缓了细胞生长,同样会影响伤口的愈合,在这些情况下利用 LED 灯能够解决这些难题。LED 发射波长在 630~800 nm 的光辐射,可以穿透皮肤组织,深入皮下达 2.3 cm,被皮肤以及皮下组织细胞的线粒体吸收。线粒体是细胞中的"发电厂",获得额外的能量之后会加快细胞代谢的速率,促进细胞生长。

发光二极管光疗仪也有便携式的和复合式两种,便携式光治疗仪使用 LED 阵列作为光源,体积小,操作简单。复合式发光二极管光疗仪由发光二极管阵列与辅助模块组成,输出功率较便携式光疗仪更大,能人性化地满足临床应用。

对于不同的疾病,LED 光源的光疗效果不同,这是由于生物组织中的大分子吸收光产生的光生化效应不同导致的。采用双色组合,甚至是全色光疗,能诱导更复杂的光敏生化反应。这方面的研究还在继续深入。

1-2 激 光 医 疗

激光器的亮度和单色性都比普通光源好许多,用激光器代替普通光源治疗效果会更好、更安全,而且还能够治疗一些往日被认为是顽症,甚至是不治之症。在我国,激光用于光疗能治好各科 200 多种病,积累了几十万个临床病例,有数百万人次接受了治疗。

 激光器特性

激光器是 20 世纪问世的新型光源,与普通光源不同。从发光的空间分布来说,它不是朝四面八方发射光束,而是只朝一个方向发射光束,全部的光发辐射能量集中在很小的立体角内,是一束平行光束;亮度极高,比普通光源高亿万倍;单色性也极好,比以前认为是单色性之冠的氪-20 灯还高千万倍。

1. 不同的发光机制

光是光源里的原子从高能态跃迁到低能态时发射的。普通光源里，各个原子的发光"行动"互不干涉，各式各样，发光方向是朝四面八方。显然，这种光源的单色性很差，亮度也很低。假如让光源处于高能态的原子是几乎同时跃迁到低能态，并且是朝一个方向发射光辐射，那么光辐射的单色性就会非常好，亮度也会非常高。比如，将其发射的光辐射能量集中在 0.01° 的角内，这个方向的亮度就会获得亿倍的提高。这个设想是可以实现的，但光源需要革新其发光机制。

爱因斯坦的光辐射理论指出，处于激发态的分子、原子可以自行发射一个光子返回能量较低的能态或者基态，这个过程称为自发辐射跃迁，发射的辐射称为自发辐射；处于激发态的分子、原子也可以在一个光子诱导下返回能量较低的能态或者基态，同时发射光辐射，这个过程称为受激辐射跃迁，产生的辐射称为受激辐射，如见图 1-2-1 所示。受激辐射跃迁有一个非常突出的特点：被诱导发射（或者称受激发射）出来的这个光子，其频率、传播方向都与做诱导发射行动的这个光子相同。显然，如果光源内的分子、原子全都做受激辐射跃迁，全部光辐射能量就将沿某个方向很小的角度内发射，大幅度地提高该光源的亮度，而且发射的光辐射几乎是一个频率的，单色性也会非常好。

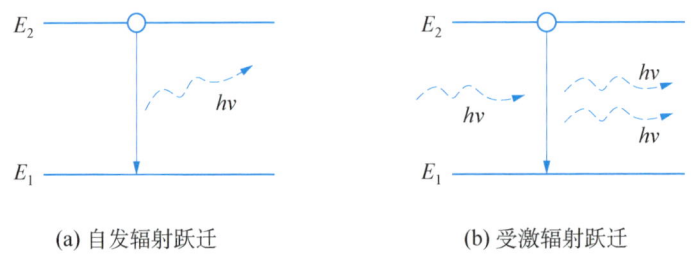

(a) 自发辐射跃迁　　　　　　(b) 受激辐射跃迁

图 1-2-1　自发辐射和受激辐射过程

1954 年 4 月，查尔斯·汤斯（见图 1-2-2）研制成功了以受激发射过程为主的新型微波辐射源，并命名为微波激射器，它发射的辐射为单一波长 1.25 cm，相干性非常好，用作放大器使用时，探测灵敏度比先前使用的各种放大器高 100～1000 倍，噪声水平也特别低。在放大器技术中，通常用噪声温度表征放大器噪声特性，以前认为性能很好的放大器，在微波范围的噪声温度一般是 1000～2000 K。而这种微波激射器的噪声温度则小于 2K,其探测灵敏度很高,这相当于探测大约 10 个量子的能量。其次,微波激射器的振荡频率非常稳定。因为振荡频率稳定性取决于原子能级的稳定性,只要选择一对合适的能级,让这对能级的能量对各种外界宏观条件变化不敏感,便可以实现发射的微波频率不随环境条件变化。

微波激射器成功后,一些科学家考虑制造光学波段的激射器。1958 年汤斯与同在贝尔实验室的研究员肖洛(Arthur Schawlow)合作,细致研究这种光学激射器,论证了光学激射器的可行性、设计原理,并给出了光学振荡条件以及理论计算结果,其论文"红外与光学量子放大器"1958 年 12 月在《物理学评论》上发表。1960 年 7 月美国科学家梅曼(见图 1-2-3)实现了微波激射器向光学波段拓展的设想,激光器问世。

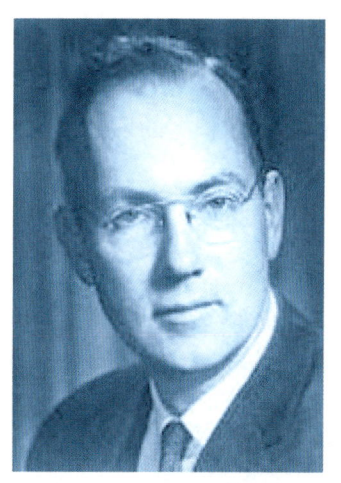

图 1-2-2 查尔斯·汤斯
(Charles Townes)

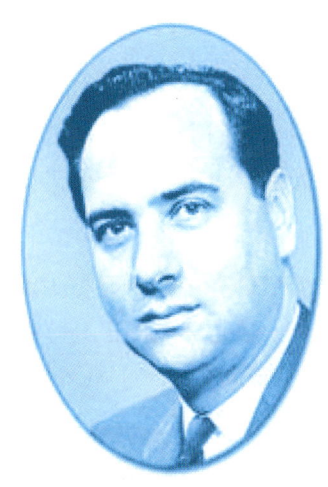

图 1-2-3 梅曼(T. Maiman)

2. 亮度比太阳高亿万倍

(1) 光源的亮度 在光辐射测量中,常用的几何量是立体角。任一光源发射的光能量都限制在它周围的一定空间内。因此,在有关光辐射的讨论和计算时,与平面角度相似,把整个空间以某一点为中心划分成若干立体角。假定 ΔA 是半径为 R 的球面一部分,ΔA 的边缘各点对球心 O 连线所包围的那部分空间叫立体角,数值为部分球面面积 ΔA 与球半径 R 的平方之比,即

$$\Omega = \Delta A/R^2 \text{。} \qquad (1-2-1)$$

给定顶点 O 和一个随意方向的微小面积 dS，对应的立体角 dΩ 为

$$d\Omega = \frac{dS\cos\theta}{R^2}, \qquad (1-2-2)$$

式中，θ 为 dS 与其投影面积的夹角。光源的亮度就定义为光源单位发光面积上，向某一个方向的单位立体角内发射的光通量，其物理表达式是

$$L = d^2\phi/[d\Omega \cdot ds \cdot \cos\theta], \qquad (1-2-3)$$

式中的 φ 是光通量。考虑到光通量与光源的发光强度 P 的关系：

$$P = d\phi/d\Omega, \qquad (1-2-4)$$

光源的亮度又可以写为

$$L = dP/[dS \cdot \cos\theta] \text{。} \qquad (1-2-5)$$

即在给定方向上的光亮度就是该方向上单位投影面积上的发光强度。沿与发光面垂直方向的亮度可以简化为

$$L = P/S\Omega \text{。} \qquad (1-2-6)$$

这样定义的亮度通常又称为定向亮度，其单位是 $W/cm^2 \cdot sr$。

（2）激光器亮度极高 激光器发射的全部光能量集中在很小的立体角度内，如图 1-2-4 所示，因而是亮度最高的光源。往日，太阳是最强大

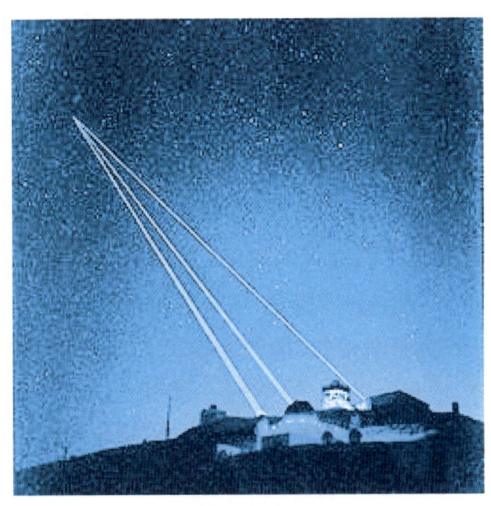

图 1-2-4 激光器可以照亮远方的目标

的光源,除了氙灯之外,其他各类电光源的亮度均远低于太阳,激光器的亮度比太阳还高亿倍。

1962 年,从地球上发射一束激光照射到月球上,产生的照度是 10^{-2} lx。在没有月光的夜间,地面的照度是 10^{-4} lx,即使使用最强大的探照灯照射月球,在它上面产生的照度也只有 10^{-12} lx。

1968 年 1 月,月球上的宇航员用电视摄像机检测到了美国加州理工学院喷气推进实验室从洛杉矶附近发射的激光束,其发射的激光功率为 1 W。1969 年 7 月 21 日,向月球上的角反射器发射红宝石激光束,激光束在月球与地球之间来回传播距离 77 万 2 千千米,在地面上还能够接受到它。这是人类第一次在地球上接收到从月球反射回来的光信号,据此科学家还准确地测量出月球与地球之间的距离,测量误差仅为 2.54 cm。

普通固体激光器的亮度是 $10^7 \sim 10^{11}$ W/cm² · sr,采用 Q 突变技术的激光器亮度更高,一般达到 $10^{12} \sim 10^{17}$ W/cm² · sr。为了更全面评价光源的特性,引入单色定向亮度概念,定义为光源单位发光面积、向单位立体角发射的单位频率宽度的光功率:

$$L_s = L/\Delta v, \qquad (1-2-7)$$

式中,L_s 是单色定向亮度,L 是定向亮度,Δv 是光源的发光频率范围,即光谱频率宽度。一般固体激光器的单色定向亮度是 $10 \sim 10^3$ W/cm² · sr · Hz,是太阳的 10 万亿倍到千万亿倍;采用 Q 突变技术的固体激光器的单色定向亮度一般是 $10^4 \sim 10^7$ W/cm² · sr · Hz,是太阳的亿亿倍到千亿亿倍。

3. 单色性超群

(1) 光源的单色性 视觉是光辐射刺激眼睛视神经产生的,不同颜色是不同波长的光辐射对视网膜上视质细胞作用不同的反映。波长在 $0.75 \sim 0.63\ \mu m$ 的光波引起红色的感觉;波长在 $0.60 \sim 0.57\ \mu m$ 的光波引起黄色感觉;波长在 $0.45 \sim 0.43\ \mu m$ 的光波引起紫色感觉等。发射产生单种颜色感觉光辐射的光源,通常称为单色光源。理想的单色光与光波频率(或者波长)一一对应。实际上,由于各种原因,不大可能获得发射单一光波长(或者单一光频率)的光源,光辐射里面总是包含一定波长范围,称为光谱线宽度,包含的光波波长范围越小,光谱线宽度越窄,单色性越好。

强度相同的两束光产生的干涉条纹的可见度,也就是光辐射的相干

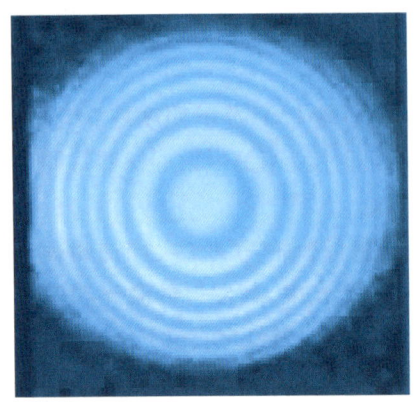

图 1-2-5 光学干涉条纹

度。所以,光辐射的相干性好才能得到清晰的干涉条纹,如图 1-2-5 所示。如果光辐射的相干性不好,意味着它的单色性不好。波长范围为 $\Delta\lambda$ 的光波,将各自形成一组干涉条纹。如果波长 $\lambda+\Delta\lambda$ 的第 j 级干涉条纹与波长 λ 的第 $j+1$ 级干涉条纹重叠,那么得到的干涉图也模糊不清。波长宽度为 $\Delta\lambda$ 的光束限定了能够产生干涉条纹的最大光程差。如果是利用干涉方法测量长度,那么也就限定了最大可测长度。用平均波长为 λ、谱线宽度为 $\Delta\lambda$ 的光测量长度,这相当于采用一系列长度不一的"光尺"做长度量度。这些"光尺"中最长的尺子是 $\lambda+\Delta\lambda/2$,最短的是 $\lambda-\Delta\lambda/2$。最长的尺子和最短的尺子各做一次长度测量,它们量度出来的长度将相差 $\Delta\lambda$;接着做第二次测量时累加的测量误差是 $2\Delta\lambda$。n 次累加的测量误差如果已经达到波长 λ 的数值,即与"光尺"本身的长度相同,那么再往下测量便没有意义了。

(2)**激光器单色性** 过去,气体氪-86 制造的气体放电灯发射的红光其谱线宽度 $\Delta\lambda$ 是 4.7×10^{-4} nm,有单色性之冠的称号。而激光器发射的激光谱线宽度 $\Delta\lambda$ 更窄,如氦-氖激光器输出的红色激光的谱线宽度 $\Delta\lambda$ 只有 10^{-8} nm,是氪-86 灯发射的红光谱线宽度的万分之一。

激光器极好的单色性源于其发光机制,从原则上说应该发射单一波长的激光,但是,因为受到其他物理条件的影响,发射的激光谱线还有一定宽度,包含一定范围光波长。根据量子力学测不准关系,激光波长范围为

$$\Delta\lambda = 8\pi\lambda h(\Delta v)^2/P,$$

式中,h 是普朗克常数,Δv 是激光器共振腔的频率宽度,P 是激光器输出的激光功率。共振腔频率宽度 1 MHz 的激光器输出激光功率 1 mW、波长 1 μm 的激光,其波长宽度至少为 10^{-12} nm。不过,这也是氪-86 灯的红光谱线宽度的亿分之一了。

激光治疗

用激光治疗的疾病范围覆盖了眼科、耳鼻咽喉科、内科、外科、妇科、儿科、皮肤科、整形科、口腔科、神经科、骨科、泌尿外科、心血管科、肿瘤科等各科,治疗的病种达 200 多种,特点是无创或微创,手术不出血或少出血,手术时视野清晰,能够进行精确的显微外科手术,也不受电磁干扰影响,手术时间短,恢复快。

1. 激光治疗眼科疾病

激光在眼科领域的应用最为广泛,这是因为眼球本身就是一个光学系统,光线可以通过屈光间质到达眼球的各层组织。由于激光具有单色性、方向性好等优点,不同波长的激光可以准确地针对眼球的不同组织发挥作用。所以,在医学领域中首先应用于眼科,而且范围最广,已经形成了激光医学的一门分支学科——激光眼科学。

眼组织不同部位所含色素不同,对不同波长激光的吸收存在明显差异。选择激光治疗时,首先应考虑到在其靶组织中有高的光学吸收率,而屈光间质及其他组织的吸收越少越好。

黑色素对波长越短的光线吸收率越高,但差别不是很大;含氧血红蛋白对蓝、绿、黄光的吸收率很高,而对红光及红外光基本上不吸收;叶黄素则对蓝光有较高的吸收率。因此,蓝、绿、黄光常用于虹膜、房角组织、视网膜色素上皮层及新生血管膜等治疗,其中蓝光因能被叶黄素大量吸收,故不能用于黄斑区治疗,以免损伤视网膜神经上皮层。

红光及红外光虽然被黑色素吸收,但能穿透薄的出血组织到达脉络膜内层及视网膜色素上皮层,且不被叶黄素吸收,散射较少,故常用于屈光间质欠清、视网膜有薄的出血、黄斑区组织等治疗。但对无色素或脱色素区治疗效果较差,并且由于穿透性强而易损害眼底深部组织。

激光器有很高的亮度,用光学元件汇聚成直径很小的光斑,在光斑上的光辐射能量密度很高。因此,采用激光器替代的氙弧光灯制造的光凝固医疗机,医治性能获得了大幅度提高(见图 1-2-6),做眼科疾病手术时不会伤害到眼睛病灶周围临近的正常组织。在施行手术时,过去因为光束能量不高,需要照射的时间比较长,要求病人的眼球在长时间内不能转动;采用激光做成的光凝固医疗机,治疗需要花的时间很短,通常不到千分之一秒,在这么短的时间内完成手术,自然不必担忧眼球的转动,病人也就可以避免长时间凝视、定睛的痛苦。

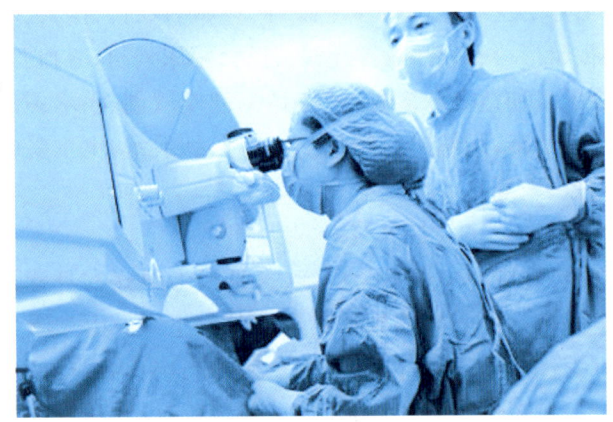

图1-2-6　激光眼科治疗

波长短于295 nm的紫外光则多为角膜组织所吸收,不能到达眼内组织,所以目前仅用于角膜手术。

现在,利用激光已经能够治疗20多种眼科疾病,其中最为成功的是视网膜焊接和虹膜切除。激光在眼球上做切口手术,可以避免使用普通手术刀和使用普通光源的治疗机时遇到的麻烦,手术比较简便,容易掌握切除部位、大小和形状,能够获得良好的手术治疗效果。

2. 激光治疗胸心血管病

激光应用于治疗胸心血管疾病起始于20世纪80年代初,自90年代以来,随着激光器和激光技术的迅速发展以及其他相应医学技术的开发,激光治疗胸心血管疾病技术获得快速发展,并在临床上获得了良好效果。

(1)激光胸心外科　激光技术在胸心血管外科领域已能够治疗多方面疾病,并且大大提高了对胸心外科疾病的诊断和治疗水平。涉及胸外科治疗主要有激光肺契状切除、肺大泡治疗自发性气胸切除、慢性胸腔积液治疗、气管及支气管腔内肿瘤切除、食管腔内良性与恶性肿物切除、气管及食管吻合口加固等。在心血管外科方面已涉及和正在研究探索应用的技术有激光血管吻合、激光血管内膜切除、激光冠状动脉成形和周围血管成形、激光心肌再血管化、激光心脏瓣膜成形、激光治疗顽固性心律失常、激光解除主动脉瓣下狭窄及肺动脉瓣闭锁切开、人工房隔缺损等。这些方面的临床应用大部分疗效已得到肯定,但有的应用还有待于进一步研究并加以证实,如激光血管吻合的强度有待提高,激光心肌再血管化仍无法作为常规治疗,激光心脏瓣膜成形还处在实验研究阶段。

(2) 激光心肌再血管化　激光心肌再血管化(简称 TMR)是应用激光能量,在缺血的心肌上产生垂直于心室壁与心室腔相通的激光隧道,使得血液可以顺利通过这些激光隧道供应缺血的心肌。

1981 年,首次利用低功率 CO_2 激光在实验犬上得到激光隧道,获得可向缺血心肌供血的初步结果。在此基础上,1983 年,首次在冠状动脉搭桥患者身上和无法搭桥的缺血心肌上开通了数个 CO_2 激光隧道,手术后经同位素心肌扫描及酶学检查均在正常范围。之后又对一组病例进行临床研究试验,长达 7 年的随访表明,这些激光隧道依然保持通畅,改善了缺血心肌的功能。现在这项治疗技术已经推广应用,对于那些无法进行常规治疗的疾病,如冠脉搭桥、球囊扩张等,以及药物治疗效果不佳的患者,TMR 的确能够为患者提供了一种值得尝试的治疗手段。采用激光功率 800 W、脉冲宽度 50 ms 的 CO_2 激光,可以在跳动的左室壁上开通约 1 mm 直径穿透室壁全层的激光隧道,一般每平方厘米的缺血心肌需要产生一个激光隧道。

(3) 激光血管成形　激光血管成形是应用激光的能量,使狭窄或甚至闭塞的血管恢复通畅。做法有两种:一种是直视下切除狭窄处动脉硬化斑块,属于开放性手术,多用于颈动脉粥样硬化狭窄的治疗。纵向切开阻断的动脉,应用激光能量沿血管壁中的内弹力纤维层下的自然劈裂平面,将导致血管狭窄的粥样斑块连同覆盖的内膜一并切除,并将内膜的切端用激光融合,以免出现剥离而导致的血管闭塞并发症。

另外一种是采用经皮穿刺导管的方法,应用激光能量清除堵塞血管的粥样斑块,目前主要有髂动脉、股动脉、腘动脉等周围动脉狭窄成形和冠状动脉成形。通过经皮穿刺将激光导管送至狭窄的血管部位,如冠状动脉、髂动脉、股动脉、腘动脉等,应用激光能量将导致动脉狭窄或甚至闭塞的粥样斑块气化清除,以恢复血管腔的通畅,包括对成形后并应用了支架再狭窄的血管进行激光再成形。据报道,目前激光冠状动脉成形的成功率为 85%,成形手术成功率为 93%。

(4) 激光心肌血管重建　心肌梗死是冠状动脉的分支堵塞,一部分心肌失去血液供应而坏死的病变。在心肌组织上建立垂直于心室壁与心室腔相通的微通道,引导心脏内的血液输送给缺血的心肌组织,能够改善缺血性心肌的供血状况,对防止出现心肌梗死大有帮助。生物组织对 CO_2 激光的吸收率比较高,1981年,利用低功率 CO_2 激光在实验犬上实验,发现激光在心肌组织上打孔时,只有激光束作用范围内的组织受影响,在作用区外的组织几乎没有受到影响,用激光束实施手术时对心肌收缩力、心律或者心电活动等影响不大。在此基础上,1983年,首次在冠状动脉搭桥患者身上和无法搭桥的缺血心肌上,用 CO_2 激光开通了数个通道,手术后经同位素心肌扫描及酶学检查显示均在正常范围,如图 1-2-7 所示。

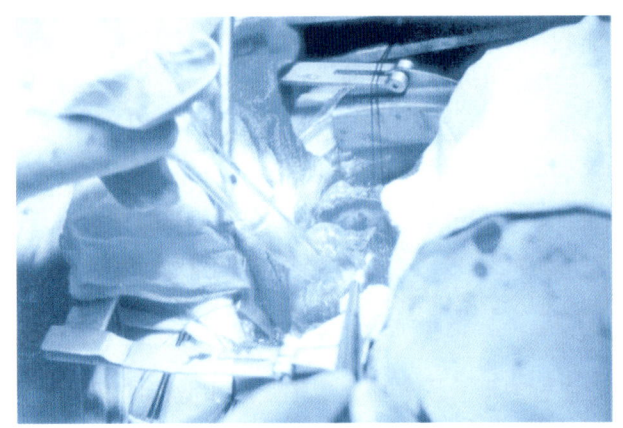

图 1-2-7　激光心脏打孔心肌血运重建手术

给心脏组织打孔的激光医疗机综合了激光技术以及电脑和超声等控制监测手段,手术的安全性都有了保障。

3. *激光治疗泌尿科疾病*

(1) 激光治疗良性前列腺增生　激光在泌尿外科应用得最多的是去除增生的前列腺。良性前列腺增生是一种在老年男性中普遍发生、以进行性排尿困难为特征的疾病,其发病率随着年龄的增长而明显上升。用激光治疗前列腺疾病最大的优点是术中及术后出血极少。凝血机制障碍的患者也可用激光治疗,在改善尿流率、排尿症状,以及残余尿等方面效果良好。

在良性前列腺增生激光治疗中通常使用两种激光:一种是 Ho:YAG 激光,能够在切割的同时产生气化和充分的止血,整个中叶和侧叶组织能够完全逆行切除,可以用于体积非常大的前列腺手术的切除;另一种是钬激光,用它作前列腺切除,外科包膜内的腺体被完全性切除,优点是安全(输血率约 0.2%),能够切下组织作病理学的检查,手术后的刺激症状也明显减少。

(2) 激光治疗泌尿道结石　脉冲激光输尿管腔内碎石是通过高功率激光使结石表面的钙变为离子而游离,形成云雾状或等离子气泡,并随脉冲扩张与收缩,冲击波有足够动能可粉碎除胱氨酸结石以外的大多数结石。

染料绿脉冲激光已经被广泛用于尿道结石的碎石。激光束由直径大约 200 μm 的石英光纤传导,与结石接触,最佳激光脉冲持续时间大约为 1 μs,对结石产生可控性的碎裂,总的成功率为 80%～95%,手术中泌尿道损伤的概率很小。使用 Q 开关 Nd:YAG 激光,总碎石率约 93%。绿宝石激光碎石与结石的成分关系不大,而且碎石非常有效,其总的碎石率达 90% 左右,而且并发症很少。Ho:YAG 激光是最近才发展起来的一种激光碎石技术,可以击碎包括胱氨酸结石、草酸钙结石在内各种成分的结石,其主要的机制是热力作用。特别的是,激光能量加热了在光纤头端的水分,微气化产生气泡,迅速爆裂的气泡产生的震波击碎了结石。由于钬激光的能量是通过结石最表层 0.5 mm 厚度吸收的,将光导纤维的头端精确地对准结石就能防止泌尿道黏膜损伤。钬激光能够碎裂各种成分结石,成功率大于 90%,产生的碎片比其他激光要小,所以形成"石街"的可能性就相对减少。使用侧孔发射光导纤维治疗集合系统和膀胱内结石的话,还可以加速结石的碎裂。与脉冲染料激光和绿宝石激光相比较,使用 Ho:YAG 激光采取保护眼睛的措施时,影响手术医师的视觉不明显。

(3) 激光治疗泌尿道移行细胞癌(TCC)　激光治疗泌尿道肿瘤细胞是通过激光热力作用和光化学作用来实现的。激光的热力作用能够对表浅的膀胱肿瘤细胞产生凝固作用,非接触性的 Nd:YAG 激光则能进行深部凝固,使肿瘤坏死。理论上,能够减少肿瘤复发,主要是降低内镜操作过程中可能的肿瘤脱落和种植。此项技术的缺点是没有组织块以供病理学诊断,无法精确得知组织的破坏深度。对于输尿管和肾盂的肿瘤,激光则是一种很好的姑息性治疗方法。最近肾盂输尿管的发展,软镜的可见度大大提高,以及 200～400 μm 的细光导纤维的使用,使得在原处处理一些肿瘤成为现实,肾盂肿瘤可以通过肾镜用逆行或者经皮的方法予以切除。但是,适应证很严格,仅限于孤立肾或者肾功能衰竭等,并不适合体积小的、低度恶性的肿瘤。

（4）激光治疗尖锐湿疣　这种疾病多发于包皮、阴茎体和龟头,在尿道中也会出现,人乳头状瘤病毒是其发病主因。常规的治疗方法是用鬼臼毒素和三氯醋酸溶液外涂,再大一些的病损则用电灼法或者局部手术切除。对于多中心的小病损,可以使用 CO_2 激光气化治疗,效果很好;对于更大面积的病灶,利用 Nd:YAG 激光可以有效地凝固、去除瘤体,而且从美容的角度来看也令人满意。在远离尿道口的尿道内部的瘤体,可以在内镜下使用 Nd:YAG 激光或者其倍频波长 532 nm 激光治疗。激光能够凝固、气化病损,而且疤痕和狭窄的形成减少,比用电灼方法有明显优越性。

4. 激光肝脏外科

人体肝脏血管最丰富,外伤或手术切除肝脏时出血量多,肝脏手术常用阻断肝门、肝钳和肝灌注等技术以减少出血量。激光刀行肝脏手术,在切割的同时光凝止血,出血量很少,是较理想的手术方式,而且经临床治疗晚期肝癌发现,比做肝癌灶的肝叶切除、化疗、放疗更能明显延长病人的生存期,而且治疗创伤轻,副作用很小。

用大功率 CO_2 激光聚焦切肝后,即刻做肝切面的电镜观察,发现大致分 4 层:

① 最浅面呈黑褐色粗糙网架状,完全没有细胞结构,主要因高热出现薄的凝固性坏死层,一般的 1～2 层,肝细胞的厚度的 20～40 μm;

② 第二层,2～3 层的肝细胞厚度的 40～60 μm,可见部分肝细胞核的轮廓仍存在(有部分肝细胞核消失),但肝细胞结构明显变形呈网格状,细胞间布满蜂窝状的空隙;

③ 第三层,肝细胞肿胀变形层,5～10 层的肝细胞厚度的 100～200 μm,镜下可见细胞肿大,血窦受压,胞浆混浊肿胀,但核的正常结构多数存在;

④ 第四层为正常肝组织。

有关实验研究结果显示,手术后 7 天肝切面覆盖 2～3 mm 厚的凝固性坏死层,手术后 14 天,凝固性坏死组织脱落,纤维肉芽层增生,肝切面被大网膜包囊。经激光凝固的血管被纤维组织所闭塞。

用 150～200 W 的 Nd:YAG 激光散焦照射,肝实质受高热立即气化,局部呈焦炭色或焦褐色凹坑,基本无出血。凹陷范围与激光能量、辐照时间及光斑大小有关。病理改变所见大致与肝组织相似。对术后的肝功能测定:CO_2激光组谷丙转氨酶有轻度升高,但2周内都恢复正常。肝功能无明显变化,这可能与该组形成的焦化层极薄有关。激光刀切除的肝面,肝的血窦、毛细胆管等均同时被封闭。

5. 激光治疗肛肠科疾病

激光能治疗肛肠科各种疾病,如外痔、内痔、肛裂、肛瘘以及湿疣等,治疗的效果也较好。在对肛门鳞癌、肛管癌等恶性肿瘤的治疗观察中,也显示有好的疗效。

(1) 治疗内外痔、皮赘及湿疣　常用功率为20～30 W的CO_2激光切除外痔、皮赘、湿疣等,其治疗方法与一般皮肤科浅表疣、痣和肿瘤切除相同,也可根据痔的类型采取综合性的激光治疗。一般局部伤面焦痂7～10天脱落,伤口逐渐愈合,不留后遗症。

内痔的激光治疗主要用Nd:YAG激光。在肛镜或直肠镜下,对痔核消毒后,用光纤输出激光对痔核进行核内血管凝固,无论痔核大小或数目多少,均可在1～3 min内完成手术,而且痔核肠黏膜无坏死,痔核血管瘤消失后原肠黏膜无改变,手术不须麻醉,也不易感染,手术后2周后痊愈。

(2) 治疗肛裂　治疗主要用CO_2激光,Nd:YAG激光用得较少。肛裂伴有前哨痔者亦可用CO_2激光刀切除、气化或烧灼凝固。慢性肛裂、溃疡深,反复发作,疼痛,不易用保守法治愈者,可采用CO_2激光行肛门浅层括约肌侧位切断术。肛裂而伴有肥大的乳头者,反复发作也可考虑局部切除。

6. 治疗妇科疾病

激光可用于治疗外阴白斑、外阴瘙痒、外阴毛囊炎、外阴炎、乳房囊肿、乳房湿疹、乳腺炎、盆腔炎、盆腔积液、盆腔结缔组织病、宫颈糜烂、附件炎痛经、单纯疱疹、宫颈炎、子宫内膜炎、慢性输卵管炎、产褥热、功能性子宫出血等。

(1) 治疗宫颈糜烂　宫颈糜烂是妇科疾病中最常见的一种,临床有急性与慢性子宫颈炎两种,以慢性子宫颈炎多见。发病原因有机械性刺激或损伤,如性生活、流产和分娩裂伤和细菌侵袭造成的宫颈炎;病原体侵袭常见为一般化脓菌,如葡萄球菌、链球菌、淋病双球菌、结核杆菌、病毒、放线菌、滴虫、阿米巴,均可引起宫颈炎;化学物质损伤、应用高浓度的酸性或碱性溶液冲洗阴道,或应用腐蚀性较强的药物做成片剂、栓剂置入阴道可引起宫颈炎。

在临床治疗中,使用激光可治疗各类型宫颈糜烂。由于糜烂面积、分型不同,激光治疗方法也不相同,目的是将宫颈糜烂面下方深层炎性组织予以彻底破坏,减少其炎性分泌物,从周围长入新的鳞状上皮,覆盖创面而予以彻底治疗。

在激光手术治疗中,单纯型糜烂绝大多数症状轻微,Ⅱ、Ⅲ度非单纯型患者手术中和手术后可能有下腹坠胀及腰酸痛,几天后自然消失,不消失者可对症服去痛片或扑炎痛等类止痛药,症状多能缓解。手术后7~14天左右创面痂皮脱落,宫颈长出新组织,新生的鳞状上皮逐渐从外缘生长,或散在点片状生长融合,全部融合时间为1~1.5个月。

(2) 治疗子宫息肉　凡生长于宫颈、宫颈管内,或宫腔借细长的蒂附着于子宫壁内的肿块,临床都可称为子宫息肉。因此在宫腔内的息肉样肿块,可以是肌瘤(黏膜下带蒂突入宫腔即成肌瘤样息肉)。对蒂较长的患者可在宫腔镜直视下用激光手术切除,对同时发现的较小的息肉一并处理。

(3) 治疗尿道肉阜　尿道肉阜为妇女较常见的良性实质性肿块,用激光手术治疗尿道肉阜比常规手术反应轻、损伤小、治疗彻底。

(4) 治疗外阴癌　外阴癌在女性生殖器官恶性肿瘤中发病率较高,激光治疗适用于各期肿瘤,但以Ⅰ、Ⅱ期疗效最好。对Ⅲ期外阴癌,有腹股沟淋巴结增大应同时彻底切除。Ⅳ期除治疗原发灶外,还应扫除转移增大的淋巴结,同时待身体恢复好后应配合放疗、化疗、光敏治疗。淋巴结清扫术以激光切割分离,以免淋巴结破碎细胞脱落再种植转移。

外阴癌的激光治疗有很多外科切除达不到的效果。常规外科手术切除,损伤面积大、损伤重,手术必须植皮,否则手术切除后残缺、畸形,功能恢复受到一定影响,只有植皮才能改善功能状况。激光治疗既可把肿瘤灶彻底切除,也可低创伤地清除癌组织,特别对面积大、相邻器官复杂解剖的治疗后不会产生畸变,对年轻患者保护生殖器官功能很重要。治疗中出血少,多处病灶更适合激光治疗,且治疗中无外科手术切除时癌细胞脱落形成再种植转移的危险。激光治疗时高温的作用使癌细胞极易死亡,同时供给瘤体血管封闭,淋巴循环受阻。治疗时能最大限度保护正常组织。

激光参数选择

在临床治疗之前必须先设计好治疗方案,其中选择激光参数是临床获得有效治疗的重要前提条件;其次,激光医疗的基础是激光与生物组织相互作用。激光与生物组织作用后引起后者出现的改变称为激光生物效应,激光的参数以及生物组织的性质(如理化特性、形态、机能等)都可能影响激光生物效应的最终结果。

(一) 激光波长

1. 疗效与激光波长

激光生物效应最终表现为激光照射使组织细胞或生物分子在形态和机能方面发生改变,而激光光子对生物体产生的光热、光化学、电磁场、压强以及弱激光生物刺激等作用,是激光生物效应的具体体现,这些生物效应是以激光能量被生物组织吸收为前提的。光作用于组织时被组织吸收、传递、反射和散射,这些光行为都与激光波长有关。激光与人体组织相互作用的热效应主要取决于激光的波长和组织的特性,这也是确定激光治疗适应证范围的重要依据。

人体组织75%以上是水,水对不同波长激光的吸收率不同,因而不同波长激光与人体组织相互作用时具有不同的热效应。显然,激光医疗的疗效是与激光波长有关的,采用不同波长的激光将获得不同的疗效;此外,不同生物组织、患病组织或者正常组织的光学吸收、传递、反射和散射行为对不同波长激光是不同的,因此应该选择不同的治疗方式以获得最佳医疗效果。如血红蛋白是人体组织中的另一种主要吸收基团,血红蛋白对波长为488 nm、514 nm激光的吸收率高,所以,用这个波长的激光凝固治疗效果好,而做切割治疗则效果比较差。

选择激光波长还需要考虑被治疗组织的具体状况,比如尺寸等因素。采用两种激光波长治疗160名鼻腔利特尔区毛细血管瘤患者的结果显示,对于直径小于0.2 cm的小血管瘤,波长为10.6 μm的激光疗效就比波长为1.06 μm的好,当波长为10.6 μm的激光功率为6 W时能使血管瘤在瞬间气化,手术在短时间内完成,且不易引起鼻中隔穿孔;而对于较大血管瘤,采用波长为1.06 μm的激光疗效则比10.6 μm的激光好,功率为4 W、波长为1.06 μm的激光就能使瘤体皱缩变白,且手术中不易发生爆破性出血,出血量少。这是因为组织对波长为 10.6 μm 的激光穿透能力弱,对深部组织的热作用不大,仅能封闭小于 0.2 mm 直径的血管;但切割气化能力强,对组织有机械压力效应,因此适合在瞬间气化直径较小的血管瘤;而波长为 1.06 μm 的激光能穿透软组织,在深处起凝固组织蛋白的作用,能封闭直径为 0.5 mm 左右的血管,特别适宜血供丰富的鼻腔血管瘤的凝固气化。血管内有大量的血红蛋白,激光照射瘤体后被血红蛋白吸收,组织燃烧,水分蒸发,形成黏性凝块,封闭血管,阻断血流,致瘤体瘪缩,表面形成焦痂,以后周边健康组织向心性生长,形成痂下愈合,可根治血管瘤。

红外激光对机体的作用是温热效应,其治疗作用有改善局部血液循环和改善神经系统功能两方面。可见光激光主要表现在消炎作用、促进组织再生作用和镇痛作用这 3 方面;紫外激光的生物效应主要是光化效应。

治疗不同疾病需要选择不同的激光波长才能得到最佳疗效。以治疗眼底疾病来说,通常利用激光光凝,而激光光凝作用是热效应的一种,其效果主要取决于眼底各种组织的色素对光波长的吸收率及透射率,对不同波长的激光,这两个参数是不同的。

选择激光波长作用于不同的眼部组织主要考虑两个方面,一方面是不同组织的色素对不同波长激光的吸收能力,另一方面是不同波长激光的穿透能力和散射情况。分布在脉络膜与视网膜色素上皮层的黑色素,对各色激光都有一定的吸收,波长越短,吸收率越高,最佳吸收波长为 400~600 nm。血色素对红光与红外光的吸收率很低,而对黄、绿、蓝色光的吸收比较强,尤其对绿光吸收率很高。分布在黄斑区的叶黄素对蓝光的吸收最强,对绿光和红光的吸收较弱,基本不吸收黄光。红光与红外光比波长短的蓝、绿光穿透力强,可以进行深层光凝。黄斑区的叶黄素存在于视网膜内层,对黄光基本不吸收,因此使用黄光治疗黄斑区疾病,对黄斑损伤最小;绿光最容易被血色素吸收,所以进行眼底血管光凝时,选择绿光比较合适。激光的散射随着波长变短而增强,而散射越强,眼内非治疗组织的损伤越厉害,作用到治疗区域的激光能量则相应减少,尤其是当晶状体老化或玻璃体浑浊时,散射现象更加明显,在同等情况下使用红、黄光比使用绿、蓝光要更加安全、有效。

钬激光波长为 2140 nm,水为其吸收色基。人体组织含水成分很高,所以这个波长的激光在组织中的穿透深度很浅,大约为 0.4 mm。短脉冲钬激光(脉冲时间小于 0.25 ms)所产生的热穿透度不深,弥散也很少,对周围组织的热损伤范围小,止血效果明显。因此,在治疗泌尿科疾病时,这个波长的激光是最佳选择。

波长为 504 nm 的脉冲染料激光,气化组织的效应强于凝固效应,它常用于碎石;不过,这个波长的激光不宜用来击碎胱氨酸结石。

在激光动力学治疗癌症中,波长为 630 nm 和 532 nm 的激光都能有效地激活血卟啉衍生物。红色激光(波长 630 nm)对大多数组织的穿透深度大于绿色激光(波长 532 nm)。波长为 532 nm 的激光对于治疗浅表性的、多中心的肿瘤,如膀胱肿瘤等,能够取得明显疗效。

2. 激光波长测量

波长一般采用与标准波长相比对的方法测量,称为绝对测量方法,主要做法有下面几种:

(1) 摄谱法测量波长　将待定波长的激光与标准波长的光束经摄谱仪摄在同一底板上,或在摄谱仪出射后由光电探测器接收,由 XY 记录仪记录,得到待测激光波长和标准光的光谱,采用线性插值法便可以推算出待定的激光波长。以 λ_1、λ_2 记标准光谱的光波长,λ_x 为未知波长的谱线,用读数显微镜或阿贝比长仪测得两标准光波长之间的距离,记为 L,谱线 λ_1 和 λ_x 的间距为 L_x,那么待测的激光波长 λ 便可以由下面公式计算:

$$\lambda = \lambda_1 + (\lambda_2 - \lambda_1) L_x / L \quad (1-2-8)$$

使用摄谱仪测量光波长时,首先要针对待测定波长选择好波长标准,如选择汞灯、钠灯或铁弧光铁灯光源的标准谱线;其次是决定摄谱谱级及闪耀波长,在条件允许的情况下尽可能选择高阶谱;第三是选择合适配件的摄谱仪。例如,测量 He-Ne 激光波长 632.8 nm,摄谱仪可选用闪耀波长为 500.0 nm 的光栅,工作谱区在 200.0~800.0 nm。

(2) F-P 标准具测量波长　F-P 标准具为色散元件,标准波长光与待测激光波长的光束经 F-P 标准具发生多光束干涉而形成两个系列等倾干涉环,比对后可以得到待测的激光波长。

当光束入射角 $i=0$ 时,产生干涉极大的条件可表示为 $2nd=(k+\varepsilon)\lambda$,式中 k 为干涉级次,为整数;ε 为小于 1 的小数。显然,同一标准具对不同波长有 $2nd=(k_1+\varepsilon_1)\lambda_1=(k_2+\varepsilon_2)\lambda_2=K=(k'+\varepsilon')\lambda'$,如果 λ_1 为

已知光波长,待测的激光波长为 λ',那么它可以由下面公式计算:

$$\lambda' = (k_1 + \varepsilon_1)\lambda_1 / (k' + \varepsilon')\lambda_1。 \qquad (1-2-9)$$

(3) 扫描 F-P 干涉仪测量波长　这是光程可线性变化的 F-P 标准具。在给定的光谱范围内扫描 F-P 干涉仪,获得待测激光和标准光波干涉变化图样,并用光电探测器记录下其变化规律,就可以确定待测的激光光波长。由干涉条纹关系 $2nd = k_R \lambda_R$ 以及 $2n(d+\Delta) = k_x \lambda_x$,两式相比可得到

$$\lambda_x = (1 + \Delta/d)(k_R \lambda_R / k_x), \qquad (1-2-10)$$

式中,λ_R 为标准谱线轮廓的极大值对应的波长,k_R 为标准波长做参考基准的干涉级次,k_x 为待测激光波长与 k_R 最邻近的干涉级次。

(二) 激光能量(功率)

1. 激光能量(功率)对疗效的影响

激光功率(能量)与疗效有多方面关系。首先,激光治疗方式与使用的激光功率(能量)有关,高功率激光治疗是利用激光的热效应凝固、气化或切割组织,即手术治疗。这种治疗方式目前医学上已经很普遍使用,体表各种疣、痣、赘生物,以及良、恶性肿瘤的气化切割,体内腔疾病治疗,普外科、泌尿科、妇产科、耳鼻喉科等多个领域的疾病治疗都采用这种方式。弱激光是一种强有力的生理刺激源,可改善血液循环,促进细胞再生、毛发生长、伤口愈合、组织修复,调整神经功能和免疫功能等,提高了肌体的抗病能力;在临床上的应用主要有激光理疗、激光针灸、弱激光血管内照射等。

其次,不同的激光功率(能量)治疗的机制也不尽相同。试验分别设立高低不同的激光功率照射组,观测激光引起血液、细胞相关指标的变化,结果显示:不同激光功率的激光对血液指标变化有不同影响,对细胞产生的作用也不一样。例如,功率 8.5 mW 的氦-氖激光对红细胞的保护性最有效,可以对损伤状态的红细胞起正性改善作用;小功率激光可增加细胞内 RNA(核糖核酸)和 DNA 的活性,有利于伤口的愈合;中等激光功率可抑制细胞内 RNA 和 DNA 的活性,能治疗增殖性皮肤病;大功率激光能使 RNA 和 DNA 功能丧失导致细胞死亡,可用来杀菌清创。

第三,不同的激光功率(能量)得到的疗效不同。比如,心肌血管激光

重建术,一般采用激光打孔来实现对心肌组织的供血。受损组织附近的成纤维细胞将迁移到受损区域,然后增殖,分泌出大量胶原以修复组织,但其通道有可能被胶原纤维或粒状组织堵塞。临床试验采用两种功率水平的紫外激光做心脏手术打孔,发现用激光功率水平高的这组形成的隧道开放率高于低激光功率水平的那一组,高激光功率水平这组的疤痕比低激光功率水平组窄,开放隧道的胶原纤维与隧道轴心线平行,而封闭隧道的胶原纤维与隧道轴心线垂直。若隧道边缘的成纤维细胞太多,使胶原纤维顺利合成的最佳方式就是胶原纤维与隧道轴心线垂直;若成纤维细胞较少,则采用与轴心线平行的方式。根据光生物调节作用的生物信息模型,紫外线属于冷光,低功率水平激光将促进纤维细胞的合成,而高功率水平激光则抑制纤维细胞的合成。因此,低功率水平激光的隧道开放率低于高功率水平激光的。

2. 激光能量测量

根据不同类型的激光器可测量其脉冲能量、连续功率、平均功率、脉冲峰值功率。通常用脉冲能量或脉冲峰值功率来表征脉冲激光器输出的参数,用功率表征连续激光器输出参数,用平均功率来表征准连续激光器输出的参数。平均功率代表一周期 T_P 内的激光功率平均值,即 $P = E/T_P$,其中 E 是在周期 T_P 内的激光能量。脉冲峰值激光功率 $P_P = E/\Delta t$,三角形激光脉冲、钟型激光脉冲、矩形激光脉冲时间宽度 Δt 一般为激光脉冲半峰值的全宽度,指数衰减的激光脉冲则为峰值 $1/e$ 处的宽度。连续波激光器输出激光功率 P 可通过测量一段时间 t 内的能量 E 而得出,即 $P = E/t$。

上述激光参数的测量最终可归结为激光能量的测量。能量测量的方法有多种,常采用的有直接量热法、热电法、光电法、光化学法、光压法等。

(1) 直接量热法　将被测激光束射入适当的光学吸收体,使激光束的能量转化为热量,由此计算出被测激光束的能量。如果吸收体的质量为 M,比热为 C,吸收激光能量后温升为 ΔT,所吸收到的激光热量为

$$Q = MC\Delta T/\alpha(\lambda), \quad (1-2-11)$$

式中,$\alpha(\lambda)$ 是吸收体的光学吸收系数,黑体型量热器的 $\alpha(\lambda)$ 就是灰度值。不同的光学吸收体具有不同的 $\alpha(\lambda)$,且与波长有关。由热功当量可知,1 cal 等于 4.18 J。当质量 M 以 g 为单位,C 以 cal/g℃ 为单位,在测量出温度差 ΔT(以℃为单位)后,由下面公式便可以求得被测激光脉冲的能量

$$E = 4.18MC\Delta T/\alpha(\lambda)。 \qquad (1-2-12)$$

直接量热法并不常用,只是在连续激光器的输出功率很大时采用,用流水法测量大功率 CO_2 激光器的输出的激光功率便是一例。使激光束通过窗口照射到流水中,水将吸收的激光能量转换成热量,测出水温的上升数值和水的流量,便可计算出激光的功率。

此外,还有一种烧蚀法和金属蒸发法,前者是将激光束投射到一些易烧蚀的有机物上,根据烧蚀量的多少计算激光的能量(或功率);后者是将激光束聚焦于真空容器内的金属表面(如钽、铌等)使之蒸发,根据蒸发量求得激光能量(或功率)。

(2) 热电法 与直接量热法类似,是由光学吸收体将激光辐射能直接转化为热能,再用热电元件将吸收体的热能转换为电信号(电流或电压)而测量能量,更确切地说,这种方法叫做光热电法,这是目前使用得最多的一种测量方法。将质地细腻的纯石墨加工成圆锥体,铜-康铜温差电偶(或其他热电元件)黏贴在锥体的外表面上。激光束射入锥体内时被石墨体吸收,炭锥体温度升高,引起温差电偶的热端温度升高。由于热端与冷端(通常黏贴在炭斗的金属外壳上)的温差,产生温差电动势,用检流计(或其他仪表)显示其数值,经电定标或光定标后即可确定激光能量。

还可用颜色玻璃(如 AB 型高硅氧玻璃)做吸收体制成激光卡计。与炭斗的差别在于,颜色玻璃对激光束是在整个厚度上逐渐吸收的,因此也称为体吸收卡计,测量误差比炭斗小一些,但有明显的光谱选择性,给测量带来不便。

(3) 光电法 利用各种光电元件测量能量或功率。原则上,任何种类的光电元件,如真空光电管、光电二极管、光电倍增管和光电池等,只要对被测的激光波长有响应就行。这种测量法的测量灵敏度高,响应时间快,但大部分光电元件的光谱选择性很强,对不同波长的激光测量必须分别定标。此外,由于承受不了高能量和大功率的激光直接照射,因此必须对激光束的强度进行大倍率的衰减。使用光电元件阵列,可以快速测量激光束内能量或功率密度的空间分布。

(三) 激光器运转方式

1. 疗效与激光器运转方式有关

连续激光或者脉冲激光得到的医疗效果不一样;同样,采用长激光脉冲宽度的激光与短脉冲宽度的激光得到的医疗效果也有差别。

光辐射与生物组织的相互作用实际上是光子与组织分子之间的相互作用,其能量交换包含两种过程:一种是生物组织分子吸收了光辐射能量而增加其动能,再变成热能,这是激光的热效应;另一种是由于吸收了光能而改变其势能,譬如,原子间化学键的改变并形成新的物质,这是光化学效应。这两个效应是激光治疗的基本要素。与连续激光相比,脉冲激光有较高的峰值功率和较陡的脉冲上升前沿。在陡峭的脉冲上升前沿,光辐射与生物组织分子之间的相互作用时间很短,以致没有足够的时间充分交换能量,患病组织对脉冲激光能量的有效平均吸收系数比连续波激光的低,因此有更多的激光能量在患病组织变成热能,即热效应比连续激光强,而且沿深度方向的光强分布很不均匀。光动力学治疗癌症的临床结果显示,用脉冲激光治疗的复发率明显高于连续波激光,病人也感到用脉冲激光治疗时比用连续激光治疗时更加疼痛,以致更难忍受长时间的体内治疗。

在激光祛毛的治疗中,采用不同脉冲宽度的激光得到的医疗效果也有差别。由于人体表皮的弛豫时间一般在 $3\sim10$ ms,而毛囊的热弛豫时间一般在 $10\sim100$ ms,脉冲宽度应该比表皮的热弛豫时间长,使热量能够传导进去,而且还应该比毛囊的热弛豫时间短。如果激光作用时间超过弛豫时间,热能将扩散到附近的正常组织,就有可能导致瘢痕或者色素沉着异常。用波长为 1064 nm、脉冲宽度为几个纳秒的激光对 900 名患者做激光祛毛临床治疗 6 周后,毛发再生率很高,其原因是激光脉宽只有几个纳秒,相对毛囊的热弛豫时间($10\sim100$ ms)而言太短,毛囊在这么短的时间内很难被完全破坏。

毛囊能否被破坏取决于毛囊被激光照射后所能达到的最高温度,能否达到毛囊的损伤温度值。组织吸收的光能转换为热能,随后迅速散发掉,治疗时间应该小于或者等于目标组织的散热时间。目标组织的散热时间就是组织降温时间,它与组织的直径的平方成正比。因此,小组织的散热时间比大组织的散热时间要短得多,可以近似认为散热时间(秒)与组织的直径(毫秒)的平方成正比。

皮肤衰老主要表现为皮肤毛细血管扩张、色素沉着、皱纹、皮肤弹性下降等损容性改变,其中毛细血管扩张是指皮肤或黏膜表面的毛细血管、细动脉和细静脉呈持续性细丝状、星状或蛛网状扩张,形成红色或紫色斑块、点状、线状等。针对毛细血管扩张的治疗方法很多,但多数为有创伤的、非特异性的治疗,都不是针对扩张病理机制的治疗,治疗后不能对增生期的病灶实现细胞增殖的阻抑,还易导致皮肤表面的色素异常甚至瘢痕等产生。一般血管的热弛豫时间为 10~50 ms,采用这个脉冲宽度的激光束,可以不损害周围正常组织,或仅造成轻度损害,治疗效果比较理想。

此外,激光模式、激光照射时间等对疗效也有影响,在具体治疗前都需要选择。

2. 激光脉冲宽度测量

普通激光脉冲宽度是利用光电二极管或其他光电转换器件,将光信号转换成电信号后,输入示波器测量,测量的脉宽极限为亚纳秒量级。超短激光脉冲的脉宽可利用高速示波器、条纹照相机测量,可以测到 0.1 ps 的脉冲宽度。脉冲宽度小于 0.1 ps 的激光脉冲通常使用间接测量法,其中最常用的方法是自相关测量法和互相关测量法。

(1) 条纹相机测量 条纹照相机又称像转换管条纹照相机,它加速光辐射照在阴极上产生的二次电子,并用偏转板空间扫描,落射到荧光屏上,在荧光屏上的电子扫迹就是光脉冲的再现。用照相机拍摄下来,一个光脉冲在底片上对应一根条纹,条纹的长度对应于光脉冲宽度,而条纹的反差对应于光脉冲的强度。用条纹相机能够直接探测出激光脉冲时间形状,并且有很好的强度分辨率和很高的探测灵敏度。光谱响应范围很宽,可以从近红外一直到紫外,甚至到 X 射线波段。与数据处理系统相结合,可以实时测量和分析。条纹相机的关键部分是一个条纹管,电子被加速网加速进入条纹管中,以一定的速度和间距进行静电扫描。通过这一过程将入射光脉冲的时间信息转变成空间信息。扫描电子束经过一个微通道板放大后,撞击荧光屏,形成一个与光脉冲有关的条纹。

在实际应用中,条纹相机一般可分为 3 个类型:

① 单脉冲条纹相机。这是以单脉冲扫描方式工作的条纹相机,其扫描频率可以达几千赫。这种条纹相机的时间分辨率范围是 0.7~2 ps。

② 同步扫描条纹相机。这是以高重复率激光脉冲相同步的正弦扫描方式工作的条纹相机,有高的信噪比和大的增益,可以探测信号强度弱的光学过程,最小可探测光信号水平为 2×10^{-15} W,动态范围大。

③ 通用型条纹相机。这是单脉冲扫描方式与同步扫描方式相结合的条纹相机,利用 3 个输入接口能够分析所有时间延迟为皮秒的快速动态

过程。

（2）自相关测量　自相关法是用光电探测器测出激光脉冲相关函数随时间延迟 τ 的变化曲线，将激光脉冲的时间分布转换成光强的空间分布，分析光强的空间分布，便可以得到激光脉冲宽度。入射激光分为两束，其中一束通过一个延迟线，然后再把这两束光合并。借助倍频晶体或者有双光子吸收效应的发光介质，产生二阶非线性效应。均匀地改变两束光相对延迟时间，即可得到强度变化的二阶相关信号和脉冲自相关结果。二阶自相关函数测量法有双光子荧光法和二次谐波法，图1-2-8是二次谐波法测量原理示意图。二次谐波的光强度正比于两个光脉冲的强度乘积，当两个光脉冲在时间上完全重叠时得到的二次谐波强度最高，不重叠时得到的二次谐波强度为零。改变两个光脉冲之间的延迟时间 τ，二次谐波强度 $I(\tau)$ 也随之变化，由记录得到的 $I(\tau)\sim\tau$ 曲线的半高全宽度 $\Delta\tau$，便可以得出激光脉冲宽度。

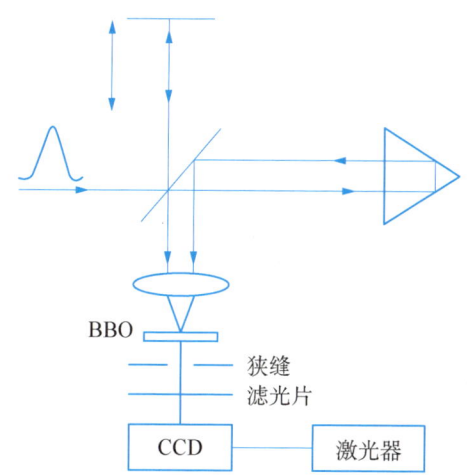

图1-2-8　二次谐波自相关单次测量法装置

四 医用激光器

医疗上经常使用的主要是氦-氖激光器、二氧化碳（CO_2）分子激光器、Nd:YAG激光器、氩离子激光器、氩离子激光泵浦染料激光器、准分子激光器、钛激光器和铥激光器以及半导体激光器等。

(一) 氦-氖激光器

激光器的工作物质是氦氖混合气体,发射激光的是氖原子。氦气体用来改善混合气体的放电特性,提高氖原子的能级粒子数反转密度,可以提高激光器输出功率和能量转换效率,是激光理疗、激光针灸、弱激光血管内照射等治疗常用的激光器。

1. 激光器结构

由激光气体放电管、激光共振腔和放电电源 3 部分组成。放电管包括放电毛细管、贮气套和电极 3 部分。放电毛细管是发生气体放电以及最后形成激光振荡的区域,内径比较小,为 1～1.2 mm。贮气套与放电毛细管同轴并彼此相通,但在里面不发生气体放电,其直径比放电毛细管粗几十倍,作用是等效地增大放电毛细管贮存工作气体的体积,对提高激光器输出功率稳定性、延长器件使用寿命有一定的作用。做放电管的材料一般是融石英玻璃管或者硬质玻璃管,应用较多硬质玻璃管是 GG17 和 95 号玻璃,近来也有采用透明微晶玻璃做放电管,如图 1-2-9 所示。

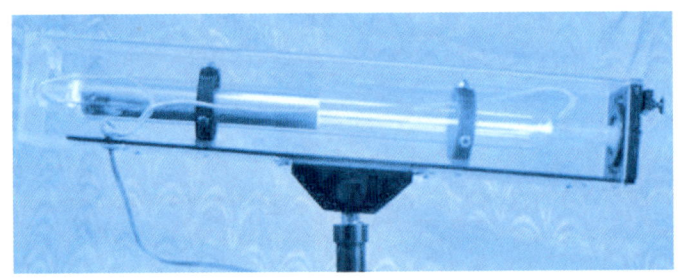

图 1-2-9 氦-氖激光器

提供气体放电的电源可以是高频电源和直流电源,医疗用激光器多数采用直流电源。

2. 激光器输出特性

(1) 输出激光波长 氦-氖激光器输出从可见光波段至红外波段中许多波长的激光,常用的激光波长是 543 nm、612 nm、633 nm、640 nm 等,其中波长 633 nm 最常用。商用 ^{3}He^{20}Ne 激光器(^{3}He 是氦的同位素,^{20}Ne 是氖的同位素)输出的激光波长在 $6\,329.914\,7\times10^{-10}$ m～$6\,329.913\,4\times10^{-10}$ m 之间,不准确程度是 $\pm 10^{-7}$。所以,采用氦氖同位素混合气体的激光器可靠的激光波长值是 $\lambda_{真空}=6\,329.914\times10^{-10}$ m,表示在真空中的波长。激光波长的实际数值在激光器运转过程中会略有变动,在激光器开始使用后大约 800 h,波长相对变动约 2×10^{-8};工作 1 500 h 后相对变动约 6×10^{-8}。

在大气中的激光波长为 $\lambda_f = \lambda_{真空}/n$,式中 n 是空气对这个波长的折射率,在标准状态下(温度 20℃、气压为 1 个标准大气压,水蒸汽气压为 0.013 个大气压,CO_2 气体含量为 0.03%)的折射率 n_s 是 1.000 272 84。在这种环境下的激光波长 $\lambda_s = 6\,328.197\times 10^{-10}$ m,如果不是在标准状态下,还需要相应修正。

He-Ne 激光器可以在几个波长上获得激光振荡。采用由棱镜和反射镜构成共振腔,可以根据需要获得不同波长的激光输出。为了减小由于放入棱镜引入的光学损耗,可以用如下的办法:采用布儒斯特角棱镜,选择合适的棱镜顶角,让入射到棱镜的光束与从棱镜出射的光束之间的夹角为布儒斯特角;共振腔反射镜的反射率对要选择的激光振荡波长为最大。

(2) 激光偏振特性　内腔式 He-Ne 激光器相邻纵模正交偏振,因此,单纵模运转的激光器输出的是线偏振光;双纵模运转的激光器相邻模之间的耦合作用和对称模间的耦合作用,都使模保持正交偏振,所以,模的偏振组态比较稳定;3 个纵模同时运转的激光器,虽然相邻模是正交偏振,但往往由于对称模之间的耦合作用和共振腔的各向异性,使得靠近谱线中心频率的纵模与同侧的纵模偏振平行,而与另一侧纵模的偏振方向正交。

获得线偏振激光输出常用的办法有:

① 采用外腔或半外腔结构。在放电管的一端使用布儒斯特角窗片。

② 在激光管上加横向均匀磁场。输出波长为 632.8 nm 的激光器,将放电毛细管伸入磁场的长度占全长的 1/2,磁场强度大于 0.1 T 时,就能够获得消光比大于 1 000∶1(线偏振度为 99.8%)的线偏振光输出,并且保持相同的输出功率水平。

(3) 激光器使用寿命　激光器输出功率会随着使用时间的延长而逐步降低,一般将输出功率下降到开始使用时的 90% 的累积使用时间定为激光器的使用寿命。批量生产的激光器产品使用寿命约为一万小时,在实验室研制的或在实验室条件下使用的激光器的使用寿命会更高一些,可以达几万小时。影响激光器使用寿命的主要因素有:

① 存在气体杂质。He、Ne 气体纯度要求很高,一般要求纯度达到 99.9%,混入少量的分子气体,比如 H_2、N_2、O_2、CO_2、CO、CH_4、H_2O 等,都会明显地影响激光器的输出功率和使用寿命,其中尤以 H_2 更为严重,它的分气压约为 10^{-1} Pa 就会使激光器输出功率下降 40%;其次是氧气和水蒸汽,分气压为 1 Pa 左右便可使激光器输出功率下降 40%。造成放电管内工作气体纯度不高的主要原因是:制造激光器时放电管的排气真空度不够高,残存在管内有少量空气;放电管真空处理不完善,从管壁、电极表面释放出吸附的空气也将降低气体纯度;放电管真空密封质量不好,存在慢漏气点。

放电管内放入消气剂可以消除或降低杂质气体含量。消气剂是专门用来吸收真空器件中的剩余气体,维持真空器件适当真空度的物质。消气剂有一种特殊性质,它对活性气体一般都能吸收,但对惰性气体几乎不起作用。只要激光器放电管的慢漏气速率(包括放电管内部元件放气)不大于 5.2×10^{-7} Pa/s(这是比较容易达到的),那么在激光器放电管中放置 20 mg 消气剂就可以保证工作气体纯度不随器件运转时间而出现明显变化。

② 气体清除效应。在激光器工作期间,由于出现气体清除效应,放电管内的 He、Ne 工作气压将发生连续下降,并且 He、Ne 的气体压强比例也在发生变化,导致激光器的工作气体成分和气体压强偏离了最佳值,输出功率也随之明显下降。主要原因是阴极溅射效应,溅射物落在放电管壁,吸附了氦、氖气体;其次是通过气体扩散效应,部分气体潜入到放电管壁内部,或者逃逸到放电管外面,氦气体的渗透速率比氖气体高。

③ 共振腔反射镜介质反射膜老化、损伤。激光器工作时由辉光放电产生的离子、亚稳态原子以及远紫外辐射都会损伤共振腔反射镜的介质膜,从而降低共振腔的 Q 值。介质膜损伤是由吸附在膜层中的杂质分子间接引起的,在超净真空条件下蒸镀的反射膜,抗损伤能力就比较大。

(4) 激光束光轴抖动　氦-氖激光器在开始输出激光后的一段时间内,功率和传播方向都随时间抖动,光束投射方向随时间漂动的速率约为 $1'/h$,运转后大约要经过 $0.5\sim1$ h 才达到稳定。在激光器达到稳定工作状态之后,激光器输出的光束轴还会出现约 $10''/h$ 的角度漂移。降低光束空间方位漂动的办法有:把放电管电极引出线对称分布,减少在电极附近管壳的温度梯度;在光束输出端加扩束望远镜,光束通过望远镜可以减小光束在空间的漂移量；采用外腔结构也能降低光束的空间漂移率。

(二) CO_2 激光器

这是以 CO_2、N_2、He 的混合气体为工作物质的激光器，激光由 CO_2 分子发射，其他气体的作用是改善混合气体的放电条件以及提高 CO_2 分子高能级粒子数布居反转密度，即提高激光器的激光能量转换效率和激光功率水平。可以连续输出和脉冲输出激光，目前是连续输出激光功率最高的激光器，输出激光功率超 10 万瓦。

主要输出波长为 $10.6\mu m$ 的中红外激光，水对它的吸收系数很高，水遇到高功率 CO_2 激光即汽化，因此，CO_2 激光切割人体组织的能力很强；光束能封闭直径在 1mm 以内的动脉血管和 2mm 以内的静脉血管，具有一定的止血效果。用于手术治疗易出血易损伤组织部位，如手术切除体表恶性和良性肿瘤，神经外科肿瘤的气化切割治疗，鼻咽癌向咽部蔓延患者的气化治疗等有优势。不过，受这个光波段优质光纤的限制，大多数情况下只能用带棱镜的关节臂操作。较低功率密度的 CO_2 激光也常用来对皮损进行凝固治疗，虽然皮肤组织会大量吸收激光能量，但在激光功率密度较小时可以在保证皮肤完整的基础上，通过热传导使真皮部分的皮肤损伤得以凝固，比如，用于毛细血管瘤和直径在 3cm 以下的海绵状血管瘤的治疗。

1. 激光器结构

CO_2 激光器有多种式样，就气体工作物质是否被封闭，就有封离式、横向流动式、纵向流动式等。在医疗上通常应用的是封离式，由气体放电管、激光器共振腔和放电电源 3 部分组成，如图 1-2-10 所示。

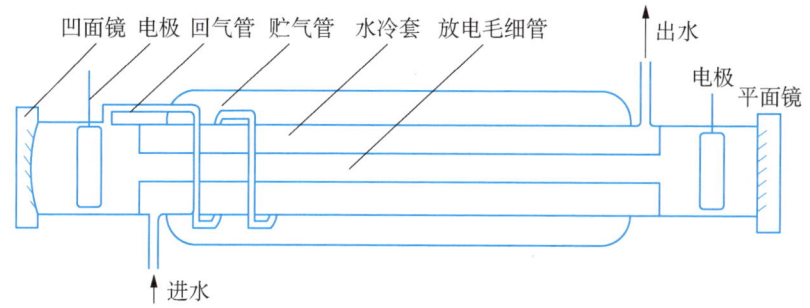

图 1-2-10 封离式 CO_2 激光器结构

(1) 气体放电管　封离式 CO_2 激光器的激光放电管是 3 层套管,最里的那根是放电毛细管,在这里发生气体放电,并建立 CO_2 分子能级粒子数反转,形成激光振荡;中间的那根管通冷却水。激光器工作时需要对放电毛细管冷却,提高激光器的输出功率,延长使用寿命;最外的一根管是贮气管,通过一根回气管与放电毛细管连通。放电管的电极通常采用冷阴极,其材料对激光器的使用寿命有影响。对阴极材料的基本要求是溅射率低、气体吸收率低,常用的材料有镍、铝、铜、白金等。

(2) 共振腔　共振腔的全反射镜一般是以光学玻璃或金属材料做成光学反射镜基底,然后在表面镀铝膜或者金膜,其中以镀金膜最为通用。新镀上的金膜在 $10.6\mu m$ 附近的反射率为 95% 以上,在超高真空度条件下蒸镀的金膜反射率可达 99.4%。

输出端反射镜一般用红外材料做成基镜片,再在其表面镀介质膜。红外材料对 $10.6\mu m$ 的反射率一般都比较高,所以,大功率激光器输出端反射镜的表面也可以不用镀介质膜。反射镜基片最先使用的红外材料是半导体 Ge 或 Si,后来扩展到 KCl、NaCl、BaF_2、CaF_2、ZnS 和 GaAs 等材料。

GaAs 晶体内虽然含有毒性的 As,但在 GaAs 晶体内的砷却不会对人体造成危害。GaAs 在常温下不氧化,也不挥发,又不溶于水,是一种稳定的化合物,在 700℃ 以下都不分解。

(3) 泵浦电源　封离式 CO_2 激光器采用气体放电泵浦,气体放电方式有 3 种。

① 直流气体放电。激光器工作在自持气体放电区,电离发生在阴极位降层内。直流放电存在负阻特性,一般需要使用镇流电阻稳定气体放电。

② 交流气体放电。交流气体放电的稳定性比直流气体放电好;放电电极性交替变化,即使放电区存在阴极位降,在两个电极之间的激光增益分布仍然对称,因此激光振荡强度分布均匀性比使用直流气体放电的好。不需要加镇流电阻,减少了泵浦能量损耗,激光能量转换效率较高。

③ 射频气体放电。当激发气体放电的电源工作频率大于 10 MHz,小于 300 MHz 时,气体原子分子通过放电区的时间小于漂移时间,不存在阴极位降,主要是体积放电。所以,泵浦能量转换效率比较高,输出的激光束质量也更好。采用射频放电泵浦的气体放电管内没有电极,避免了电极溅射带来的种种不利因素。

2. 激光器输出特性

(1) 输出激光波长　CO_2 激光器输出的激光波长在 $9\sim 18\,\mu m$ 范围,最常用波长是 $10.6\,\mu m$,相邻两条激光谱线的波数间隔为 $100\sim 200/m$。

(2) 输出激光功率　理论上说,每米放电长度可以获得大约 $200\,W$ 的激光功率输出,但实际数值低许多,一般是百瓦左右,主要是激光器在运转时产生的热引起激光器工作性能下降。CO_2 激光是由 CO_2 分子的振动能级之间的跃迁发射的,振动能级离基态比较近,能级粒子数分布受温度的影响也就比较大。当工作气体温度升高时,上激光能级弛豫速率增大,加快了激发态粒子的消激发速率;而下激光能级($1^{\circ}00$)的热激发速率增大,能级粒子数反转值随温度升高而减少。发射 $10.6\,\mu m$ 激光辐射的这对能级,气体温度升高到 $680\,K$ 左右时,便会使粒子数反转值接近零;发射 $9.4\,\mu m$ 激光辐射的能级,当气体温度上升到 $400\,K$ 时,粒子数反转值也降到零。因此,封离式 CO_2 激光器的输出功率受到了限制,而且工作时还需要使用冷却水冷却,才能保证激光器正常运转。

(3) 偏振特性　内腔封离式 CO_2 激光器输出的激光偏振特性是:

① 偏振度与激光放电管内径有关。内径为 $3\sim 5\,mm$ 放电管的激光器,激光偏振度很高,可达 90% 以上;但直径稍大的放电管,无论怎样改变放电电流,基模和高阶模光束的偏振度都很低。

② 偏振度与激光的模式有关。使用放电管内径为 $3\sim 6\,mm$ 的激光器,基横模的偏振度比较高,高阶横模的偏振度比较低。

激光器获得偏振输出有两种方法。一种是采用半外腔或外腔结构,在放电管的一端切成布儒斯特角窗。第二种方法是在共振腔内放置用细丝做成的网栅,效果与采用布儒斯特窗相同。根据这个原理,现在已制成栅丝起偏器,例如,用外径为 $12\,mm$、内径为 $8\,mm$ 的钨环,上面绕 3 根平行丝,便可以做成一只起偏器,把它放在共振腔输出反射镜的内侧,便可以获得偏振光输出。

(三) Nd:YAG 激光器

Nd:YAG(掺钕钇铝石榴石)激光器输出波长为 $1\,064\,nm$ 的能量转换效率最高,激光强度也最高。工作方式多样,可以连续输出、准连续输出,也可以脉冲输出。连续输出的激光器件可用于常规治疗,也可用于心血管外科、眼科手术、激光血管成形术、腰椎间盘切除术和前列腺增生手术治疗等;脉冲输出的激光器已广泛应用于普外科治疗和其他疾病治疗,如牙科中软组织切开、齿龈切除、牙垢去除、牙齿刻蚀和补缝填坑等,还广泛应用于眼科手术和动脉外科。

1. 激光器结构

由激光工作物质、激光共振腔和泵浦光源组成。

(1) 激光工作物质 激光工作物质是在钇铝石榴石晶体内掺入适量的三价 Nd^{3+} 离子。钇铝石榴石的化学成分为 $Y_3Al_5O_{12}$,简称 YAG,将一定比例的 Y_2O_3、Al_2O_3 和 NdO_3 在单晶炉中熔化结晶做成。在掺入钕离子 Nd^{3+} 后,原来钇离子 Y^{3+} 的点阵部分被钕离子 Nd^{3+} 代换,而形成了淡紫色的 Nd^{3+}:YAG 晶体。掺杂钕离子的浓度一般为 0.725%(质量),钕离子 Nd^{3+} 的密度约为 $1.38 \times 10^{20}/cm^3$。在实际应用中,可根据需要选择合适的掺杂浓度,比如 Q 开关运转的激光器,可选择高掺杂浓度(如选 1.12%),连续输出的激光器通常选择较低的掺杂浓度(如 0.15%~0.18%)。

(2) 泵浦光源 起初主要采用闪光灯做泵浦光源,脉冲输出的激光器采用脉冲氙灯,连续输出的激光器采用碘钨灯或氪弧灯。闪光灯发射的光谱中含有紫外辐射,YAG 激光晶体棒在强紫外线的照射下很容易形成色心,在 330 nm 处出现吸收带,吸收泵浦光辐射后以热能的方式向晶格释放能量,使晶体温度升高,导致激光器输出性能变坏。可以在激光晶体棒外面加滤光液外套,常用的滤光液有重铬酸钾和亚硝酸铜溶液。现在采用二极管(LD)激光器取代闪光灯做泵浦光源,这是 YAG 激光器技术的一项重大突破,它使激光器性能获得显著改善。二极管激光器输出的激光能量几乎集中在钕离子 Nd^{3+} 的吸收带内,泵浦效率大大提高;它不含紫外辐射,由紫外辐射形成色心的问题也自然得到了解决;发射其他波长的光辐射能量很小,激光器运转时在工作物质中产生的热耗散能量也相应很小,特别是在激光器以高平均功率水平工作时,这很有利于保持激光束质量。

2. 激光器输出特性

(1) 输出激光波长 激光波长主要是 1064 nm、950 nm 和 1319 nm,前者最强,其次是 950 nm。再通过倍频晶体,可以分别获得倍频输出波长 532 nm(绿色)、475 nm(蓝色)和 660 nm(红色)的激光。

(2) 输出功率和稳定性 根据 Nd:YAG 棒尺寸的大小,连续输出的 Nd:YAG 激光器可划分为 3 种类型器件,输出功率水平大致是:

① 小型器件。激光棒尺寸典型值为直径小于 4 mm,长度为 30～40 mm,输出功率为 10 W 左右。

② 中型器件。激光棒的典型尺寸为:直径为 4～5 mm,长度为 50～70 mm,输出功率水平为几十瓦。

③ 大型器件。激光棒典型尺寸为:直径为 5～7 mm,长度为 70～130 mm,输出功率水平高于 100 W。

通常情况下激光功率存在起伏,其稳定度最好的也只有 5%～10%。稳定输出功率的措施之一是采用内调制器(比如声光调制器),它能随着激光器输出功率的波动增加或者减小共振腔的光学损耗数值。采用调制器后,激光器的输出功率波动比较小,稳定度可以达到每小时 0.1%。

(四) 半导体激光器

如图 1-2-11 所示,半导体激光器体积小巧,能量转换效率高,使用寿命长,随着其输出波长范围的不断扩展以及输出功率的提高,广泛应用于生物医学研究、临床疾病诊断,以及眼科、血管外科、泌尿科、牙科、美容科、口腔科、耳鼻喉科、肿瘤科和针灸理疗科的治疗,几乎覆盖了其他各种类型激光器的治疗范围。

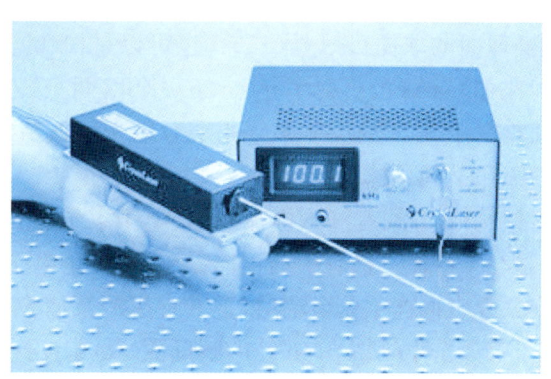

图 1-2-11　半导体激光器

1. 激光器结构

这种激光器的结构形式有多种,比如同质结、单异质结、双异质结、单量子阱、多量子阱等。制作方法有扩散法、液相外延法(LPE)、气相外延(VPE)、分子束外延(MBE)、金属有机化合物气相淀积(MOCVD)、化学束外延(CBE)等。普通双异质结半导体激光器管芯尺寸是 $0.1\times0.05\times(0.3\sim0.4)\mathrm{mm}^3$，整台激光器的重量不到 5 g。与其他激光器一样，也是由激光工作物质、共振腔和泵浦源 3 部分组成。

(1) 工作物质　半导体激光器使用的工作物质可分 3 类：

① Ⅲ-Ⅴ族化合物半导体材料，比如 GaAs-InFaAsP 等，输出激光波长在可见光至近红外波段。

② Ⅳ-Ⅵ族化合物半导体材料，如 PbSnTe 等，输出激光波长在 2.7～3.0 μm 之间。

③ Ⅱ-Ⅵ族化合物半导体材料，如 ZnSSe/ZnSe 等，输出的激光波长在可见光波段。

④ 环境半导体材料。这是用高克拉数元素构成的化合物半导体材料，从广义上讲也包括由高循环率材料构造的半导体材料。高克拉数的元素有 Si、Fe、Ca、Al、Cu、C、O、N 等，不会引起严重的环境污染问题。以 β-FeSi$_2$ 为代表的金属硅化合物半导体性能最好，它的带隙能量 $E_\mathrm{g}=0.87\,\mathrm{eV}$，是一种直接跃迁型半导体工作物质。

(2) 共振腔　共振腔反射镜与工作物质连成一整体，通常由解理晶体形成。从共振腔结构形式来说，最常用的共振腔是由两个严格相互平行的(100)解理面构成的 F-P 共振腔。(100)是一组晶面，所以，组成 F-P 共振腔的两个解理面的取向可以是(100)，也可以是(110)。半导体材料的折射率很高，比如 GaAs 的折射率 $n=3.6$，因此，两个解理面不用镀介质膜，也能够获得高于 30% 的反射率。如果对激光器振荡模式结构有一定要求，则需要采用其他结构的共振腔。

(3) 泵浦源　泵浦方式有注入电流泵浦、电子束泵浦和光辐射泵浦。注入电流泵浦是在半导体二极管上加正向偏压，使大量电子流过 p-n 结区，在这里与空穴复合而产生受激辐射，是最常用的泵浦方式。电子束泵浦是利用强电子束轰击半导体 p-n 结的解理面，从与电子束轴垂直的方向出射激光。对于制结要求很高的半导体激光器，这是较好的泵浦方式。光辐射泵浦有两种方式，一种是用光子能量大于半导体能带隙的光辐射泵浦，采用 GaAs、Ga(AsP)或者(AlGa)As 半导体激光器作为泵浦光源就很有效；第二种是用光子能量小于能带隙的光束，利用双光子吸收过程实现泵浦，能够使厚度比较大的器件也可以获得相当均匀的泵浦，因为半导体材料对泵浦光波的吸收系数很低。其缺点是要求泵浦光强度很高。

2. 激光器输出特性

（1）输出激光波长和功率　可以脉冲泵浦输出和连续泵浦输出，输出的激光波长从波长 450 nm 可见光至波长 16 μm 红外。输出波长为 805 nm 左右的激光非常适合手术，不仅组织气化和凝固的效果最佳，而且所需要的激光功率也仅仅为 Nd:YAG 激光器的一半。

（2）工作时需要致冷　连续输出的半导体激光器需要良好的冷却条件，特别是大功率输出的激光器，必须配有冷却装置才能正常运转。主要的冷却方式有：

① 利用热电效应（Peltier 效应）冷却。

② 利用液体，比如用液氮或者液氦直接冷却。直接把激光器浸在液氮中。但这种做法往往出现气泡，干扰激光振荡。为了避免出现这种现象，用真空泵抽气，或者把激光器贴在金属块上，用冷却液体冷冻金属块，间接冷却激光器。

③ 利用固体，比如用固态二氧化碳直接冷却。

④ 利用焦耳-汤普森效应冷却（即利用绝热膨胀冷却）。

对冷却温度的要求，由激光器的具体工作条件决定。

（3）使用寿命

半导体激光器的使用寿命都比较长，双异质结激光器的有效工作寿命可达 $10^6 \sim 10^7$ h，量子阱器件的使用寿命也接近 10^4 h。评价使用寿命的标准基本上有两种，一种是使用自动增加偏置电流装置，使激光器的输出功率维持恒定。对于连续输出器件，如果在最大注入电流后激光器已经不再发射规定的激光功率，便认为该器件的工作寿命终止，激光器运转经历的总时间称为最终寿命。对激光器进行加速老化，由此可以推算它的使用寿命。

半导体激光器失效大多数是由于表面和内部的物理、化学变化所致，其变化速率是温度的函数。

（五）准分子激光器

这是重要的紫外波段高功率激光器，发射的激光波长在紫外和真空紫外波段，紫外激光与生物作用主要是光化学反应。不同于可见光、红外及微波等，紫外激光在消融过程中不产生大量的热能，切割生物组织的切面平滑，极少量碳化产物，没有纤维结构破坏，无凝固坏死、空泡等，热损伤带也很窄或不明显，对周围组织的热损伤也很轻微，这对手术后再生和愈合都十分有利,愈合情况比使用其他波长为佳。所以,利用准分子激光能够以微米级的精确度解剖生物组织,在眼科、皮肤科、心血管疾病,特别是冠状动脉腔内成形以及牙科等治疗有优越性,受到医生和患者的欢迎。

1. 激光器结构

(1) 工作物质　准分子激光器使用的工作物质是惰性气体、卤素气体以及缓冲气体的混合物,其中大部分是缓冲气体(占 88%～99%)。主要使用的缓冲气体有氦和氖,有时也用氩气。而用于真正构成准分子的惰性气体含量很低,一般占总气压的 0.5%～12%。卤素气体的浓度则更低,通常为总气压的 0.5%或者更低。卤素气体可以是双原子分子,比如 F_2 等,也可以是含卤素的双原子或三原子分子,比如 HCl 和 NF_2 分子等。发射激光的粒子是由工作气体在激光器泵浦能量作用下生成的准分子,它是一种在激发态复合成分子,而在基态则离解成原子的不稳定缔合物。准分子与通常所见的稳态分子不同,它只在激发态时才以分子形式存在,而处在基态时其平均寿命很短,一般为 10^{-12} s 量级,因此当它从激发态跃迁到基态时,很快便离解成独立的原子。

(2) 泵浦源　准分子激光器的泵浦源主要有两种,一种是气体放电泵浦,另外一种是电子束泵浦。

① 快放电泵浦。产生快放电的电路有 3 种:Blumlein 电路、电感电容反馈电路、电感电容-栅栏电路(脉冲整形电路),最后一种电路产生的泵浦功率比较高,但电路的制作技术要求比较高,能量利用率却比较低。Blumlein 电路能够产生脉冲宽度很窄的电脉冲,而且脉冲上升时间很快,但受电容器电容量和充电电压的限制,泵浦功率不会太高。电感电容电路较为理想,充电电压可以达到二倍的外加电压,在电容器上的充电电压或电容量都比 Blumlein 电路高。

采用快放电电路泵浦的准分子激光器,结构上可以做得比较紧凑,而且能够以高重复率脉冲输出激光。

② 高能电子束泵浦。采用能量很高的电子束泵浦,脉冲上升时间陡,单脉冲泵浦能量大,可以大体积泵浦。由于电子束是先通过电子枪真空室与激光器真空室之间的隔膜(一般是钛箔或不锈钢箔)才进入工作物质激活区,箔片将引起能量损耗及本身发热,这不仅限制了进入激活区的电子束能量,也限制了脉冲重复率。

2. 激光器输出特性

（1）输出激光波长　准分子激光器输出波长已遍及可见光区和紫外区，并伸展到真空紫外区，也可以在一个较小的波长范围内调谐。

（2）输出激光功率　不同的准分子激光器的输出功率相差比较大。比如，KrCl 准分子激光器的脉冲激光能量和平均功率大约只有 KrF 激光器的 1/10。目前输出激光平均功率最高的是 XeCl 和 KrF 激光器，快放电泵浦的 XeCl 准分子激光器的脉冲重复率能达 1 kHz，输出能量为 1 J 以上。

（3）输出激光脉冲重复率　采用快放电泵浦的准分子激光器可以获得脉冲重复率输出。重复率由如下 3 个因素限制：

① 泵浦电路元件的耐压性能。在激发放电的电路中限制激光脉冲重复率最主要的元件是闸流管，通常使用的闸流管极限重复率约为 2 500 Hz，在高负荷下也能够正常工作，但使用寿命要大大缩短。

② 工作气体流动速度。采用流动工作气体可以保证在每个泵浦脉冲期间工作气体的光学均匀性，并且能够降低共振腔内的光学损耗。现有的气体循环系统能保证激光器在 400~500 Hz 的脉冲重复率下运转。但是，重复率高于 300 Hz 时，单个激光脉冲的能量便会出现下降趋势。脉冲能量下降状况与气体种类有关，比如 ArF^* 准分子激光器的下降快一些，而 $XeCl^*$ 准分子激光器的下降则慢一些。

③ 气体热量排空速度。因能量转换效率只有 1% 左右，泵浦能量中有 90% 以上将最终转变为加热气体的热能，引起工作气体温度升高。温度升高将使准分子的能级弛豫速率增大，输出性能下降，脉冲重复率越高，影响的程度也越大。因此，需要使用适当的技术迅速排除在工作气体中由泵浦源产生的废热。排热速度快，也可以提高脉冲泵浦频率。

（4）使用寿命　在商用准分子激光器输出的激光脉冲能量降低到原始水平 90% 时，累计的激光脉冲发射数目定义为使用寿命（大多数制造商是把寿命定义为半功率的水平）。现有的准分子激光器的使用寿命是 $3 \times 10^3 \sim 10^7$ 个光脉冲，视不同的工作气体和不同的工作条件而异。影响激光器使用寿命的主要因素有：

① 工作气体不断劣化。即工作气体内各种气体成分的比例变化，以及出现杂质气体，由这种因素引起的输出功率下降是平滑和逐步的。为

了降低气体劣化的影响,可以使用较低的总工作气压和泵浦电源工作电压,并适当提高卤素气体的含量。不过,从输出功率水平来说,存在最佳工作电压、总气压和气体混合比例。或者说,延长激光器使用寿命的参数,与激光器获得最高输出功率的参数存在矛盾,权衡两者的得失,可以选出合理的工作参数。

② 高压开关的可靠性变差。一般的火花隙开关工作几千万次之后,就需调整和清洁,并有±20 ns 的抖动时间。

③ 工作气体对工作室及共振腔窗片的腐蚀和污染,降低了共振腔的 Q 值,污染和腐蚀程度与工作体系及工作条件有关。

3. 医疗常用的准分子激光器

医疗中常用的准分子激光器主要有波长为 308 nm 的氯化氙(XeCl)准分子激光器和波长为 193 nm 的氟化氩(ArF)准分子激光器,前者在治疗皮肤科疾病,如白癜风、银屑病、斑秃、特应性皮炎、原发性皮肤 T 细胞淋巴瘤及其他难治性皮肤病,以及心血管疾病的治疗,特别是冠状动脉腔内成形术,疗效显著、安全。用这个波长的激光治疗 35 名头皮银屑病患者的顽固性皮损,平均照射 21 次,49% 的患者达到了 95% 以上的皮损清除率,45% 的患者达到 50%～95% 的清除率。10 名缺血性心脏病患者在冠脉架桥术中做了狭窄血管的激光再通临床治疗,患者年龄在 50～72 岁之间,血管狭窄长度 10～15 mm,病灶均有不同程度的钙化,术后 8 天～6 个月内做冠脉造影检查,除 1 名患者外其他经激光再通的血管均保持开放,另有 1 例静脉桥闭塞,激光再通的血管仍通畅。

输出激光波长 193 nm 准分子激光矫正屈光不正是一项新技术。波长 193 nm 的光子能量大(单光子能量能够达到 6.4 eV),作用在角膜组织上能使角膜组织分子键(眼角膜组织中分子键结合能为 3.4 eV)断裂,一个脉冲切削深度约为 0.2 μm,在计算机和精密机械的协助下可以精确地切削预计去除部分,从而实现高质量精密切削角膜,不会伤及周围组织和其他器官,使切口良好愈合。临床使用证明,治疗高、中、低度近视及远手术效果上明显优于其他屈光矫正手术。

(1) 氯化氙(XeCl*)准分子激光器 工作气体是 Xe、HCl、He(或 Ne、Ar 气体)的混合气体,发射激光的是在气体放电过程中形成的准分子 XeCl*。这是准分子激光器中输出激光能量最高的一种,能量一般可以达到每升工作气体 13～15 J,能量转换效率为 6% 左右。以氖气体代替氖气做缓冲气体,还可以使激光能量提高约 30%,而采用 He＋Ne 代替纯 Ne 气体做缓冲气体,输出能量又可以提高 10%。在工作气体中加入适量 H_2 气体可以延长激光器一次充气的使用寿命,在没有加 H_2 气体时,使用寿命(激光器输出功率下降到原始数值一半时的总运转脉冲次数)为 1 百万个脉冲,加入少量 H_2 气体后可以提加到 3 百万个脉冲,还能使激光器输出的光脉冲峰值功率提高 20%～30%。

输出激光波长主要是 282 nm 和 308 nm,脉冲宽度大约为 0.65 ns,能量转换效率为 4%～7%。单位工作气体体积产生的激光能量为 5 J。这种激光器目前最高输出激光能量大约是 65 kJ。自由振荡的激光器输出的激光谱线宽度一般为 1 nm 左右,在共振腔内放入色散元件,比如标准具、光栅、棱镜等,可以压缩激光的谱线宽度,其中以标准具的效果最好,用厚度 1 mm 的标准具,可以获得线宽小于 0.01 nm 的激光。

(2) 氟化氩(ArF^*)准分子激光器 工作气体是 Ar、F_2、Ne、He 的混合气体,比例大约为:Ar 占 10%,F_2 占 0.4%,Ne 占 25%,He 占 64.6%,混合气体总气压超过 1 个大气压。由于工作气压比较高,气体放电电压也高,容易出现放电空间不均匀性,并发展成弧光放电,这对形成能级粒子数布居反转很不利。为了抑制气体放电的不稳定性,可以在发生气体放电以前预先使工作气体电离,造成一定的初始电子密度。采用紫外光预电离是一种较简单的方法。发射激光的是在气体放电过程中形成的准分子 ArF^*,其生成的主要过程是在气体放电中生成的亚稳态氩原子(Ar^*)和氟分子(F_2)之间的"叉鱼"(harpooning)反应,即

$$Ar^* + F_2 \longrightarrow ArF^* + F,$$

这个反应的速率很快。

输出激光的波长为 192.6～194.4 nm,中心波长为 193 nm。医用激光器的要求基本上是:激光能量要求不应小于 300 mJ,目前可达 2 J;激光脉宽应尽量小(事实上小于 20 ns);脉冲重复频率不应超过 20 Hz,以便降低组织表面的热效应(目前的激光脉冲重复率在 0～300 Hz)。使用寿命也是重要因素,一次充气总运转脉冲次数能达到 7 千万个脉冲。

(六) 钬激光器(Ho:YAG 激光器)

输出波长为 2.1 μm,位于水的较强的吸收谱带,吸收系数为 25/cm,是水对 Nd:YAG 激光吸收的 250 倍。显然,水对 Ho:YAG 激光的强吸

收使其可以在大部分软组织和硬组织中产生浅的渗透深度、高的手术精度和独特的凝血作用,大大减少了这种激光在组织的损伤区域。

钬激光能用低 OH 浓度的石英光纤传输,能工作在气体和液体环境中,成为激光内窥微创手术的有力手段,为医生提供切除软骨和其他硬组织精确手术刀,如图 1-2-12 所示。在软组织激光外科手术中的精度可能略微低于 CO_2 激光,但能为大部分组织提供更好的凝血性能。用光纤传输的脉冲钬激光是切除和烧蚀软骨以及其他硬的钙化组织的有效工具,很适宜在神经和血管比较密集的病灶部位做手术。它已成功地用于颅内脑肿瘤切除、经皮的椎间盘突出切除术、内窥镜外科、腹腔镜胆囊切除、非破坏性角膜成形、前列腺增生的气化以及妇科和耳鼻喉科中的手术等。

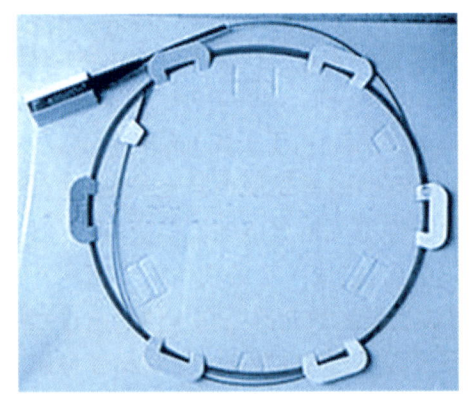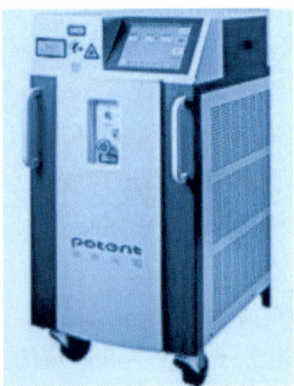

图 1-2-12　钬激光手术刀及其输出光纤

(七) 铒激光器(Er:YAG 激光器)

铒激光器输出的激光波长为 $2.94\ \mu m$。水分子在这个波长有很强的吸收峰,利用这一特性可以进行极为精确的切割和切除软组织。骨胶原周围的水分和生物物质中有机物和无机羟磷灰石也强烈地吸收波长为 $2.94\ \mu m$ 的激光能量,因此,铒激光器能在皮肤上精细作业和切割,非常适合切除像牙齿珐琅质及骨头这样的硬组织,产生的机械损伤和热损伤极小,给病人带来的痛苦也极小。对软骨邻近组织的热损伤只有 CO_2 激光的 1/5～1/10,对硬骨邻近组织的热损伤程度只有 CO_2 激光的 1/10。但组织对它的吸收效率约为 CO_2 激光的 10 倍。

与传统的牙钻相比,铒激光切割牙体组织,在产热与机械刺激方面的副作用小得多,牙髓神经感受不到切割时的这两种刺激,实现了无痛切割。大约 200 mJ 能量的铒激光即可在珐琅质牙质上钻出比较明显的孔。在适当冷却条件下,钻出的孔很干净,对临近硬组织没有损伤,也没有牙齿的碳化。照射牙齿时,还伴有杀菌作用,由于是精细操作,作用深度很浅,不需要麻醉或麻醉很少,有可能取代牙科钻机。

　　聚焦辐照到皮肤上时,被皮肤中的羟基(—OH)强烈地吸收,尤其是真皮中的血液,真皮毛细血管的血液瞬时被加热。随着光热作用产生的热量,又使水分子汽化,体积膨胀,该毛细血管内压强迅速上升,于是在皮肤刀口处血液随着较大的内压由照射区涌溅出来,完全避免交叉感染,疼痛感较金属柳叶刀针刺要轻。在皮肤科、美容等,与 CO_2 激光器相比,更适合去除手部、颈部和面部的浅表细小和较浅的皱纹,所需麻醉少,恢复时间短,造成的肿胀程度和疼痛较轻。

　　Er∶YAG 激光具有独特的医疗效果,术后色素沉着控制至最小程度,因而尤其适合东方人的皮肤类型。在治疗各类真皮和表皮疾病时,可靠性强并且切削轻柔。因此,Er∶YAG 激光技术已经长期用于嫩肤、换肤、瘢痕平复、激光辅助美容治疗、微米级的精密疤痕磨削等多种用途。

　　Er∶YAG 激光能被含有磷酸钙的钙化组织吸收,适合清除动脉、瓣膜上的钙化斑块,而对周围组织的损伤极为轻微;适合激光血管成形手术。高峰值功率能够切割、去除坚硬的组织斑块,而且比机械方法更精确,无炭化作用,不影响创口的愈合。此外,铒激光在血管焊接方面也有很大应用潜力。

第二章
激光生物刺激治疗

2-1　弱激光治疗的理论基础

激光生物效应既与激光参数有关,又与生物体本身的特性有关,所以在激光生物医学领域中,并不以激光本身的物理参量(如功率大小)来衡量激光的强弱,而是以其对生物组织作用后产生的生物效应的强弱来区分激光的强弱。因此,这里所说的弱激光是指激光照射生物组织后不会直接造成不可逆损伤的激光。

利用强激光治病的直接目的就是损伤生物组织,例如,用强激光光束来凝固、气化和切割组织。而弱激光治病的目的则是为了促进细胞生长和调整机体功能等,例如理疗照射或光针、光灸等。

1966年,匈牙利的 Mester 在激光免疫实验基础上,首先提出弱激光具有生物刺激作用,并在1967年首次发现了弱激光作用于生物组织产生生物效应的现象。

弱激光疗法(low level laser therapy)主要利用弱激光照射生物体,产生生物刺激效应,调整机体的免疫系统、神经系统、血液循环系统和组织代谢系统等,使之病理状态恢复正常。该疗法大致包括了激光理疗、激光针灸、激光照射体外分离血液的白细胞后再回输(国内有人采用体外全血加氧合并激光照射后再回输,称为光量子疗法)及激光血管内照射等各种方法。所用的光源主要有氦-氖激光器、散焦的二氧化碳激光器及半导体激光器等。治疗有效的病种包括人体许多部位、器官的急、慢性炎症以及一些代谢障碍、内分泌紊乱、创伤等上百种疾病。

一、人体皮肤组织光学

皮肤接受光辐射对人体的影响既有生理作用,也有病理作用,其影响不仅与光的强度有关,而且与光的波长也有关。不同波长的光穿透皮肤的深度是不同的,如图 2-1-1 所示,与照射光强度和肤色等有关。

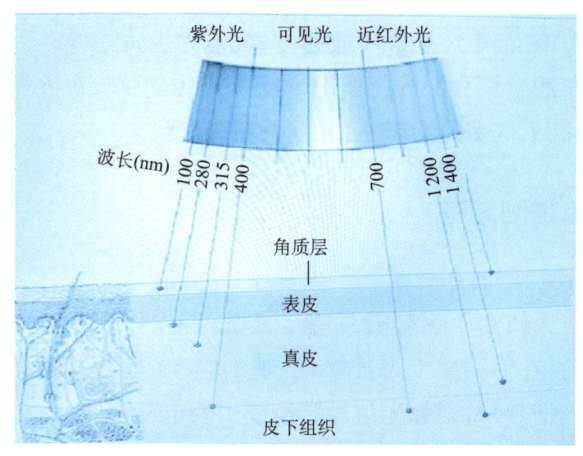

图 2-1-1　不同波长的光穿透皮肤的深度

紫外光随波长的增长逐步穿透皮肤的角质层、表皮和真皮层,可见光可深入到真皮和皮下组织,近红外光穿透力最强,而波长再长的红外光则又退至角皮层。

尽管太阳光中紫外光的比例不高(约 7%),对皮肤的穿透也不深,但是皮肤的光生物反应首先是以紫外线辐射能量被皮肤特异性的分子或色基(chromophore)吸收开始的,引起重要的生物分子如 DNA 和蛋白质的直接光化学损伤或间接的氧化损伤。紫外线还可直接作用于表皮中的角质形成细胞、朗格汉斯细胞和真皮中的成纤维细胞等的细胞膜受体,启动细胞信号转导通路,诱导特定基因的表达,最终引起多种细胞内蛋白激酶、各种细胞因子和基质金属蛋白酶的表达与活化。表皮内包含了吸收紫外线光谱的色基,包括核酸、尿刊酸、芳香氨基酸、黑素前体等。DNA 的损伤和修复,细胞内信号传导通路的启动,在紫外线辐射后产生细胞因子和炎症介质中起着重要作用。

红外光照射人体体表后,一部分被反射,另一部分被皮肤吸收。皮肤对红外光的反射程度与色素沉着的状况有关。当 0.9 μm 波长的红外光照射时,无色素沉着的皮肤反射约 60%,而有色素沉着的皮肤反射其能量约 40%。当大于 1.5 μm 波长的红外光照射时,绝大部分被反射和为浅层皮肤组织吸收,穿透皮肤的深度仅达 0.05~2 mm,因而只能作用到皮肤的表层组织。小于 1.5 μm 波长的近红外光透入组织最深,可达 10 mm,能直接作用到皮肤的血管、淋巴管、神经末梢及其他皮下组织。波长为 4~14 μm 范围的红外光对人体最有益,统称为生育光线。因为这个红外光波段对生命的生长有促进的作用,对活化细胞组织、血液循环有很好的作用,并能提高人的免疫力,加强人体的新陈代谢。

光的生物刺激效应

1. 太阳光生物刺激效应

太阳光对人体的生物刺激效应很复杂,首先体现在视觉器官。外界光进入人眼后,在视网膜上形成影像,视网膜上的感光细胞(锥状感光细胞和柱状感光细胞)将影像光信号转换成生物电信号,通过视神经脉冲传递到丘脑的膝弯曲叶之间的交感神经,最后传递到大脑后部的皮层视区,由此我们感受到了万紫千红的大千世界。

适量的紫外线照射能够增强人的体质和抵御传染病的能力,促进体内维生素 D 的合成,维持正常的钙磷代谢和骨骼的生长发育,加速伤口的愈合,提高免疫力。人体的免疫功能只有经过太阳光的适当照射才能完整、健全和正常发挥。人体维生素 D 仅有小部分来源于食物(<10%),而大部分(>90%)来源于日光中紫外线照射皮肤生成。中等剂量的紫外线辐射,可迅速将表皮中的 7-脱氢胆固醇转变为维生素 D 的前体,并在几天中渐渐地异构为维生素 D,然后与血浆中的维生素 D 结合蛋白结合,进入血液循环。这是太阳光紫外线对人体刺激的重要生理作用。

视神经交叉上核是人体的生物钟,周期为 24.5 h,每天清晨,外界光照把人体生物钟的睡眠和清醒周期调整得与外界昼夜周期同步,且在黑暗时松果体腺合成褪黑激素,由血液带致全身,促进休息和睡眠。除此之外,人体的体温、机敏程度和激素皮质醇等也随之产生昼夜节律。激素皮质醇增加血糖,为人体活动提供能量,同时增强免疫力,有利于人体健康。

这些由外界光照产生的调整,保证了人的较好休息和工作。阳光是生命活动所必需的刺激信号,生物世界是地球上具有复杂内部联系的庞大生命系统,而"开动"这一系统的动力就来源于光。

2. 弱激光的刺激生物效应

超声波、电极、毫针、艾灸等机械、电或热的物理因子所产生的生物刺激作用已广泛应用于对人体的物理治疗,弱激光也可以作为物理因子的一个种类,对不同的生物体,包括人体产生刺激效应,用于对人体疾病的治疗或促进动植物的生长、发育等。

机体免疫性细胞有 3 种功能:一是有防御作用,能抗感染;二是具有维持机体的内在平衡作用,能去除老死或受损细胞;三是具有免疫监督作用,能去除体内的变异细胞,弱激光的刺激作用可以促进或抑制上述免疫细胞的免疫活性。比如,用 He-Ne 激光照射小腿慢性溃疡,可以促进溃疡的治疗,并在痊愈病人的体中出现了体液免疫反应的过程。

弱激光刺激作用可促进受损神经组织再生,可引起神经功能变化。如用 He-Ne 激光照射相应穴位,可以引起交感神经、肾上腺系统的积极变化。用 He-Ne 激光照射足三里穴位,可影响人的胃电图辐值,可将原来不规则的波形调整为规则波形。

适量的激光照射可促进血球蛋白的增加和亚铁血红素的合成;用适量的 Ar^+ 激光(457.9 nm)照射糜蛋白酶,可增加其活性。剂量为 $0.05 J/cm^2$ 红宝石激光可以加强白细胞的噬菌能力,$1.0 J/cm^2$ 的 He-Ne 激光照射有利于大肠杆菌的繁殖,而当激光剂量增加到 $120 J/cm^2$ 时,作用效果相反。弱激光刺激作用存在最佳照射剂量。弱激光刺激作用也存在积累效应,即多次的激光照射,其剂量可以积累。

3. 光辐射的刺激作用的波长效应

不同波长可见光线的视觉光感不同,对人体的影响也不相同:红色、橙色、黄色光可引起呼吸加快、加深及脉率增加,绿色、蓝色、紫色光可引起相反的改变,紫光和蓝光照射可降低神经的兴奋性,红光可明显提高神经的兴奋性,黄光和绿光则没有明显的影响。

可见光辐射对人体皮肤的生物刺激效应有生理作用,也有病理作用。可见光辐射也可提高皮肤的感受性,影响人的神经精神活动性;蓝光、绿光,特别是紫光,可明显减缓精神的反应过程,而红光可使精神振奋。适量的可见光辐射可使皮肤蛋白合成加快,糖原含量增加,刺激胶原再生,核糖核酸活性增加以及成纤维细胞代谢加快,促进上皮细胞再生愈合,增强吞噬细胞的功能,有利于皮肤修复,消除炎症,养护皮肤。

蓝光是波长为380～500 nm、具有强穿透力的可见光,人体皮肤吸收蓝光后,血清中胆红素含量下降,最后形成一种水溶性低分子量的产物,由尿排出体外,皮肤退黄。由于胎儿在宫内低氧环境下,血液中的红细胞生成过多,且这类红细胞多不成熟,易被破坏,胎儿出生后,造成胆红素生成过多,约为成人的两倍。另一方面,新生儿肝脏功能不成熟,使胆红素代谢受限制等因素,造成新生儿在一段时间内出现黄疸现象,这种现象可用蓝光照射或恰当的日晒治疗。

红外光波长较长,对人体产生的生物刺激效应主要是热效应。适当的红外光照射有较多的治疗作用,其基础是温热效应。在红外光照射下,组织温度升高,毛细血管扩张,血流加快,物质代谢增强,组织细胞活力及再生能力提高。因此,红外光照射可治疗慢性感染性伤口和慢性溃疡,改善组织营养,消除肉芽水肿,促进肉芽生长,加快伤口愈合。红外光照射对烧烫伤有减少创面渗出的作用。红外光照射还可解除横纹肌和平滑肌痉挛以及促进神经功能恢复等,降低神经系统的兴奋性、镇痛的作用。在红外光治疗慢性炎症时,改善血液循环,增加细胞的吞噬功能,消除肿胀,促进炎症消散。红外光还常用于治疗扭挫伤,促进组织肿张和血肿消散以及减轻术后黏连,促进瘢痕软化,减轻瘢痕挛缩等。

4. 刺激效应机制

由于弱激光生物刺激作用的机制,无法采用通常的光热、光化、压强、电磁场等作用解释诸如对机体免疫功能的影响、对神经的刺激作用、对细胞和机体的其他生物效应等。

一般认为,弱激光生物刺激作用的形成经历了3个阶段:

① 生物组织吸收光子。包括吸收红外、可见与紫外激光光子,此时光能转化为生物分子的内能。

② 理化反应。生物分子吸收光能后引起微弱热效应和化学效应。热效应可能由吸收红外光子直接生热,也可能由吸收紫外或可见光子间接生热;化学反应可能由生物分子从电子激发态弛豫时发生的光化反应或上述热作用引起的热化反应所致。

③ 生物反应。对生物体机能来说,上述生物分子吸收激光能量和释放能量,这种能量改变过程本身就是一种刺激源。伴随产生的热作用和

化学作用成为体内组织的理化刺激源。上述刺激直接或间接地作用于神经、肌肉和腺体等,可使组织兴奋,并促使生命活动由弱变强,如使蛋白质合成活化、酶活性提高等。伴随这一过程,在分子水平上是调整蛋白质和核酸的合成,影响 DNA 复制,调节酶的功能;在细胞水平上的则是动员代偿、营养、修复、免疫和其他的再生或防御机制,以改变生物体的各种功能。

弱激光照射生物刺激作用的本质是将光能转变为生物内能,并通过代谢及调节过程作用于机体。实际上,弱激光对生物体刺激效应并不是单一的,是由多种因素决定并引起综合效应的复杂过程,自 20 世纪 80 年代以来,医学界提出了许多假说,其中常见的有 5 种:

(1) 受体蛋白质中介作用,调整细胞功能假说 超微弱光子辐射提高受体蛋白质活性,控制着整个细胞的新陈代谢及相应的细胞间活动。

(2) 细胞膜受体吸收,活化细胞机能假说 在弱激光作用下,通过受体的参与,发生光致敏化,产生了光照活化效应,刺激细胞内外生理过程和修复再生过程。

(3) 生物组织的共振效应,调整生物电场假说 一定频率的激光共振作用,将使生物等离子体恢复稳定,并使之回到正常状态。

(4) 偏振光的定向电场力改变细胞膜的构型假说 当用线偏振光照射细胞时,线偏振光的电场力强迫类脂分子的极化头顺着所施偏振光的电场方向重新排列,结果改变了细胞膜上类脂双分子层的构型。

(5) 光色素系统吸收,调节生命过程假说 与植物、微生物类似,人体和高等动物同样存在光色素系统,吸收弱激光后也能对多种生理变化起触发作用,能调节和控制 RNA 和蛋白的合成。

此外,还有相干电振膜假说,以及孤子状态进入混沌状态假说等。上述诸多假说都是学者各自知识的演绎推理,不是实验直接观察的结果。因此,迄今没有一种假说得到普遍接受。目前,国内外对其机制的认识仍然是带猜测性的,有许多问题需要进一步研究,特别是生物细胞是怎样接收激光刺激信号,以及这类信号是怎样跨过细胞膜,又怎样在细胞内传递的,仍然是现代激光生物学界关注且亟待解决的问题。

生物信息模型(BIML)假设细胞生色团对弱激光的吸收过程中,弱激光像激素一样成为生物信息的载体。对于细胞膜的生色团,BIML 进一步假设红、橙、黄等暖色激光通过 G_i 蛋白活化 cAMP 的磷酸二酯酶,通过

G_g 蛋白活化磷酯酶 C 或活化蛋白酶关联受体，使胞内 cAMP 水平降低；绿、蓝、紫等冷色激光则通过 G_s 蛋白活化腺苷酸环化酶，使胞内 cAMP 水平升高。

三 光对皮肤的损伤

1. 急性皮肤损伤

不适当的红外光照射会产生不利的病理作用。足够强度的红外光照射皮肤时，可出现红外线红斑，停止照射不久红斑即消失。但是大剂量红外光多次照射皮肤时，可产生褐色大理石样的色素沉着，红外光的热作用加强了血管壁基底细胞层中黑色素细胞的色素形成。由于眼球含有较多的液体，对红外光吸收较强，因而一定强度的红外光直接照射眼睛可引起白内障。白内障的产生与短波红外光的作用有关，波长大于 1.5 μm 的红外光不引起白内障。

过量的紫外线照射能导致皮肤的急性和慢性损伤等病理作用。紫外线辐射后皮肤的急性损伤包括日晒红斑和黝黑反应，还有一些其他影响：局部皮肤和系统免疫抑制，角质层、表皮和真皮增厚，组织学改变等。紫外线辐射引起皮肤的慢性损伤主要是光老化和皮肤癌。

皮肤受紫外线辐射后的光感是由个体基因决定的，根据个体对紫外线的灼伤反应和黝黑反应的程度，Fitzpatrick 将皮肤从浅色到深色分为 Ⅰ、Ⅱ、Ⅲ、Ⅳ、Ⅴ、Ⅵ 六个光感型：

Ⅰ：总有灼伤反应，从无黝黑反应；

Ⅱ：通常有灼伤反应，有时有黝黑反应；

Ⅲ：有时有灼伤反应，常有黝黑反应；

Ⅳ：从无灼伤反应，总有黝黑反应；

Ⅴ：中度的全身皮肤色素沉着；

Ⅵ：明显的全身皮肤色素沉着。

（1）日晒红斑　这是紫外线辐射后最显著的皮肤急性损伤。一般红斑程度与肤色和紫外线辐射的剂量及波长相关。紫外线的辐射剂量以焦/厘米² (J/cm²) 为单位，紫外线辐射后 24 h 能诱发皮肤产生刚好能观察到红斑的最小辐射剂量叫做最小红斑剂量（minimal erythema dose, MED），如图 2-1-2 所示。

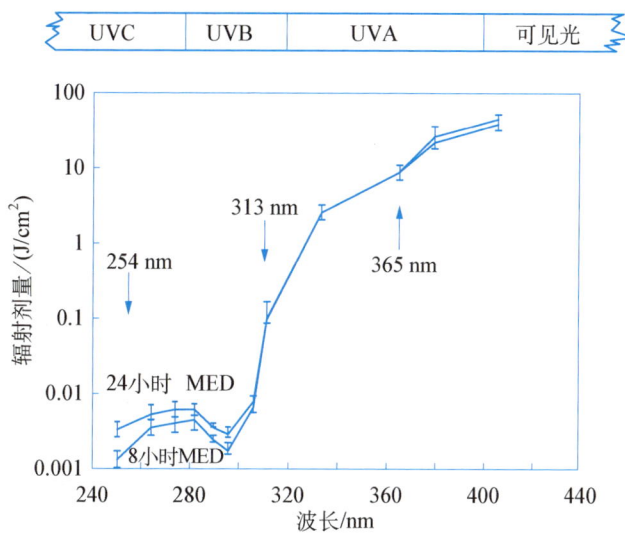

图2-1-2 不同紫外光辐射波长和 MED 剂量的关系

不同紫外光辐射波长的 MED 剂量还与皮肤的光感型有关,见表2-1-1。

表2-1-1 不同紫外光辐射波长的 MED 剂量与皮肤的光感型关系

皮肤的光感型	UVB(290～320 nm) MED/(mJ/cm^2)	UVA(320～400 nm) MED/(mJ/cm^2)
Ⅰ型	15～30	20～35
Ⅱ型	25～40	30～45
Ⅲ型	30～50	40～55
Ⅳ型	45～60	50～80
Ⅴ型	60～90	70～100
Ⅵ型	90～150	≈100

长时间日晒后会出现日晒红斑,特别是肤色浅者更为明显。日晒红斑的产生可能主要是由于紫外线辐射直接损伤 DNA 或间接引起内源性的氧化产生光敏反应,进而释放一些化学物质,如组胺、前列腺素、缓激肽,以及细胞因子 IL-1、6、8、10、12 和黏附分子等。红斑消退需要一天左右,与随后产生的皮肤脱屑、黝黑反应相关。大剂量的紫外线辐射产

生更持久和快速的反应。对于肤色浅者和老年人,红斑反应可以持续数周。

(2)黝黑反应　这是紫外线辐射后皮肤急性损伤的另一种表现,有即刻黝黑和迟发黝黑两种。在较强的紫外线 UVA 辐射后,数秒钟内开始出现皮肤的即刻黝黑,持续几分钟到几小时的辐照,局部皮肤颜色变灰、变深,这可能是由于表皮黑素细胞中的黑素氧化后颜色加深,并重新分布,这种反应较多发生在有色人种中。尽管即刻黝黑并没有起到明确的光保护作用,但可在表皮的基底细胞细胞核上出现有很重要保护价值的黑素帽。

迟发黝黑作用是皮肤在紫外线辐照后,局部皮肤持续几个星期到几个月的黝黑。这一反应开始于紫外线辐照后的几小时到几天。与日晒红斑类似,迟发黝黑反应也与肤色和紫外线辐照剂量及波长相关,表 2-1-2 给出不同皮肤光感型最小黑素生成剂量(minimal melanogeic dose,MMD)。

表 2-2-2　不同皮肤光感型的 MMD

皮肤的光感型	UVB(290～320 nm) MMD/(mJ/cm²)	UVA(320～400 nm) MMD/(mJ/cm²)
Ⅰ型	—	—
Ⅱ型	15～25	15～20
Ⅲ型	17～25	20～30
Ⅳ型	20～30	20～40
Ⅴ型	30～35	30～50
Ⅵ型	40～80	30～50

迟发黝黑的产生机制尚不太清楚,可能是被紫外线辐射损伤的黑素细胞中的 DNA 核苷酸残基激活了酪氨酸酶的活性,促进了新的黑素的产生,并将这些黑素通过树状突转运到邻近的角质形成细胞中。黑素细胞的大小和树枝状突起都增加,酶的活性也增加。另外,静止状态的黑素细胞也被激活,细胞分裂增加了新的黑素细胞。

(3)增生反应　UVB 或 UVC 辐照后皮肤的增生从辐照后的几小时到几天开始,可持续 1～2 个月。UVA 一般没有该效应。皮肤的增生是由于紫外线照射诱发细胞的有丝分裂,DNA、RNA 和蛋白质的合成增加的结果。这种细胞增生的原因还不完全清楚,紫外线辐射引起的 DNA 损伤的修复可能是刺激皮肤增生的启动因素。临床上,可以看到病人的表皮、真皮,特别是角质层增厚 2~4 倍。紫外线诱导这种表皮及真皮的增厚,可以使皮肤对日晒伤的光保护作用增加 10~20 倍。

(4)组织学改变 紫外线辐照后 30 min 就可以在显微镜下观察到皮肤组织学改变,UVB 辐照可引起表皮和真皮的改变,UVA 辐照主要引起真皮的改变。

UVB 辐照后 30 min 内表皮出现日晒伤细胞(sunburn cell),24 h 达到高峰。日晒伤细胞来源于紫外线损伤的角质形成细胞,类似于凋亡细胞。低剂量的 UVB 辐照还引起表皮朗格汉斯细胞减少,大剂量 UVB 辐照则引起细胞内损伤。UVA 辐照主要引起表皮细胞内水肿。

在 UVB 和 UVA 辐照后真皮也改变。辐照后 24 h 内肥大细胞脱颗粒并迅速恢复正常,血管内皮细胞肿胀,血管周围单核细胞、T 淋巴细胞、中性粒细胞浸润,如果此后不再受到辐照,这些改变在 1~2 周内恢复正常。

2. 慢性皮肤光损伤

(1)皮肤光老化 皮肤老化是由遗传因素(决定自然老化)和环境因素作用所致。环境因素中最重要的是来源于日光的紫外线,紫外线辐照导致皮肤的老化称为皮肤光老化。

光老化的临床表现为:日光暴露部位皮肤出现的外观变化,皮肤粗糙、松弛、下垂,出现皱纹、不规则色斑和毛细血管扩张,并可能出现各种良性或恶性肿瘤。变化的严重程度取决于个体对日光的耐受性和对日光损伤的修复能力。

皮肤光老化组织学表现为:表皮在不同部位可出现严重的萎缩或增生,角质形成细胞缺乏分化成熟的有序性,黑素细胞不规则地分布在基底膜上方,朗格汉斯细胞数量有明显减少。光老化皮肤最明显的变化表现在真皮细胞外基质,最显著的是日光性弹性纤维病变,胶原纤维数量和结构发生变化,在病变的部位出现胶原纤维的降解,胶原水平减少伴异常弹性纤维沉积等皮肤日光损害的特征。光老化部位皮肤小静脉由于血管壁明显增厚而出现血管屈曲扩张,并由于血管周围支撑结缔组织的减少和血管内皮细胞的损伤而出现表浅小血管扩张。皮肤附属器在组织学上的变化表现为毛囊扩张,萎缩的皮脂腺存在于弹性纤维变性的真皮中,这些表现与毛囊失去结缔组织支持有关。

皮肤光老化发生的确切机制目前尚不明确。

(2) 皮肤癌　紫外线辐照可引起皮肤癌,肿瘤的类型与皮肤类型、皮肤厚度、辐射波长和剂量等有关。

UVB 辐射的致癌作用是 UVA 的 1000 倍,随着波长的增加,紫外线致癌作用减弱。由于地面日光中的紫外线主要是 UVA,剂量足够大时同样可以导致皮肤癌,UVA 的致癌作用不容忽视。UVA 并不是皮肤癌发生的启动因素,但是 UVA 有着重要的促进作用。多次小剂量紫外线辐照比少次大剂量紫外线辐照导致皮肤癌的可能性更大,减少紫外线辐照次数可以推迟皮肤癌的发生。

紫外线照射皮肤导致系统免疫抑制,这在紫外线诱导皮肤癌发生中起着重要作用。许多肿瘤是由于控制细胞生长的基因发生突变所致,紫外线诱导 DNA 损伤的修复基因突变可导致紫外线相关的皮肤癌发生,DNA 损伤修复基因在紫外线引起的皮肤癌过程中起着重要作用。原癌基因突变也导致肿瘤发生,在紫外线诱导的皮肤癌中 60%～100% 出现 p53 抑癌基因突变,长期接受紫外线辐射未出现皮肤癌之前就可以检测到这种突变。

紫外线致癌与化学致癌物有着许多共同点:诱导增生,刺激生成可以促进肿瘤形成的酶,诱导炎症反应,改变局部环境等,从而促进肿瘤生长,而且,紫外线导致的这些改变也有利于其他致癌物如 X 线、病毒、化学致癌物等诱导产生皮肤癌。因此,紫外线除了直接引起皮肤癌外,还是其他皮肤致癌剂的辅助因素。

紫外线可以促进辐射部位皮肤产生原发或转移的黑素瘤,这可能与紫外线表皮产生黑素瘤生长因子和降低皮肤免疫反应有关。目前对紫外线诱导皮肤黑素瘤的产生机制还不是十分清楚,紫外线可能仅仅是引起黑素瘤发生的许多因素之一。

2-2　弱激光治疗方法

太阳光对生物体刺激效应有较多的生理作用,同样弱激光也有类似的作用。弱激光照射除了有热效应、光化效应及电磁场效应等作用,更突出的是其良性的生物刺激效应,从而调节机体的血液循环、酶的活性、代谢和免疫,以及神经冲动的传递等多种功能,并通过平衡改善上述功能而产生治疗疾病的作用。

一 治疗机制

1. 改善血液循环

(1) 降低血液黏滞度　红细胞聚集性升高是引起血液黏度升高的主要原因,是体内血栓形成的危险因素之一。当血液黏度增高时,血流量减少,造成组织器官微循环紊乱,毛细血管中发生血流停滞、闭塞和血栓形成。实验证明,弱激光照射可通过降低红细胞聚集性、红细胞压积、纤维蛋白原含量及血小板聚集率,降低血液的高凝状态,减少血栓形成的危险。

(2) 促进红细胞变形　细胞的变形性是微循环保持有效灌注的必要条件。当红细胞变形性降低时,在毛细血管入口处停滞,导致微循环障碍。弱激光照射能够改善脂蛋白色谱改变,使红细胞的磷脂成分增加。磷脂和胆固醇比值正常化,增强红细胞的变形能力,改善微循环。

(3) 增强血液携氧能力　血液携氧能力和组织内供氧增加,有利于机体新陈代谢的保持和恢复。血红蛋白是血液中氧的运载体。弱激光照射循环血液后,血液中多种酶的活性被激发,蛋白质分子的动能增加,铁叶啉的氧化作用加速,使血红蛋白的氧亲和力增加,红细胞的载氧能力提高,并且在一定条件下能够使血液的氧合速率提高,增强血液的携氧能力,有利于机体新陈代谢。

(4) 提高抗氧化能力　自由基具有极强的氧化活性,能在体内引起脂质过氧化反应,对机体产生氧化损伤。超氧化歧化酶(superoxide dismutase, SOD)是一种主要的自由基清除剂,是氧自由基的自然天敌,机体内氧自由基的头号杀手,是机体生命健康之本。临床实验证实,弱激光照射可使血液中红细胞内的 SOD 活性提高,有助于清除患者体内过多的自由基,避免脂质过氧化等作用的损伤,具有抗衰老、免疫调节、调节血脂、抗辐射、美容等功能。

(5) 改善血管功能　弱激光照射具有扩张血管的作用,对于血流速度低、脑部供血不足者,可以使照射部位血流速度明显升高,加强微循环;而对于因血管痉挛或狭窄引起血流速度过高者,弱激光照射可使血管舒张,血流速度下降。可见,弱激光照射有益于改善血管功能。

2. 提高组织代谢功能

(1) 提高多种酶活性　酶是一种可以增加体内化学反应的特殊物质,更像是一种特殊的催化剂,把作用物转变成另一种物质。目前已经得到确认的活性酶有4000多种,但实际上可能存在上百万种。酶在人体内自然产生,没有它们,我们无法生存。这些活性酶不断再生,同时维持身体系统,保护我们避免疾病和保持身体处于适当状态,并有抵御致命疾病的作用。

人体各种过程都由化学反应构成,称为代谢反应。酶促进这些代谢。没有这些酶,一些处理过程将不能存在,如消化、呼吸、复制、血凝固,甚至感官知觉等。活性酶是人类生存很重要的组成部分,弱激光照射可提高多种酶活性,有利于人体内部化学反应历程的有序性,保障正常的新陈代谢,防御疾病。

(2) 促进细胞增殖　细胞的增殖是细胞的一个重要生理功能,生物体依赖细胞增殖增加细胞的数量,使生物体正常地生长、发育。弱激光照射对成纤维细胞、纤维原细胞、内皮细胞、造血细胞、神经细胞、软骨细胞、成骨细胞等多种细胞均有不同程度的增殖效应。

(3) 促进细胞运动　弱激光照射,无论激光波长的长短,都会引起细胞运动一定程度的加速。这是因为弱激光照射影响细胞膜钙离子的交换,短时间即可使钙离子在细胞质中集中。弱激光还影响Na^+/K^+的传导系统,这种传导系统参与调控钙离子水平。加速细胞运动,可促进新陈代谢,加速组织更新,有益机体健康。

(4) 引起细胞凋亡　细胞凋亡是指为维持体内环境稳定,由基因控制的细胞自主的有序的死亡。细胞凋亡与细胞坏死不同,细胞凋亡不是被动的过程,而是主动过程,它涉及一系列基因的激活、表达以及调控等的作用,是为更好地适应生存环境而主动争取的一种死亡过程。细胞凋亡是细胞对内外刺激作出的应答反应,作为防御机制消除癌变细胞、自身反应免疫细胞及病毒感染细胞,细胞凋亡的紊乱可导致或促进多种疾病的发生。弱激光照射可引起细胞凋亡,有利于去除不需要的或异常的细胞,促进机体进化、内环境稳定以及多个系统的发育。

3. 刺激神经

弱激光照射对中枢神经系统、神经节和末梢神经系统均有明显的刺激作用；促进脊髓运动神经细胞的功能，加速轴突再生；促进神经元的代谢，增强神经细胞功能；促进损伤神经功能的恢复。因此，在临床上，利用弱激光照射对神经系统的生理效应治疗神经衰弱、坐骨神经痛、脊髓损伤、臂丛神经损伤、面神经麻痹、三叉神经痛等，均取得较好的疗效。

弱激光理疗

这是以激光作为物理因子的物理治疗。理疗因子引起人体神经系统、免疫系统、血液循环系统和组织代谢系统等方面的反应，改变体内病理生理过程，达到治疗疾病的目的。

普通光所具有的理疗功能，相应波长的激光也同样具有。尤其是弱激光的生物刺激效应，使激光理疗在实际应用中有着自身的特点，并且比传统光疗适应证更广泛，疗效更好，可在红外光波段、可见光波段和紫外光波段，治疗各种溃疡、骨折、肌炎、褥疮、口炎、扁桃体炎、中耳炎、外耳道炎和泪囊炎等疾病。

1. 治疗机制

（1）红外波段的弱激光　红外波段的弱激光对机体作用的基础同样是温热效应。其治疗机理一是改善局部血液循环，促进炎症的吸收和消散；消除组织水肿，减少创面渗出；缓解局部循环障碍引起的疼痛，减弱肌张力；改善组织营养，促进肉芽和上皮生长，缩短损伤组织的修复过程；减轻术后黏连，促进疤痕软化等。

治疗机制二是改善神经系统功能。温热效应可降低感觉神经兴奋性，提高痛阈，并作为一种信息与局部疼痛信息同时传入中枢，经整合作用起到镇痛效果；促进受损的周围神经早日恢复功能；创伤后反射性交感神经萎缩症（RSD），采用神经阻滞（NB）、心理治疗、经皮神经弱激光热刺激，同时配合镇痛药物及抗抑郁性药物综合治疗；松弛痉挛的平滑肌，从而缓解或消除胃肠痉挛疼痛等。

（2）可见光波段弱激光　可见光波段的弱激光对机体作用的基础主要是生物刺激效应。其治疗机理一是消炎功能。使毛细血管扩张，通透性增加，促进对炎性渗出物的吸收和改善局部血液循环，增加局部营养物质和氧的交换；增强机体免疫功能，提高白细胞的吞噬能力，增加血清溶酶体、免疫球蛋白和补体滴度;增强病菌对抗生素的敏感性,与药物配合治疗可明显缩短疗程;增强代谢作用,可引起照射部位核糖核酸与糖原含量增加;影响酶活性,增强过氧化氢的活性。

治疗机理二是促进组织再生功能。弱激光照射可加快成纤维细胞增殖、上皮细胞和血管再生,有利于伤口愈合、骨折后骨痂的形成及受损神经组织的恢复。

治疗机理三是镇痛功能。弱激光照射可提高痛阈,可使与疼痛有关的某些体液因素发生变化,如局部组织中5-羟色胺含量下降,吗啡样物质释放,从而起到镇痛作用。

(3) 紫外光波段弱激光　紫外光波段的弱激光对机体作用的治疗机理是:小剂量可增加细胞内 RNA 和 DNA 的活性,有利于伤口愈合;中剂量可抑制 RNA 和 DNA 的活性,用于治疗增殖性皮肤病;大剂量使 RNA 和 DNA 功能丧失导致细胞死亡,可用来杀菌清创;还具有调节机体免疫功能、调节神经系统及内分泌功能,促进维生素 D 形成和消炎、脱敏作用。

2. *治疗方法*

(1) 原光束直接照射法　激光有极好的方向性,激光光斑较小,可照射的范围也较小。因此,该法仅适合于较小面积的照射治疗。

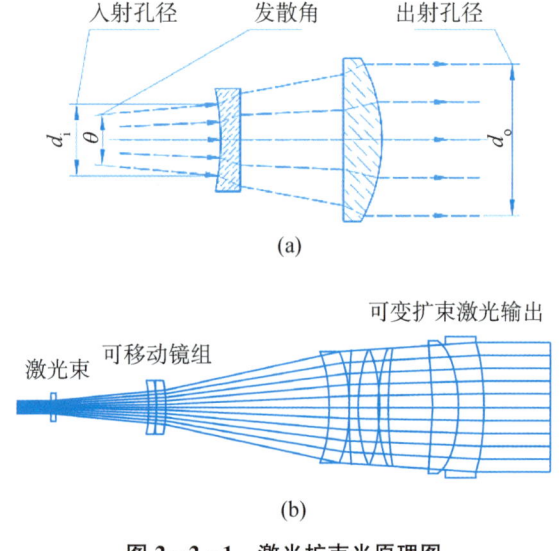

图 2-2-1　激光扩束光原理图

① 激光扩束照射。人体病灶尺寸往往比原激光束大很多,可采用不同光学设计的光学扩束器,适应临床治疗的需要。图 2-2-1(a)所示是一种简单的激光扩束光原理图,(b)是一种可变激光光斑口径的激光扩束光原理图。

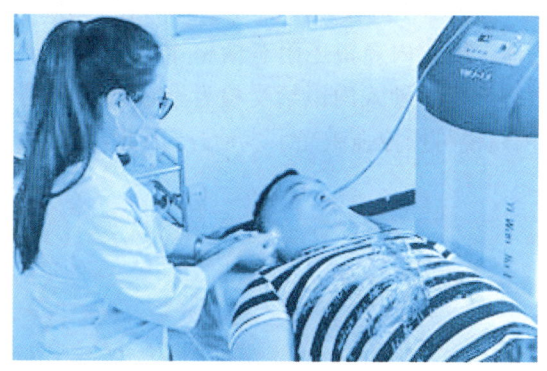

图 2-2-2　将激光束导向病灶进行激光照射治疗

② 激光光纤照射。为了方便对人体不同体位病灶的照射治疗,可通过通光性好、柔软而便于操作的导光纤维束,将激光束导向病灶进行激光直接照射治疗。激光束通过光纤后直接照射体表小面积病灶,也可装接合适的激光扩束器,改变导光纤维束输出光斑尺寸。

光纤直接照射法也可直接伸入鼻道、耳道、口腔等作腔体内直接照射,适合人体体表部分腔体小面积的激光辐射治疗(见图 2-2-2 和图 2-2-3)。

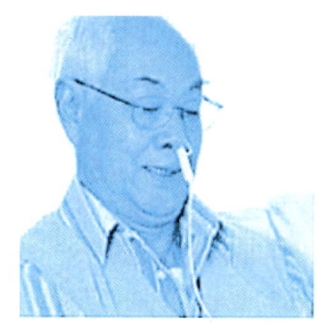 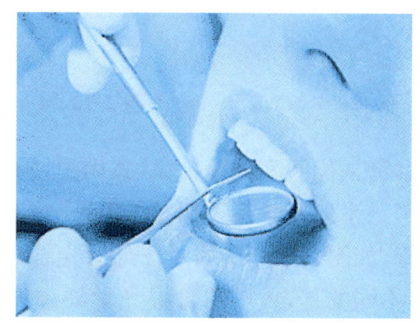

图 2-2-3　弱激光伸入鼻腔、口腔直接照射病灶治疗

(2) 激光光纤内内窥镜照射　1869 年德国医生 Kussmaul 首先制成了硬式胃镜,之后,胃镜经历了由硬式而半曲,由纤维镜至电子镜的发展

历程。根据同样原理制成的内镜不仅可用于小肠、大肠、胆管、胰管等部位，尚可扩展到呼吸系统、泌尿系统、生殖系统、胸腹腔病。内镜可将弱激光导入体内，适合体腔内病灶的照射治疗。

第一代医用内窥镜（硬式内窥镜）由金属直管，目镜、物镜等光学系统组成，如图 2-2-4 所示。由导光纤维将外接冷光源的照明光传送到内窥镜顶端，照明腔体。硬式内窥镜还附有活检钳通道，可利用该通道（或导光纤维）进行激光理疗。硬式内镜给受检者造成的痛苦是很大的，但是，由于利用硬式内窥镜可操控强激光手术治疗，因此，目前内镜产品中它仍有较大的市场。

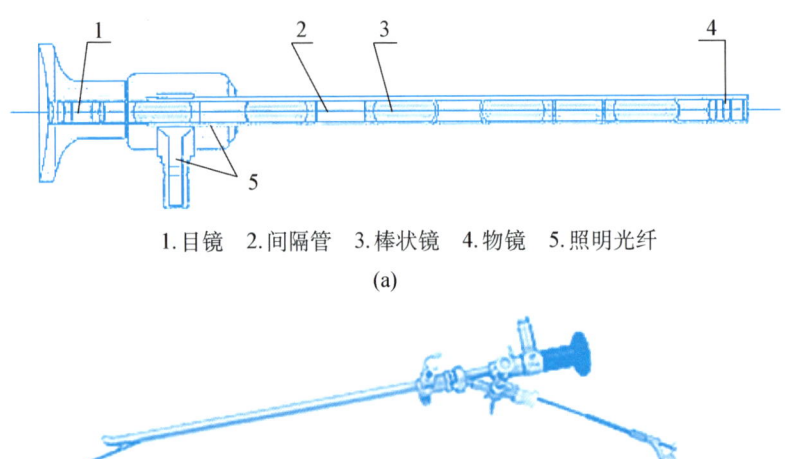

1.目镜　2.间隔管　3.棒状镜　4.物镜　5.照明光纤
(a)

(b)

图 2-2-4　硬式内窥镜

第二代医学内窥镜（软式内窥镜）与硬式内窥镜类似，也是由目镜、物镜等一系列光学系统组成，只是它采用了柔软的导像纤维束代替了金属硬管，如图 2-2-5 所示。与导光纤维束类似，也是由许多细光学纤维组成，不同的是，入口的每根光学纤维的排列与出口的排列一一有序对应。软式内窥镜的优点是柔软可绕，大大减轻了病人的痛苦。由于它的直观性，能早期发现微小病变，如癌、瘤、炎症、溃疡、息肉、异物等。可以直接刷取脱落细胞，钳取活体组织，作涂片或病理检查。其缺点是制作工艺复杂，导像纤维断丝将产生不可恢复的图像盲点。纤维内窥镜通常有两个

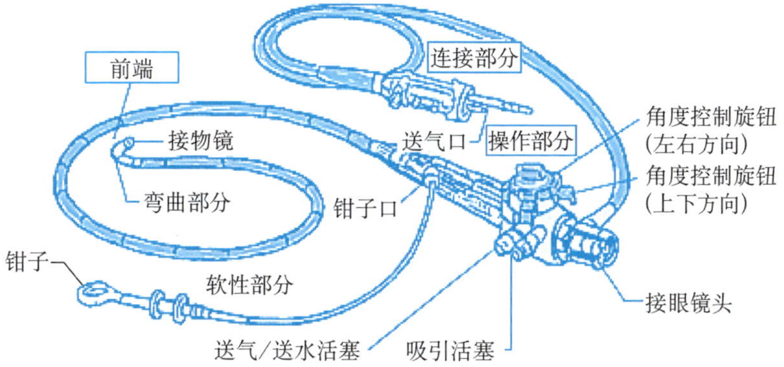

图 2-2-5 纤维内窥镜

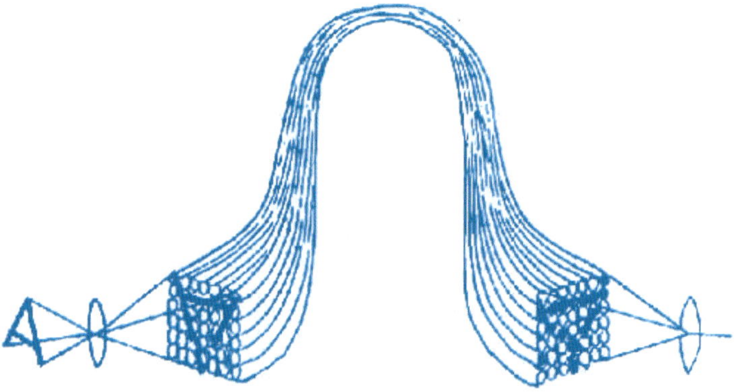

玻璃纤维管,更方便激光理疗。

第三代医用内窥镜(电子内窥镜)不用光导纤维传导图像,没有目镜,而是在内窥镜的头部装入 CCD 固体摄像头,将光学图像变成视频图像,由电线导出视频信号直接在电视屏上显示出来,如图 2-2-6 所示。它主要包括先端弯曲部、插入部、操作部、电气接头部。先端弯曲部是内窥镜的最前端,由送水/送气喷嘴、导光束、物镜、钳子管道出口、弯曲橡皮等组成。插入部外面是带刻度的外皮,内部包裹着导光束、导像电缆、送水/送气管、钳子管道和鼓轮钢丝。操作部是医生检查、治疗时手持操作的部分,主要包括角度控制转子、卡锁、功能按钮、吸引活塞、送水/送气活塞、钳子管道入口等。电气接头部是电子内窥镜连接冷光源和图像处理系统的部件,由电气接头、导光接头、送水/送气接头、吸引接头组成。

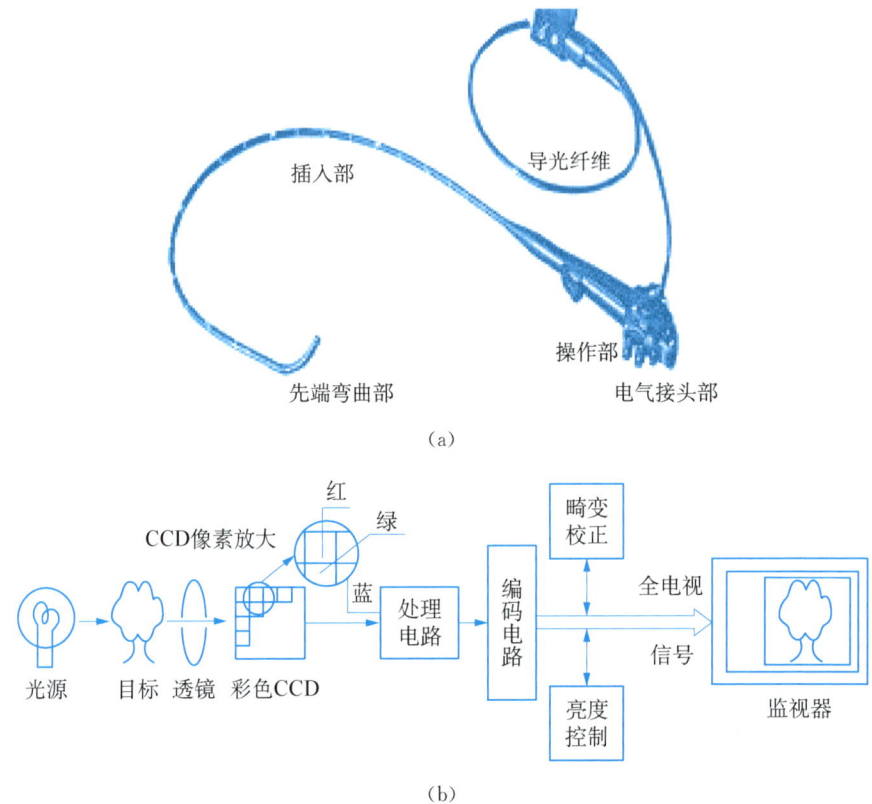

图 2-2-6 电子内窥镜

光源发出的光通过导光束(光纤)照射到人体内腔,从腔内反射的光进入光学系统,在高分辨率彩色面阵 CCD 上成像,由 CCD 驱动电路控制 CCD 采集图像,经编码电路输出标准彩色视频信号。亮度控制系统根据 CCD 输出的视频信号调节光源的亮度,确保输出图像上没有白色高亮度区域。由于光学系统存在光学畸变,CCD 输出带有畸变的视频信号,由图像畸变校正系统对其在线实时校正,并输出校正后的标准彩色视频信号。经亮度和畸变校正后的全电视信号即可在视频监视器上显示人体腔内目标的真实图像。

电子内窥镜不仅保留了柔软可绕的特性,而且消除了软式内窥镜导像光束断丝形成图像盲点的弊病。由于不用导像纤维,电子内镜的总体直径和硬度大为减小。高清晰度的 CCD 摄像技术,像素可达 4~10 万个,加上信号处理系统可观察胃小弯及十二指肠绒毛,分辨率大大提高。

目前，内窥镜都可以发展成一套先进的内窥镜系统。整套内窥镜系统主要由内窥镜、高清晰度彩色 CCD 摄像头、视频采集卡、视频处理系统、腔内冷光照明系统和电视监视器等主要部分组成。还可配备一些操控储存系统和辅助装置，如电视信息系统中心、数据库、打印机、录像机、照相机、吸引器，以及用来输入各种信息的键盘和诊断治疗所用的各种处置器具等。

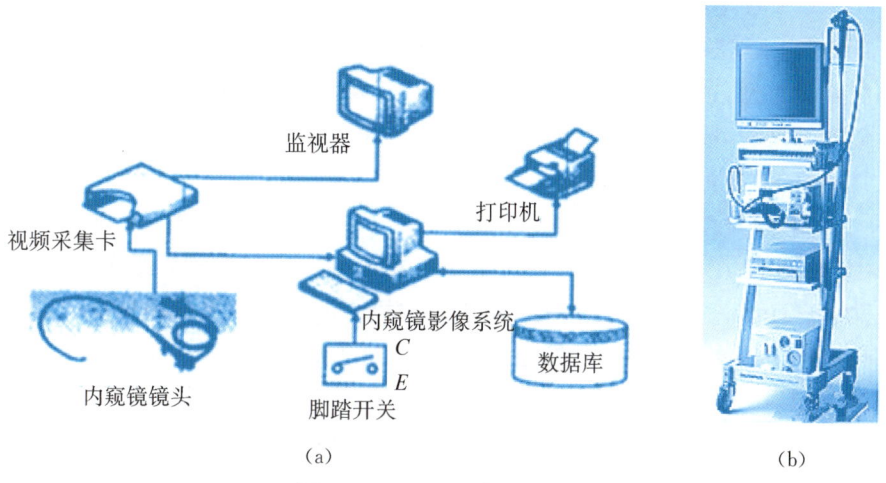

图 2-2-7　医用内窥镜系统

3. 治疗例举

（1）激光理疗腰椎间盘原性腰痛　腰椎间盘突出主要是指腰椎间盘发生退行性病变，由于外力的作用，脊髓的纤维环被破坏，髓核突出并压迫脊神经、血管等组织而引起腰部活动受限及顽固性腰痛。

激光理疗患者 70 例，其中男性 45 例，女性 25 例，年龄 23～58 岁，平均年龄 42.4 岁；病程 2 周～11 年，平均 1 年 5 个月。所有患者均有顽固性的腰痛，同时伴有腰部活动不同程度的受限。所有患者均经 CT 及 X 光片检查确认为腰椎间盘突出症。所有患者有 3 个月以上的反复发作的顽固性腰痛，经过保守治疗无缓解；椎管狭窄等；椎间盘造影可以见到纤维环受到破坏，有造影剂外漏的现象；椎间盘造影会诱发患者出现典型的复制性痛。

激光理疗做法是：穿刺插入光纤并通激光，激光波长为 810 nm，激光脉冲功率为 3.5 W，每次治疗 30 min，其中 30 例患者 1 次激光治疗，28 例患者 2 次激光治疗，12 例患者 3 次激光治疗。

疗效评价标准分为优、良、可、差 4 级，优的是患者临床症状及体征完全消失；良的是仅有轻度症状，但不影响正常工作，有持续间的腰背部及下肢症状，能从事部分工作；差的是症状严重性无改善，不能工作或需要手术治疗。治疗后除 1 例患者因疗效不佳而实施开放手术外，其余患者均达到疗效优良出院。

（2）激光理疗颞下颌关节紊乱病（TMD）疼痛　颞下颌关节紊乱病（TMD）原称颞下颌关节功能紊乱综合征（TMJDS），是颞下颌关节病的一种常见类型，也是口腔临床上的常见病、多发病。症状比较复杂，主要有颌面部疼痛、颞下颌关节杂音、下颌运动异常、头痛和耳鸣等症状，疼痛是 TMD 的主要症状之一。

激光理疗治疗患者 120 例，年龄 13～81 岁。其中男性 36 例，女性 84 例，病程 7～90 天。治疗使用半导体激光，波长为 830 nm，激光束直径为 3～5 mm。治疗时激光束光斑对准治疗部位，避开头发及破损皮肤，紧贴皮肤。每次照射疼痛区的连续 5 个点，每个点设置照射时间 3 min，每次共照射 15 min，每天 1 次，治疗 5 次为一疗程。治疗结果显示，女性从治疗第 2 次开始之后效果均较第 1 次明显改善，男性从治疗第 3 次开始之后效果较第 1 次明显改善。

（3）激光理疗重症肺部感染　肺部感染是肾移植术后最常见的感染并发症，尤其是重症肺部感染，早期诊断较困难，且易发展为急性呼吸窘迫综合征，是造成肾移植受者死亡的主要原因。

激光辅助理疗 21 例患者，使用波长为 632.8 nm 的 He‑Ne 激光，每天照射 2 次，每次照射 2 h。治疗 10 天后，治疗总有效率为 90.5%，其中显效 7 例，占 33.3%，有效 12 例，占 57.1%；体温、白细胞计数、氧合指数及 CPIS 评分均获得改善，表 2‑2‑3 给出治疗前后有关指标的变化。

表 2‑2‑3　治疗前后有关指标的变化

项目	指标	
体温/℃	治疗前 治疗后	38.9 ± 0.4 36.7 ± 0.4^a
白细胞计数/$(10^9/L)$	治疗前 治疗后	15.6 ± 2.7 8.6 ± 1.4^a

续 表

项 目	指 标	
氧合指数/mmHg	治疗前 治疗后	185.3 ± 9.3 289.1 ± 8.7^a
CPIS 评分/分	治疗前 治疗后	7.5 ± 1.1 5.2 ± 0.8^a

(4) 激光理疗配合药物治疗酒糟鼻　酒糟鼻是一种发生在颜面中部，以皮肤潮红、毛细血管扩张及丘疹、脓疱为表现的慢性皮肤病，多见于中年人，女性较多，常并发痤疮及脂溢性皮炎。采用激光理疗配合药物治疗酒糟鼻较单一药物治疗疗效明显提高，疗程缩短。

治疗酒糟鼻 33 例，取得了令人满意的效果。男性 13 例，女性 20 例，年龄 12～44 岁，平均年龄 34 岁，病程 1～3 年不等。其中，红斑期 26 例，丘疹脓疱期 7 例。治疗使用波长为 633 nm 的 He‐Ne 激光，以鼻尖为中心，使光斑刚好覆盖病变范围。每日照射 2 次，每次 15 min，同时每日口服两次美他环素胶囊(0.3 g)等药物。治疗结果显示总效率为 90.9%，其中痊愈 12 例，显效 18 例，有效 2 例，无效 1 例。痊愈为红斑、丘疹基本消退，无脓疱，浅表血管扩张不明显；显效为红斑、丘疹消退超过 70%，无脓疱，浅表血管扩张不明显；有效为红斑、丘疹消退达 30%～69%，无脓疱，浅表血管扩张不明显；无效为红斑、丘疹消退小于 30%，可见浅表血管扩张，可有脓疱。

(5) 治疗带状疱疹神经痛和后遗神经痛　带状疱疹引起的神经痛以及带状疱疹后遗神经痛是皮肤科的常见病及多发病，神经痛对患者生活质量及心理影响较大，严重者夜不能寐。常规药物治疗的疗程长，疗效欠佳，且不良反应大。

激光理疗 61 例患者，男性 36 例，女性 25 例；年龄 50～83 岁，平均 67.9 岁，其中疼痛部位位于胸背部 23 例，腰腹部 35 例，头面部 3 例。病程从 3 天到 6 个月，平均 1.6 个月。疼痛感觉表现为针刺感、抽动感，疼痛剧烈。用半导体激光理疗，波长为 635～808 nm 的复合波长，探头距离疼痛部位皮肤 3～5 cm，每天 1 次治疗，每次 20 min，10 天为 1 个疗程，平均均进行 1 个疗程。治疗结果显示取得良好的疗效，按 VAS 疼痛程度的评分，治疗前评分为 6.23 ± 0.82，治疗后 3.33 ± 0.92(基本解除疼痛)；再加红茴香喷雾剂外用，效果更好，评分降为 2.74 ± 0.86。

激光针灸

激光技术与我国传统的经络理论和针灸结合起来的信息治疗技术,是用激光来代替毫针或代替点燃着的艾绒去照射与病灶相应的有关穴位。

针灸是中医学中的一种传统理疗手段,它是通过经络腧穴系统这一特殊传递途径,输入机械能或热能量,引起人体的应激反应来进行肌体自我调节,疏通脏腑,平衡阴阳。针灸对人体的免疫功能、血液循环系统、呼吸系统、消化系统、神经内分泌等都有调节作用。

传统的针灸是用特制的金属细针刺穿表皮,刺激穴位。激光针灸是用激光照射穴位。以可见光和紫外光的弱激光束代替毫针照射穴位的称为光针,以红外光的弱激光束代替燃烧着的艾绒照射穴位称为光灸。光针多为 He-Ne 激光、N_2 分子激光和半导体激光,常用的激光针灸仪有4种:He-Ne 激光针灸仪、CO_2 激光针灸仪、Nd:YAG 激光针灸仪和半导体激光针灸仪,都为弱 CO_2 激光。

1. 激光针灸治疗作用

(1) 提高机体免疫力,治疗各种炎症　He-Ne 激光可加强机体细胞和体液免疫机能,如增强巨噬细胞的活性,增强白细胞的吞噬能力,使 γ 球蛋白和补体增加,改变细菌对抗生素的敏感性等。由于激光的穿透力较强,可引起深部组织的血管扩张,血流加快,增强网状内皮细胞的吞噬作用,加速病理产物和代谢产物的吸收,起到消炎作用。

(2) 镇痛作用　研究表明,He-Ne 激光穴位照射可使体内的某些致痛物质如组胺明显下降,从而提高痛阈。

(3) 改善血液循环,增强代谢,促进组织修复　激光穴位照射可扩张血管,使关闭的小动脉和细血管重新开放,加速血流,改善血液循环,增加细胞膜的通透性,激活酶的活性,促进组织代谢,降低神经的兴奋性,从而达到消肿、解痉、营养神经的目的。

(4) 促进生长、抗过敏,治疗各种皮肤性疾病　弱激光可使成纤维细胞和胶原形成增加,加快血管新生和细胞增殖,故可加速伤口、溃疡、烧伤和骨折的愈合,促进毛发生长和受损神经的再生。

2. 主要特点

低功率激光束直接刺激穴区表面或深部从而防治病症的疗法,是当代

科学技术与古老的传统针灸学的结合,从已有的实践看,具有下列特点:

(1) 无痛　低能量激光是用微细的光束照射穴位,且轻微柔和,易于接受。

(2) 无菌　激光束照射穴位只触及体表,激光束本身不会将细菌带入,而且还有直接或间接灭菌的作用。

(3) 无损伤　激光束只是照射穴位,不会损害体表。相反,在皮肤破损、溃疡和黏膜部位,反而有一定的治疗作用,可消炎止痛,促进炎症消退和溃疡愈合。

(4) 简便安全　可避免毫针可能发生的滞针、弯针、断针、晕针和刺伤内脏等危险。

(5) 治疗作用广　激光是光能,激光作穴位刺激时,即能穿透皮表,具有针刺的特点;又可使局部穴位的温度提高,即光能转化为热能,兼具针灸和温灸的作用,应用更为广泛。

3. 治疗机理

有关研究资料证实:经络是客观存在,呈带状和线状分布,穴位是人体组织若干特殊的部位,且内含丰富的感受器,与周围的肌肉组织和神经、血管、淋巴管等紧密相关,穴位处肌肉组织具有极为灵敏的生物效应。

激光针灸是一种较复杂的相互作用,根据物理学原理,大致可从光热效应、压力效应和电磁效应这3个方面来考虑。

激光生物组织的热效应,即温热刺激的结果,刺激皮肤感受器,激发调整神经系统的机能。从能量的观点来看,激光穴位照射本质上是一种能量传递的过程。穴位生物组织吸收了一定的光子后,将光能转化为热,使受照射组织发热,局部温度升高,血管扩张,血流速度加快,有助于增加局部组织血液灌注量,改善血液循环,恢复血液动力平衡,有利于体内刺激物质的吸收和排泄。或者说,激光照射穴位时能量的变化过程本身就可能是一种刺激源,刺激神经、肌肉、内脏和腺体等组织兴奋时,可促使有关系统的生命活动加强,如蛋白质合成活化,酶活性的提高,促进局部细胞的增殖,促进白细胞分化,增强细胞免疫功能等。

激光照射穴位产生类似针刺机械作用力的光压力,直接刺激穴位处的感受器;产生生物压电效应,导致穴位的细胞兴奋,细胞膜电位变化,从而使电位门构象变化,打破了正常的平衡状态;产生一动作电位,通过经络传输到人体的相应器官,使内分泌加强,加速机体平衡,加快机体新陈代谢,增强机体免疫功能,从而达到祛病、治病之目的。事实上,激光针灸照射穴位与传统的针灸穴位,是两种不同方式的能量传递过程。因此,激光针灸与传统医学中的针灸医术,实质上是异途同归的两种不同的治疗方式。

在组织角质层中有一个几微米宽的经络低阻线,其电阻比其他角质层低,其中的载流子主要是电子。该线与中医理论的经络十分吻合,且不受失血、离体和干燥等因素的影响。在穴位点神经末梢感应器的分布相对集中,电可兴奋细胞是穴位的重要组成部分。因此,穴位是机体中最敏感的部位,很容易因刺激而兴奋。当激光照射到穴位上时,细胞被激光电场极化,穴位点的电可兴奋细胞被激化,导致细胞膜上的电荷由原来的内负外正变为内正外负,如图2-2-8所示。

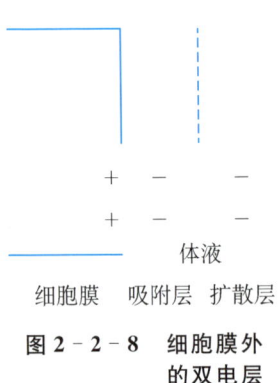

图2-2-8 细胞膜外的双电层结构

吸附层的负电荷原来是不可移动的,由于注入激光电场的排斥作用失去约束而成为自由电荷。自由电荷的迅速增加,使穴位的导电能力大大增强,而成为沟通体内组织与体表(角质层)的电通道,就好像根细导线(如传统针灸中的毫针)将角质层与体内组织短接起来。同时产生一动作电位信号通过经络传输到人体的相应器官,使内分泌加强,加快机体新陈代谢增强机体免疫功能。

4. 参数选择

主要参有激光功率、激光波长和照射时间。

(1) 激光波长　为了使激光进入皮下某一深度,即具有"针"的效果,光辐射应具有很好的穿透力。紫到橙色光(波长为400~600 nm),皮肤中有大量的血红蛋白和黑色素对它产生强烈吸收,因此传输距离有限。波长为2 000 nm以上的光,皮肤中有相当大的水分子吸收,因此传输距离也小。相比之下,红光和近红外最常用于激光针,光学吸收少,传输距离大,如氦-氖激光及一些半导体激光等。根据图2-2-9所示,激光针选择的波长范围为0.6~2 μm。

波长在0.6~2 μm范围的激光在皮肤中衰减的主要原因是光散射,由真皮中的胶原纤维产生。这种散射与波长成反比,因此,He-Ne激光(波长为0.632 8 μm)在真皮中的能量损失大于半导体激光(波长为

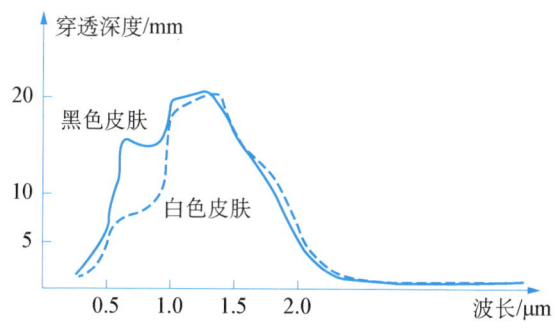

图 2-2-9　不同波长的激光在黑白皮肤中的穿透深度

0.83 μm、0.9 μm、1.3 μm)和 Nd:YAG 激光(波长为 1.064 μm)。为了减少激光的散射,采用极细的光导纤维,通过特制的空心针,将激光导入机体经穴内,这就是刺入式激光针。临床已将刺入式 He-Ne 激光针用于治疗中心性浆液性视网膜炎、腰腿疼痛性疾病,疗效比体表穴位照射显著。

激光"灸"的效果主要与热效应大小有关,波长应选择 5~13.5 μm,一定程度上可被穴位共振吸收。CO_2 激光器的输出波长为 10.6 μm,恰好处于上述波长范围。再对照图 2-2-9 光在皮肤内的穿透深度,可知 10.6 μm 激光在皮肤内的穿透深度很小,只有 0.23 mm,正是由于被共振吸收的缘故。

(2) 激光功率　激光针疗的机制之一是激光生物组织的压力效应。由于激光的光压取决于激光功率、作用时间和照射方向,因此可以通过这些参数选择来改变对穴位的光压。这相当于传统针刺中的插、提、捻、搓、留、弹、摇等手法。

光子与组织表面的碰撞时,激光光子的能量为 $E=h\upsilon$,其动量为 $E_k=h\upsilon/c$。假设激光垂直照射组织上的光子数为 N,在单位时间和单位面积上组织吸收的总动量 $Nh\upsilon/cst$ 就是激光照射组织上产生的压强 p,

$$p=NEk/st=Nh\upsilon/cst=P/cs, \qquad (2-2-1)$$

式中,P 是照射组织的激光功率,s 和 t 分别是 N 个光子照射到组织上的面积和时间。照射在组织上的光压与激光的功率密度成正比,与光速 c 成反比。因此,当弱激光照射穴位时,尽管激光的功率密度不大,但是由于光速值很大,其光压值还是相当大的,光子足以深入组织内部,直接作用于人体内部感受器。

当使用脉冲激光照射时,由于其峰值功率大大提高,其峰值光压会很大,可能会引起组织的过度刺激甚至损伤。所以临床上多采用脉宽大于 1 s 或连续激光照射。小于 1 s 的脉冲激光照射,在多大程度时会损伤组织,尚有待于进一步深入研究。也许在 1 s～1 μs 脉宽之间存在更好的刺激。

(3) 激光针灸时间　激光照射到穴位皮肤时产生的温度 T_0 与激光功率密度 I、激光作用时间 t 的关系是

$$T_0 = 8.04 I^{\sqrt{t}}。 \qquad (2-2-2)$$

皮肤表面温升与激光照射时间呈抛物线关系,图 2-2-10 所示是皮肤表面温升(T)和激光照射时间(t)及功率密度(I)的关系曲线,其中图 2-2-10(a)是皮肤表面温升和激光照射时间的关系曲线,曲线提示了重要的信息,即激光照射必须在非组织损伤区,以保证安全照射。图 2-2-10(b) 所示为皮肤表面温升和激光照射时间及功率密度的关系曲线,其中功率密度 I 从 I1～I8 逐渐增大:

I	I1	I2	I3	I4	I5	I6	I7	I8
mW/cm²	3.82	8.76	10.62	23.89	42.47	95.54	169.85	382.17

可见,随功率密度的增大,短时间的激光照射都将引起皮肤组织表面温升的较大提升。

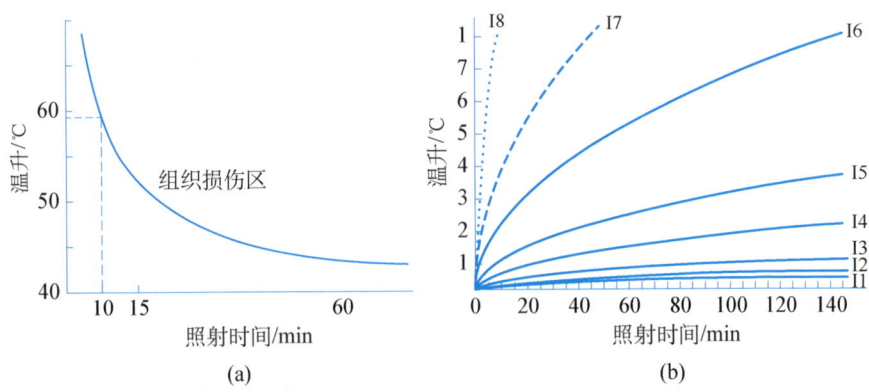

图 2-2-10　皮肤表面温升与激光功率、照射时间的关系

5. 治疗方式

这种弱激光直接照射穴位的激光针灸法,可直接或经过光纤直接照射,也可在输出端加光学透镜聚焦后照射(见图 2-2-11)。

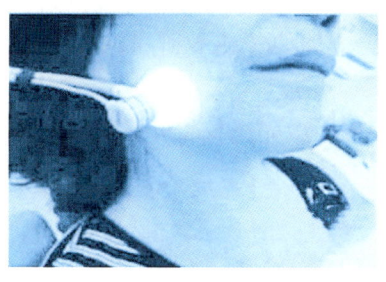
(a) 直接或间接照射

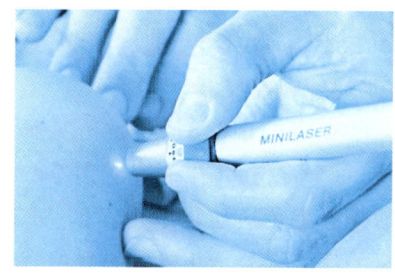
(b) 光学透镜聚焦后照射

图 2-2-11 弱激光直接照射穴位的激光针灸法

6. 治疗例举

(1) 激光针灸治疗前列腺炎 前列腺炎是一种中、老年常见病、多发病,传统的治疗效果不甚满意,患者多反复发作。氦-氖激光照射具有明显的消炎、止痛、调节免疫等功能。

氦-氖激光针治疗前列腺炎 88 例,年龄小于 30 岁的占 11.8%,30～39 岁的占 26.9%,40～49 岁的占 27.6%,50～59 岁的占 16%,60 岁以上占 19.3%。病程在 3 年以内的占 57.1%,3～4 年的占 21%,5～9 年的占 6.7%,10 年以上的占 15.2%。多数患者为多次复发者,除有不同程度的会阴部坠胀痛,性功能障碍症状外,并有直肠指诊,前列腺肿大及明显压痛。

用左食指于肛内引导,用连接光纤的针头取会阴穴直接刺入前列腺内并通激光照射,光纤末端激光功率 1.8～2 mW,每日照射治疗一次,每次 20 min,4 次为一疗程。如没有见效休息 3 天,再行第二疗治疗。

治疗结果显示,总有效率为 98.8%,其中治愈 47 例,占 53.4%,显效的 30 例,占 34.0%,有好转的 10 例,占 11.4%,治疗后前列腺体积明显缩小,缩小 0.449 cm。

(2) 激光针灸治疗肘关节扭伤 肘关节扭伤是肘关节软组织损伤,皮肤、肌肉、肌腱、韧带、血管病变,无骨折、脱位、皮肉破损等损伤,单侧或双侧肘关节筋经周围瘀阻肿胀疼痛,经气运行受阻,并向肘部和前臂放射,气血壅滞,皮肤肌肉红肿压痛,以致关节屈伸不利,患肘曲不敢伸,伸则疼痛难忍,肘关节活动受限,影响患者肘关节周围活动功能及生活工作。

内灸式激光针灸针治疗 50 例患者,其中男性 32 例,女性 18 例,年龄 18～71 岁,中位年龄 44.5 岁。体格检查显示肘关节周围瘀阻肿胀疼痛,伤处出现红、青、紫色,肌肉压痛、红肿、关节屈伸转动不利,肘关节活动疼痛,排除皮肉破损。

激光波长 623.8 nm,激光功率 25 mW。激光光针将光辐射注入穴位深处,每个穴位,每次激光照射 5 min,每天照射 1 次,10 天为一个疗程,起针后指导患者活动肢体关节 5～10 min。

治疗结果显示止痛效果良好,治疗后的 VAS 评分均低于治疗前。在治疗前的 VAS 评分为 5.69 ± 1.93,治疗 1 次后下降为 3.95 ± 1.89,治疗 10 次后下降为 3.52 ± 1.13。功能障碍指数(ODI 评分)也明显下降,治疗前 ODI 评分为 18.1 ± 11.6,治疗 1 次后降为 16.3 ± 7.9,治疗 10 次后降为 12.0 ± 5.9。

(3) 治疗精神发育迟缓伴语言障碍　精神发育迟缓患儿由于智力障碍或者听觉、视觉等感觉系统障碍,导致其对语言理解和表达力低下,这些均阻碍了患儿语言发育,妨碍患儿的正常交流,增加其融入社会的难度,严重影响患儿今后的生存质量。

在基本康复结合语言训练治疗的基础上加用激光针灸治疗 20 例患者,其中男性 13 例,女性 7 例,年龄在 1～3 岁的 8 例,在 3～6 岁的 12 例,平均年龄(4.12 ± 2.15)岁;激光针灸分别取头部穴位和肢体穴位,每次治疗 30 min,隔日 1 次,20 天为一个疗程,每个疗程之间休息 15 天,连续观察 3 个疗程。基础康复治疗包括物理疗法、按摩、水疗、头针、体针、作业疗法等,根据患儿具体病情选择治疗方案,隔日 1 次,10 次为 1 疗程,连续治疗 3 个疗程。

治疗结果显示,有 5 例显效,患儿的语言发育迟缓和语言发育理解能力提高 2 个阶段,语言表达能力改善异常构音纠正大于 50%,构音器官运动明显改善,构音障碍及流涎消失,构音器官运动速度明显增快,运动范围扩大,言语清晰度提高。有 12 例为有效,患儿的语言发育迟缓和语言发育理解能力提高一个阶段,语言表达能力有所改善,异常构音纠正低于 50%,构音障碍、流涎减轻,构音器官运动功能有所改善。治疗总有效率为 85%。

(4) 治疗功能性子宫出血　功能性子宫出血(简称功血),是妇科常见病之一,占妇科病人的10%～15%,其中约50%发生在更年期,30%发生在发育期,20%发生在青春期。主要是因为神经内分泌系统功能失调引起子宫内膜异常出血,临床表现为月经不正常、出血多。

激光针灸治疗34例,收到较明显疗效。这34例患者中年龄最小17岁,最大38岁,平均26.1岁;病程最长19年,最短6个月,其中排卵型宫血12例,无排卵型宫血22例。用激光针治疗调经穴、三阴交、血海、归来,每穴治疗5 min,每天1次,15次为1疗程。

治疗结果显示,25例治愈,出血停止,贫血纠正,月经转正常;6例好转,出血基本停止,贫血有所改善,月经基本正常;治疗总有效率91.2%。3例无效,治疗4程疗后,月经仍没转正常。

(5) 治疗偏头痛　偏头痛是内科常见病,临床表现为周期性反复发作性头痛,严重者伴有恶心、呕吐、视觉模糊、意识不清等。

激光针灸治疗该病48例,取得较为满意的疗效。这48例中,男性17例,女性31例,年龄23～65岁。病程最长11年,最短6个月。脑血流图检查多数呈低平波、重搏波。

采用双光纤He-Ne激光针治疗,激光波长632.8 nm,单光纤输出功率为8 mW,光斑直径5 mm,功率密度20 mW/cm^2。治疗时光纤头直接对准穴位照射。每次取4～6穴,每穴照射5 min,每天治疗1次,10次为1个疗程,疗程之间间隔5天。

治疗结果是,有17例显效,疼痛消失,半年无复发,有29例为有效,发作周期延长,疼痛的程度减轻,次数减少,总有效率95%以上。一般患者在治疗1个疗程后症状明显改善,睡眠增加,精神好转。

第三章 激光手术

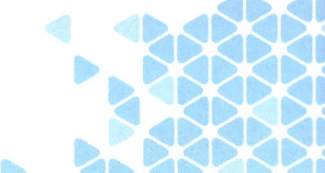

用光学系统能够把很高能量激光束聚焦到很小的光斑,形成能量密度极高的强激光。由于其能量密度符合高斯型分布,坐标轴中心能量密度最高,从中心到边缘能量密度逐渐下降,有利于能量的集中和传输,非常适合精密的切割和气化手术。

3-1 激光切除手术

激光作用于生物组织体,产生各种生物效应,切除病变组织,达到治愈疾病的临床技术。

一 概述

激光外科手术的优越性得到越来越多同行的认可。在一些发达国家,激光手术治疗在某些科室所占比重高达50%,并有逐年增长的趋势,对某些病例,激光手术甚至取代传统手术,成为首选的治疗手段。激光外科已经成为激光医学的一个重要组成部分。

激光外科分为狭义和广义两种。狭义激光外科是指激光在普外科的应用,即利用激光技术来实施普外科的常见手术,如激光痔瘘切除、肝切除等。广义激光外科指激光在各种手术外科中的应用,即激光作为一种特殊的手术器械在临床上补充甚至取代传统的手术器械。常见的激光外科手术有激光喉肿瘤切除术、激光镫骨开窗术、激光心肌血运重建术、激光椎间盘切除术、激光治疗子宫内膜移位术等,涵盖了整形外科、普外科、心胸外科、耳鼻喉科、眼科、口腔科、骨科、泌尿科、妇科、足科、兽医等手术。此外，激光还可以通过光导纤维导入体内各器官病变处，变创伤外科为无创或微创外科。激光还可以与手术显微镜相结合，进行显微外科手术。与常规手术方式相比，激光外科手术具有许多独特的优点。聚焦激光光束的非接触手术方式可以实现任意复杂几何形状的切割；通过电子技术对组织体上光束定位控制实现精确的组织消融，并且很容易在现代计算机和机器人的协助下进行外科手术；激光可以实现无菌和无血手术，保证手术视野干净、清楚，缩短手术时间，减少病人痛苦。激光技术使得传统的外科手术变的更快捷、更安全、更舒适和有效。

 激光手术刀

与通常使用的不锈钢手术刀不同，激光手术刀不是用实物材料制造的，是利用聚光系统聚焦成大小约零点几平方毫米面积的激光斑点。激光手术刀可分为两类，一类是热激光手术刀，利用热能把组织切开；另外一类是利用光子能量比较高的紫外激光，把组织中的一些分子键直接打断，实施对组织微结构的消融手术。

中国科学院电子学研究所与上海五官科医院在 1973 年研制成功 CO_2 激光手术刀，并在 1973 年 6 月分别在上海五官科医院和北京日坛医院试验使用，切割大腿骨和开胸等手术效果良好。1975 年，上海交通大学应用物理系和上海第二医学院研制成功采用光纤束导光的 Nd：YAG 激光手术刀，在上海第九人民医院、上海瑞金医院使用，进行口腔和皮肤的血管瘤、淋巴管瘤和混合瘤手术，效果很好。

激光也能配合手术做麻醉工作。广州市第二人民医院周耀枢、户远盛等在 1978 年对 486 例手术采用激光麻醉，成功率 95.37%，优良率 76%，涉及的手术包括甲状腺手术、胃切除手术、剖宫产手术、拔牙手术、卵巢囊肿切除手术、膀胱取石手术等。

1. 激光手术刀特点

（1）激光刀十分锐利。用它做手术时没有丝毫的机械撞击；用功率为 50 W 的激光刀切除皮肤速度可达 10 cm/s 左右，切缝深度约为 1 mm。切开骨头几乎与切皮肤一样快，这比普通手术刀优越。

（2）能选择性地定量切除坏死组织，切口边缘平整，外围正常组织损伤少。对于五官、心脏这样一些治疗操作困难的部位,可以进行非接触手术。

(3) 出血量少。出血量成倍减少,这是因为切开组织的同时,也将组织的小血管加热封闭了,对于毛细管丰富的组织手术意义很大。

(4) 有高温杀菌作用。与切除区不接触,大大减少了手术后的感染。切口一般在7天左右就可以愈合,并能够拆线。

(5) 可以在不开胸腹腔等情况下,通过内窥镜实施肝脏等禁区、膀胱结石等激光手术,为实现人体内脏的微创手术提供了有力的手段。

2. 分段切开组织手术

激光手术刀效果与激光功率、切开速度和生物组织切开深度三者之间有密切关系,切开深度 H、激光功率 P 和切开速度 V 之间关系的经验公式是

$$H = k(P/V)^{1/2}, \qquad (3-1-1)$$

或者

$$P = (H/k)2V, \qquad (3-1-2)$$

式中,k 是比例参数,通常取 1.3。用较大的切开速度一次切开较厚的生物组织需要很高的激光功率,而采用高激光功率手术,存在组织损伤和安全等问题,比较合适的做法是用低激光功率、一定的切开速度,分几次切开较厚组织,即分段切开法。一般来说分 n 次切开时,需要的激光功率只要一次切开的 $1/n^2$,而切开速度取一次切开速度的 n^2 倍。分段切开较厚的生物组织,不但可以降低所用激光的功率,而且安全。

3. 手术刀类型

激光手术刀已经有多种,可根据不同的手术,选择合适手术刀。

(1) CO_2 激光手术刀 主要由 CO_2 激光器、控制系统和导光系统组成。光束的直径很小,能够获得很高功率密度,能进行比较深的切开手术。CO_2 激光波长在红外波段,热效应高,可在秒以下的短时间内达到切开组织所需的温度,组织内的水分的汽化和组织细胞内压力急剧上升,将产生微型爆炸,照射部位的组织迅速气化消失。激光焦点连续移动,便可以做连续切开组织手术。在组织气化不充分的焦点周围,组织热凝固坏死形成刀刃边缘,在愈合过程中形成斑痂而被去除。因为生物组织的热

传导系数很低,CO_2 激光刀的激光焦点附近的温度分布陡度很大,离开切线 5 mm 的周围组织温度最多升高 3℃,不仅可做锐利的切开手术,而且术后组织层的分离幅度也很小(通常不超过 1.0 mm)。

导光系统的作用是将激光束传递到医治部位,并使输出的激光束能在病区的一定范围内活动。起先使用比较多的是由五六个转动环节组成的机械关节臂,图 3-1-1 所示是典型的机械关节臂导光器,光束在空间任意运动的 6 个自由度均由各转动环节单独或组合完成。但是转动关节多,反射镜多,光能量损失也多。关节越多,由各关节的间隙、轴承椭圆度等因素形成的光轴偏移误差也越大。

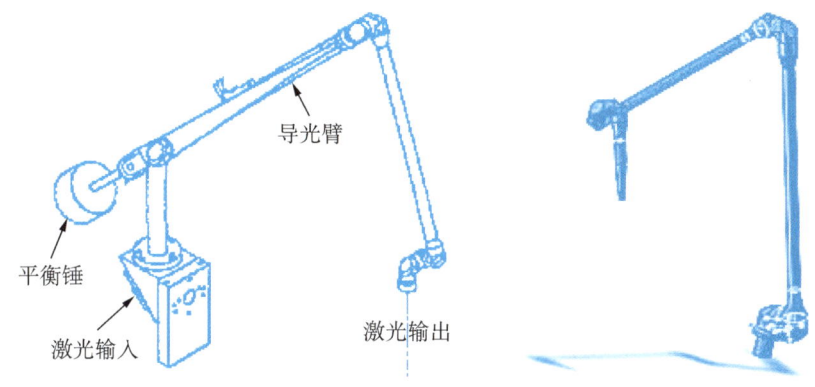

图 3-1-1 典型的机械关节臂导光器

现在比较多的是采用光纤导光,不过 CO_2 激光的波长为 10.6 μm,通常使用的石英光纤无法传输,需要采用红外材料光纤。在可选择的红外材料光纤中,卤化银多晶光纤具有传输红外光谱宽、损耗低、激光损伤阈值高、可绕性好、弯曲半径小、无毒、不潮解等显著优点,成为综合性能较理想的一种红外传能光纤。

表 3-1-1 卤化银光纤的主要物理性能

密度	熔点	抗张强度	弯曲半径	传输范围	折射率	数值孔径	损耗
6.40 g·cm³	420℃	100 MPa	20 mm (φ1.0 mm)	4～16 μm	2.1	0.5	0.3～0.5 dBm (10.6 μm)

光纤导光系统的输入部分包括卤化银多晶光纤、光纤耦合器、光纤 FC 连接器、光纤机械固定机构等。光纤耦合器内有 ZnSe 聚焦透镜,将 CO_2 激光束聚焦到光纤端面,焦距的长短由激光器输出的光斑直径与光纤直径决定,聚焦后的激光束直径一般为光纤直径的 0.6～0.7 倍。输出部分包括操作手柄和光纤输出端光学系统,输出端光学系统的结构直接影响最终的使用效果。

(2) Nd:YAG 激光手术刀　由 Nd:YAG 激光器、导光系统和控制系统组成,光波长为 1.06 μm,可以采用通常的石英玻璃光纤传导激光。起先是使用单根石英光纤传输 Nd:YAG 激光,非接触式地照射到病灶组织,这种非接触式 Nd:YAG 激光手术刀存在一些问题:光纤易断损、易烧坏端头、切割不锋利、组织损伤面积大而深、坏死损伤区可达 3～5 mm,影响手术后愈合效果。20 世纪 80 年代中期开始研制一种接触式 Nd:YAG 激光手术刀,其基本构成是在非接触式激光手术刀的导光光纤输出端,安装一个特殊设计的、以人造蓝宝石为材料的刀头。与非接触式激光手术刀相比,刀尖直径小,输出的功率密度大,刀锋锐利,切割速度快;有触觉反馈,精确切开;同样的手术切割,所需激光功率约为非接触式激光手术刀的 30％～40％。刀尖温度高,不易发生组织黏连,组织损伤小而浅,且有良好的杀菌作用;切开时烟雾小,止血性能好。蓝宝石的机械性能及热性能均优于石英,耐用性提高。现在使用的 Nd:YAG 激光手术刀基本上是接触式的。

设计蓝宝石刀头的基本原则是:保证接触式 Nd:YAG 激光手术刀有良好的切开能力和止血性能,最大限度地减小切口周围的组织损伤。实现的办法是:采用圆台形蓝宝石晶体来压缩光束口径并增大其发散角。

(3) 准分子激光手术刀　其波长短、峰值率高,照射到生物组织时,该组织的浅表层吸收激光能量,产生光化学分解,直接使组织细胞的分子键断裂,长链分子聚合物断裂成较小的挥发性碎片,断键剩余的光子能量使靶区组织部位的分子碎片以超音速喷射出来,实现组织切除。热损伤很小,切口边缘整齐光滑,切口微细。ArF 准分子激光切除精确度为微米级。用激光能量密度 1J/cm^2 的激光切割角膜表面 1 μm 的深度,而邻近的基质组织与切口周围均无热损伤反应。挥发性碎片带走了激光束沉积在组织表面的全部能量(如果这种能量不带走,它将转为热量,扩散到周围而造成热损伤);激光脉冲宽度窄,为 5～20 ns,与生物组织作用的时间极短,使得能量沉积组织的持续时间大大短于能量扩散到邻近组织所需要的时间(倘若激光能量过大,同样也会引起周围组织的热损伤)。

(4)飞秒激光手术刀　飞秒激光的脉冲宽度非常窄(几个到上百个飞秒),峰值功率高(最高可达到拍瓦量级),聚焦后在焦点处的峰值功率密度达到 10^{20} W/cm^2,电场强度远远强于原子内库仑场。如此高的功率密度足以使任何物质发生电离,即飞秒激光手术刀是通过激光非线性吸收产生等离子体,极小空间上产生化学、热和机械效应从而切除组织。单个飞秒激光脉冲的蚀除深度达到 $0.01\sim1~\mu m$,因此飞秒激光做的手术刀能够达到非常高的精确度,能够进行细胞和亚细胞水平手术。可以切割出细胞膜上小至亚微米尺寸的区域,成功蚀除与邻近上皮细胞的链接,而不影响到细胞形态;用飞秒激光手术刀切除活体人宫颈癌传代细胞内的线粒体,不影响细胞的存活率;切除细胞内的支架微丝和个别线粒体,不影响到邻近区域和细胞的存活率。

三　治疗病例

1. 治疗喉部良、恶性病变

大部分病人可以无需气管切开,因此颈部无瘢痕,术后生存质量高,目前认为是治疗喉部良、恶性疾病的理想手术。

采用 CO_2 激光手术治疗 33 例喉部良、恶性病变,男性 26 例,女性 7 例。年龄 32～68 岁(52.6 ± 2.3)岁。经电子喉镜检查诊断,其中声带麻痹 1 例,喉璞 2 例,声带息肉 3 例,声带白斑 5 例,喉乳头状瘤 6 例,声带角化 1 例,喉癌 15 例(全部为鳞状细胞癌)。结果显示疗效很好,能较好地保留喉结构和功能。

治疗是利用 CO_2 激光器通过耦合器与手术显微镜连接,对病灶进行手术,除 1 例双侧声带麻痹及 1 例声门型喉癌手术前行气管切开外,其他病人直接经口气管插管,在插入支撑喉镜暴露声门后,在高倍显微镜下看清病灶范围并手术。

治疗结果显示,良性病变术后随访 3～6 个月,除 1 例喉乳头状瘤术后复发进行二次激光手术外,其余全部一期愈合。恶性病变术后随访 11～28 个月,平均 19 个月,手术后复发的 1 例,声带黏连 1 例,其余的手术后病变清除彻底,喉功能保存良好,无严重并发症发生。

2. 治疗尿道狭窄合并尿道结石

在泌尿系统病症中,尿道狭窄、尿道结石均为常见且多发的病症类型,这两种病症还可相伴发生。临床上以往提倡药物、开放性手术。药物治疗虽然在一定程度上可起到改善患者临床症状的作用,但是复发率较高,且引发的并发症也较多。

应用经输尿导管镜钬激光术于尿道狭窄合并尿道结石患者 40 例,获得显著的临床治疗效果,大幅度缩短手术时间、碎石时间以及住院时间等。

这 40 例患者均为男性,年龄 35～74 岁,平均年龄(54.32±0.14)岁,尿道狭窄段的长度为 0.7～2.28 cm,平均尿道狭窄长度为(1.22±0.10)cm;尿道结石的大小在 0.49～2.41 cm,平均尿道结石大小为(1.43±0.12)cm。治疗结果显示,有 34 例显效,患者排尿不适等临床症状完全消失,尿道狭窄、尿道结石等均在检查下显示消失、清除彻底,患者排尿通畅;有 5 例为有效,排尿不适等临床症状逐渐改善,尿道狭窄、尿道结石等在检查下显示已大幅度得到清除,患者排尿通畅,偶有轻微疼痛感。治疗总有效率为 97.5%。其手术时间、碎石时间、术中出血量、住院时间分别为(35.15±1.29)min、(19.78±0.56)min、(10.28±5.28)mL 和(7.35±1.0)天。相关的临床研究资料也表明,钬激光不仅能将不同密度、成分、形状的结石彻底地粉碎,且其一次性的结石取净率也相当高,既不容易损伤患者的输尿管黏膜,又可降低并发症的发生率。

3. 治疗大隐静脉曲张

大隐静脉曲张是下肢血管外科的常见疾病,一般为下肢大隐静脉屈曲、延长,呈现出较为明显的曲张状态。早期大隐静脉曲张表现为下肢动作异常、皮肤色素沉着。随着病情的发展,后期可出现下肢酸胀、麻木、疼痛,部分皮肤湿疹样改变。严重的可发展为淤血性溃疡,严重影响正常的生活和工作。曲张静脉破裂导致的大出血,甚至可能危及生命。下肢静脉曲张经典传统手术方法是大隐静脉高位结扎及抽剥术,治疗效果虽良好,但存在切口多、创伤大、恢复慢、疤痕多、易复发等缺点。

用血管腔内激光闭合治疗手术治疗 53 例,男性 30 例,女性 23 例,平均年龄(51.2±12.3)岁,根据美国静脉联盟 CEAP 分类,临床 C_2～C_6 级的例数分别为 14、4、24、8、3。通过光纤将红外线激光导入大隐静脉内,激光能量导致组织纤维化,最终闭锁静脉,达到治疗目的。治疗结果显示总有效率为 94.3%,手术时间短、手术切口数量少、切口短,住院时间短,分别为(101.5±31.6)min、(7.2±2.2)个、(1.3±0.6)cm 和(7.9±2.1)天。手术后复发率和并发症等方面也具有优势,手术后疼痛率、发热率、皮下血肿率、皮肤感觉障碍发生率和切口愈合不良率等分别为 11.3%、7.5%、1.9%、1.9%和 0,均好于传统手术。

4. 治疗儿童颌面部血管瘤

颌面部血管瘤是一种先天性良性肿瘤或血管畸形,发生在残余的胚胎成血管细胞,尤其是口腔颌面部血管瘤占全身的 40%~67%,而且发病率比较高,肿瘤随患儿生长而发展,引起容貌的完整和美观。治疗方法虽多,但效果不大理想。

采用 Nd:YAG 激光手术治疗了 53 例患者,取得了较好的效果。其中男性 25 例,女性 28 例,病变 58 处,年龄 50 天~12 岁,其中 1 岁以下 39 例,占 73.6%。按照 Mulliken 分类法,草莓状血管瘤 20 例,海绵状血管瘤 9 例,混合型血管瘤 24 例。激光通过光纤在病变面照射稍加漂白,待表层凝固,瘤体塌陷后,再将光纤垂直由浅入深插入组织内,在此停留 5 s,光纤再抽到入口处,呈扇形向病变四周插入,若病变区大,可增加至 2 或 3 个插入点,若超过 3 cm 范围应分区分次手术。

治疗总有效率为 96.23%,48 例病变完全消失,色泽恢复正常或基本接近正常,未见明显其他并发症。草莓状血管瘤及较小海绵状血管瘤效果最好,混合性次之,对较大的海绵状血管瘤及混合型血管瘤效果较差。

5. 显微激光手术治疗颅内肿瘤

在神经外科激光手术应用较广,用于切除、气化脑和脊髓肿瘤、小型血管性肿瘤,特别用于一些常规手术难以解决的肿瘤。显微激光手术能切除一些部位深、显露窄,或位于重要功能区的肿瘤,即使对于脑胶质瘤,也有许多病人达到近期临床治愈,显著减轻了手术反应,降低了手术致残率和死亡率,提高了患者术后生存质量。

采用显微激光联合手术治疗了各部位的肿瘤 22 例,取得良好效果。男性 15 例,女性 7 例,年龄 24~74 岁,肿瘤的部位与性质分别是:额顶叶胶质瘤 9 例,内有 1 例侵及胼胝体、丘脑,1 例侵及两侧的室管膜瘤;脑膜瘤 5 例,4 例位于大脑运动区,1 例位于颅中窝累及鞍区与蝶骨崎内侧;大型垂体瘤 4 例;小脑桥脑角表皮样囊肿 2 例;小脑转移瘤 2 例。采用 Zeiss 手术显微镜及 CO_2 激光手术刀治疗,激光功率在 0.25~30 W 范围内连续可调,曝光方式分持续、脉冲、单次和重复 4 种。显微镜聚焦点与激光束作用点二者同步,作用于肿瘤上。

治疗结果是,有 17 例下肿瘤全切除,其中桥脑小脑角表皮样囊肿 2 例、额顶脑膜瘤 3 例、胶质瘤 7 例、垂体瘤 3 例、小脑转移瘤 2 例。手术后恢复良好,随访 3 月～12 月,CT 复查无复发,有的恢复了工作或能生活自理。

3-2　激光专项手术

除了激光外科手术外,还有几种专为某些疾病进行的激光手术治疗,如癌症、血管和眼科治疗等。

一　激光质子手术

这是目前世界上最先进的肿瘤放射治疗技术。

1. 质子治疗

质子疗法也称质子刀治疗,是放射治疗的一种,比普通的放射疗法更有针对性。质子是带正电荷的粒子,当它以极高的速度进入人体组织时,由于其速度快,在体内与正常组织或细胞发生作用的机会极低。在到达癌组织细胞的特定部位时,速度突然降低并停止,释放最大能量,产生布拉格(Bragg)峰,将癌细胞杀死,同时又保护正常组织,对病灶区周边正常组织的伤害很小,副作用也少。比起传统的 X 光放射性治疗或伽马刀、光子刀等治疗,副作用小得多。由于质子治疗具有穿透性能强、剂量分布好、局部剂量高、旁散射少、半影小等特点,尤其对于治疗有重要组织器官包绕的肿瘤,显示出较大的优越性。质子治疗的适应证比较广泛,对于脑部良恶性肿瘤、脊髓肿瘤、脑血管疾病、头颈部肿瘤、眼部病变、胸腹部肿瘤、儿科肿瘤以及其他疾病等均有较好的疗效。国外临床治疗数据表明,质子治疗肿瘤有效率达到 95% 以上,5 年存活率高达 80%,被医学界评估为疗效最好、副作用最少的治疗方法。

2. 激光质子刀

目前,质子治疗癌症取得了很好的临床治疗效果,但建粒子加速器成本颇高,限制了应用。利用激光加速器打造的"质子刀",能达到杀灭肿瘤细胞的效果,又大幅降低治疗成本。

使用 200 400 TW 的超强超短激光脉冲轰击厚度仅 40 nm 的薄膜靶,成功获得极高品质的准单能质子束,质子能谱峰能量高达 9 MeV,峰值流强高达 $3×10^{12}$ 质子$/(MeV/sr)$。9 MeV 质子束可杀死浅层肿瘤,也就是近皮肤的癌细胞。如需消灭人体深处的癌细胞,估计需要能量 100 MeV 量级的质子束。

(1) 激光加速器　传统的加速器是带电粒子(比如电子、质子、离子等)在电场中受到作用力而加速,加速器提供的电场力越大,带电粒子能够获得的能量越高,能够达到几千电子伏、几万电子伏,甚至几万亿电子伏。加速粒子飞行速度也高,达到每秒几千千米、几万千米,甚至接近光速(光在真空中的传播速度是 30 万千米/秒)。但是,因为加速器能够产生的电场强度受到限制,一般都低于每厘米 100 万伏,因而每米长度能加速的电子能量有限。要把电子加速到百万电子伏等级,加速器的长度就大于 10 km。使用环形加速器虽然能节省空间,但是要让带电粒子在环形轨道高速运动,必须给予很大的向心加速度。电子做向心加速度运动时会发出辐射而损失能量,因此愈来愈难加速,而且加速器的直径也不小。总地来说,要获得高能量的粒子,加速器的长度和体积就必然变得很大,而且造价高昂。

美国斯坦福大学的直线型电子加速器 SLAC 可以产生千亿(10^{11})电子伏能量的电子,它的长度却长达 3 km;国际直线对撞机 ILC 就更庞大,能够产生能量万亿(10^{12})电子伏的电子,其长度竟然达 35 km。在法国和瑞士边界的欧洲核子研究中心(CERN)兴建的大型强子对撞机(LHC),直径达 8.6 km! 庞大的经费投入能否获得支持就有疑问。1993 年,美国国会就否决了超导超级对撞机(Superconducting Super Collider)计划,这台对撞机的直径为 28 km,能量为 LHC 的两倍多,但预算经费也高达 80 亿美元。

光波是高频率的电磁波,与电子有强烈的交互作用。强激光束能够提供电场强度很高的电场,而且可获得比传统加速器更高的加速电势梯度,可以大大缩短加速器的长度。

激光加速器大致可分为两类:一是激光在气体中或等离子体中传播,产生激光尾场并加速粒子;另一是直接利用激光束的推动力加速粒子。图 3-2-1 所示是兆电子伏量级的激光离子加速器照片。

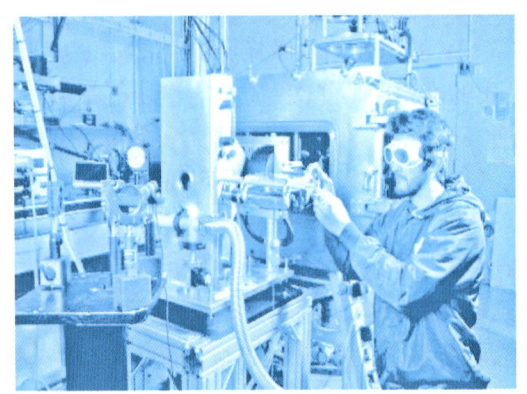

图 3-2-1　兆电子伏量级的激光离子加速器

（2）激光尾场加速器　激光尾场的电场强度可以达到 10^{11} V/m，具有一定初始能量的电子注入到等离子体波后，有可能被加速到很高的能量。图 3-2-2 是激光尾场加速粒子原理示意图。

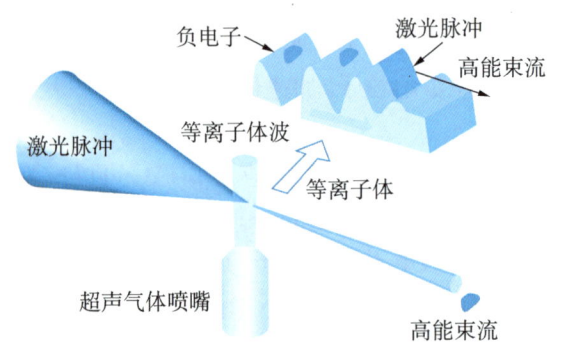

图 3-2-2　激光尾场加速粒子原理

激光脉冲射入超声气体产生等离子体，等离子体包含的负电荷（电子）和正电荷（离子）数量基本上相当，整体呈电中性的状态。当强激光脉冲穿过等离子体时激光束的作用力将把质量较轻的电子往前推，使它远离质量较重的正离子，正离子被抛到了后面。这样就形成了一个含有过量正电荷的区域，以及一个含有过量负电荷的区域，从而形成称为尾场的强电场，它的方向从正电荷区指向负电荷区，即纵向电场，当电子落入尾场就会被加速到高能状态。尾场的电场强度非常大，具有很强的粒子加速潜力。如果等离子体的密度是每立方厘米 10^{18} 个电子（这是一个相当平常的数字),就能产生峰值电场强度达每厘米 10 亿伏的梯度加速电场,与典型的传统加速器所获得的加速梯度电场相比,高出了整整 1 000 倍以上。利用这个办法,已经成功地在 3.3 cm 的距离上将电子束加速到 10 亿电子伏以上。

提高带电粒子密度可以提高加速电场梯度,从而能够建造小型的加速器。不过,电子的注入过程非常难以控制。为了解决这个问题,法国科学家想出了一个巧妙的方法,他们引入第二条激光束专门控制电子的注入。第二束激光与第一束激光在等离子体中相遇时形成驻波,在电子注入尾场之前预加速。在短短 2 mm 的距离上电子就可被加速到 2.5 亿电子伏,而且能量还可以通过调节两束激光的相遇地点精确调整。

还有一种办法是利用高功率激光束照射固体靶,而不是气体。由 100 μm 长的锥体和直径为 100 μm 的扁形圆盘组成新型铁砧形铜靶,强激光直接作用在锥体的内表面。内表面的电子受激光的作用运动到锥体末端,并建立很强的鞘层电场,使圆盘上的质子得到很强的加速。利用 80 J 的激光能量便能获得能量大约 7 千万电子伏的质子。

当前产生质子束的常规粒子加速器占地面积大,动辄就数千平方米,耗费为几亿美元,限制了质子医疗装置的有效应用,激光粒子加速器小巧得多,可以放置在一个教室大小般的实验室中。价格又不会高,估计大约只有现有的加速器的 1/10。

(3) 激光束直接加速粒子　在真空室中,利用激光束的推动力直接加速粒子,实际上也就是构造激光束的纵向加速电场。

① 对称交叉传播激光束加速粒子。激光束的电场和磁场与激光束传播方向垂直,激光束与粒子运动轴向交叉成一个角度入射,在粒子运动方向上存在一个光电场分量,即粒子受到了纵向作用力。当然,这时候粒子也同时受到横向光电场作用力,影响加速器质量。把多束激光对称地从不同方向入射到粒子束,这些横向作用力将彼此抵消,在沿粒子运动轴线上合成一个轴向加速电场,粒子接受沿轴向作用力加速。由于几何聚焦作用,场强会随离轴距离增大而减小。

这个方法还可能存在持续加速的问题。电磁波和带电粒子向前运动时,粒子相对于电磁波的相位必将逐渐滑动,脱离稳定加速区,不可能得到持续的加速。如果在粒子每次滑出稳定加速区之前,能周期地调整入射激光的初相位,即相对于加速粒子移动加速场的相位,使粒子始终能处于稳定加速区,问题就可能得到解决。

② 激光近场加速。强激光束投射到金属光栅或者平滑的电介质表面时,在表面附近会产生相速小于光速传播速度的加速场。场方向沿轴向,其强度沿离开表面距离呈指数形式降低,一般来说在与表面距离为波长的量级时,加速场的强度便衰减为表面值的 $1/e$,大约为 $1/3$。因此,被加速的粒子必须沿物质结构表面运动,加速器的接收度因此就变得很小。最高场强是在物质结构表面,因而可用于加速的场强也就受到结构发生电场击穿的限制,加速电场的强度不能很大。

③ 激光反向自由电子加速。自由电子激光器是利用相对论电子群发射相干辐射的激光器,一个由空间周期交替排布磁铁组成的系统(称摆动器)。当一束相对论电子在其中通过时会产生辐射。电子快速通过摆动器时,相当于受到一个迎面而来的磁场作用,在磁场中做振荡运动。如果电子振荡运动的位相与摆动器磁场方向相反,电子做阻尼振荡,它的动能将转换为辐射能。一束通过摆动器的激光获得能量,强度不断获得增强,这便是自由电子激光器;若它们之间的相位关系相同,那么电子便被通过摆动器的激光束加速。

(4) 高功率超短拍瓦激光器　质子比电子重 1 837 倍,用激光加速质子,需要"大马力推动",估计需要激光功率拍瓦量级的激光器。1962 年发明的调 Q 技术和 1964 年发明的锁模技术,以及在 1985 年发明的啁啾脉

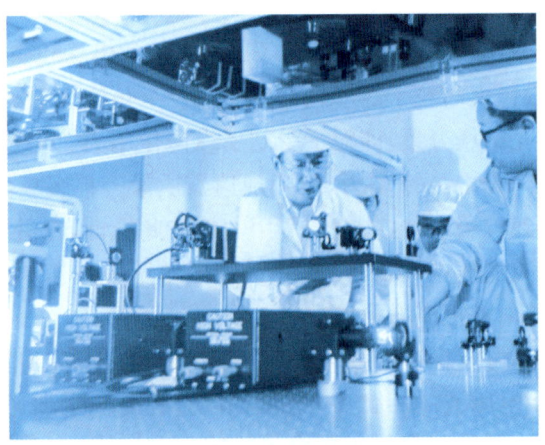

图 3-2-3　中国科学院上海光机所的拍瓦激光装置

冲放大技术,使固体激光器输出功率得到了惊人的提高。1995年美国利弗莫尔国家实验室输出了第一束拍瓦激光束。图3-2-3所示是中国科学院上海光学精密机械研究所的拍瓦激光装置。

激光加速器需要超高激光功率激光器。拍瓦激光装置主要由3大部分构成:前端、放大系统、脉冲压缩器。单台激光振荡器输出的激光峰值功率有限,而且光束质量也不佳。因此,普遍采用主振荡-放大器工作系统。在激光脉冲到达激光放大器前将其脉冲展宽,使激光峰值功率保持在光学介质安全工作水平,待激光脉冲通过放大器能量获得增大后,再将此激光脉冲压缩到原先的宽度。这样做既可以保证飞秒脉冲激光放大有高的能量通量,又避免了非线性效应损坏激光放大介质。

① 前端。前端系统为后级放大器提供具有特定光脉冲形状、一定脉冲宽度、一定频谱宽度、一定激光能量和一定信噪比的高稳定、高光学质量激光脉冲,主要包括激光振荡器和激光脉冲展宽器。激光振荡器提供种子激光脉冲,脉冲展宽器对种子激光脉冲展宽,以降低其峰值功率。

激光振荡器一般是钛宝石晶体激光器。钛宝石激光晶体(Ti:sapphire)具有吸收光谱宽(400～600 nm)、荧光光谱宽(650～1 100 nm)及良好的热力学性能,是理想的高功率、脉冲重复率超短脉冲激光工作物质。它有很宽的增益带宽,足以获得小于10 fs的超短激光脉冲,作为放大器的种子激光脉冲信号。不过,钛宝石晶体激光器需要使用激光器做泵浦光源,而且性能合格的激光晶体尺寸有限,因而可获得的激光脉冲能量一般只能达到几焦耳。为了提高这种激光器输出性能,还需要注意掺杂钛离子Ti^{3+}浓度、晶体的品质因素、偏振、安全泵浦光功率密度和泵浦体积等问题。

对于拍瓦激光装置来说,激光脉冲展宽器是一个核心部件,它的好坏直接决定了整个装置的性能。通过一个色散延迟线向激光脉冲引入正色散量,使超短激光脉冲在进入放大器之前,在时域上展宽,以降低其在放大过程中的激光强度。早期采用光纤进行激光脉冲展宽,由于光纤存在光学能量损耗过高、展宽率有限、色散与压缩光栅对不匹配、使用不方便等缺点,很快被透射式望远镜结构的反平行光栅对展宽器取代。

② 高增益激光预放大。在高功率超短脉冲激光系统中,从振荡器输出的种子脉冲经过脉冲展宽器展宽之后,其峰值激光功率下降了很多。因此,拍瓦激光系统中都采用了高增益的前置预放大器,提供高达10^7的

增益,将能量只有纳焦耳量级的激光脉冲提高到 $1\sim10$ mJ 的量级。使用的放大器通常有多通放大、再生放大和参量放大 3 种形式。多通放大通常用在全钛宝石的、较低能量的超短脉冲激光系统,而高能超短脉冲激光系统可以采用再生放大技术和参量放大技术。

③ 光参量啁啾脉冲放大(OPCPA)。这是光参量放大技术和啁啾放大技术结合的新型激光脉冲放大技术。要从激光放大器增益介质中获得尽可能大的激光能量,又使激光脉冲宽度在皮秒至飞秒量级,技术上是困难的,因为它受到增益介质非线性折射率的限制。将欲放大的一束低能量飞秒脉冲的种子信号光脉冲,通过正啁啾色散在时域上展宽(展宽后的脉冲在时域上表现为啁啾脉冲),然后使展宽后的啁啾脉冲种子光和一束高激光能量、脉冲宽度纳秒级的窄带泵浦激光在非线性晶体中进行参量耦合,泵浦光脉冲将能量转移到信号光脉冲,使信号光脉冲能量获得放大,同时产生第三束光,即闲置光。放大后的信号光脉冲再通过负啁啾色散介质进行脉冲宽度压缩,产生飞秒脉冲激光,如图 3-2-4 所示。

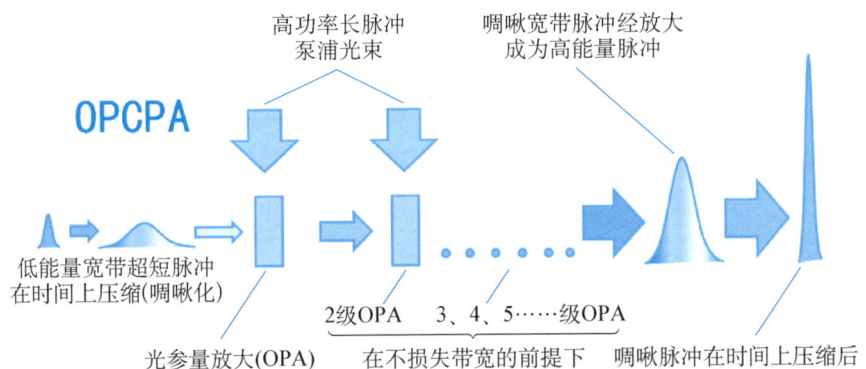

图 3-2-4 OPCPA 工作过程

种子信号光脉冲展宽使信号光和泵浦光脉冲之间实现脉宽匹配,提高参量转换效率。泵浦光脉冲宽度之所以选择在纳秒量级,主要是考虑到参量转换效率、非线性晶体和脉冲压缩器的损伤阈值等因素,而且大能量纳秒量级激光技术比较成熟,器件成本也低。泵浦光源一般是大能量钕玻璃激光系统、Nd:YAG 激光系统等。为了避免因泵浦光强在时域上的非均匀性分布导致增益随时间变化而引起光谱窄化效应,应尽量使泵浦光脉冲在时域和空域上近似地为平顶光脉冲，并使泵浦光脉冲宽度略大于信号光脉冲宽度。为了使参量放大过程有较高的转换效率和较好的输出光束质量，一般要求泵浦光稳定工作在基模状态，并且光束发散角要小。OPCPA的泵浦方式一般分为共线泵浦和非共线泵浦两种方式。

这种放大技术具有以下显著优点：一是大的增益带宽。增益带宽大，可以避免CPA线性放大过程的光谱窄化效应，有利于获得脉冲宽度极窄的脉冲激光放大，可以得到脉冲宽度接近种子脉冲宽度的放大脉冲；二是非线性过程有效抑制噪声放大，提高了激光脉冲的信噪比；三是只有很低的B积分累积和较小的热畸变，同时器件结构相对比较简单。因此OPCPA将完全可能替代现有的钛宝石再生放大器和多通放大器，大大提高台式超短激光脉冲系统的峰值功率和激光功率密度。

④ 激光脉冲压缩器。经过啁啾脉冲放大的激光脉冲由激光脉冲压缩器压缩脉冲宽度，还原进入激光放大器前的激光脉冲宽度和形状。脉冲压缩器使用与脉冲展宽器同样的光栅对，但此时两个互相平行的光栅对结构为激光脉冲提供反常色散量，即让蓝移光分量传播速率比红移分量快。经过脉冲展宽器的正啁啾脉冲在脉冲压缩器中的平行光栅对中传播时，由色散产生的啁啾与初始啁啾刚好相反，其结果是脉冲的净啁啾减小，导致脉冲窄化。正啁啾脉冲的后沿产生蓝移分量，而前沿产生红移分量，当脉冲通过光栅对时，脉冲后沿将赶上脉冲的前沿，于是脉冲便得到压缩。

脉冲压缩器的光栅对结构如图3-2-5所示，两光栅G1和G2平行排列，其中β是入射角，α是衍射角，b为两光栅的中心距离。从一级光栅方程可得$\sin\alpha + \sin\beta = \dfrac{2\pi c}{\omega d}$，其中$\omega$为角频率，$d$为光栅常数。当光束以光栅闪耀角入射时，光栅的衍射效率最大。此时，衍射光束与入射光束重合，$\alpha = \beta$，则$\alpha = \arcsin\left(\dfrac{\pi c}{\omega d}\right)$。

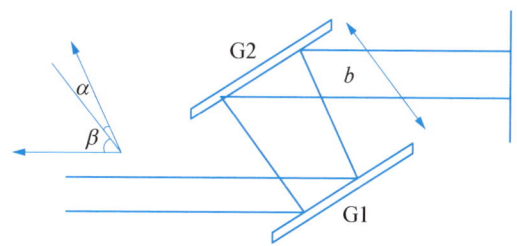

图3-2-5　脉冲压缩器

为了避免空气的非线性折射率带来的影响,比如导致光波波面发生畸变,需要把激光脉冲压缩器放在真空容器中,同时把激光脉冲的束径扩大,使光功率密度在光栅的激光损伤阈值功率之下。注意对放大器中用的光学元件或空气中产生的高次色散作补偿,如压缩器自身调整、插入已知色散特性的复合透镜等。如果光脉冲只通过光栅对一次,脉冲的频谱不仅在时域中出现色散,而且在空间上被色散,其横截面类似拉长的椭圆,尤其在脉冲宽度很短时,类似长条。为补偿这种由空间色散引起的空间啁啾,可再将光脉冲原路反射回光栅对。这种双通结构不仅可使光脉冲的空间啁啾得到补偿,光脉冲的光斑校准到原来的形状,而且使 GVD 量增加一倍,光栅的间距可以少一半。

高功率激光装置中用的光栅有两种:一种是全息金属光栅,衍射效率很高,但较强的光学吸收会使其对皮秒激光脉冲的抗损伤阈值限制在 0.4J/cm^2 以下,就是面积达米量级的光栅也只能承受 500 J 的激光能量。另一种是多层介质膜光栅,介质膜的光学吸收比较弱,其激光损伤阈值估计比金属膜高几个量级,而且这种光栅的衍射效率也很高。

二 激光切除手术

这是利用激光束对组织表面连续去除薄层的手术,主要用于矫正眼睛屈光不正、激光心脏瓣膜成形、眼睛虹膜切除等。

1. 矫正屈光不正

利用激光手术刀切削眼睛角膜,矫正屈光不正,恢复人眼正常视力。用准分子激光手术刀改变眼睛角膜表面的曲率,使平行光束重新聚焦在视网膜上,便可以达到屈光矫正目的。

(1) 治疗原理　准分子激光属紫外激光,单个光子能量高,可直接打断组织分子中的共价键而无热效应,对周围组织几乎无损伤。在计算机控制下准分子激光手术刀切削角膜精度很高。

眼睛的屈光系统可以大致看作一套复杂的、由多个光学元件所构成的同心共轴屈光系统。光线经过角膜的前表面、角膜基质、角膜后表面、房水、晶状体前表面、晶状体基质及核、晶状体后表面、玻璃体等一系列屈光介质的屈光作用,才最终到达视网膜而成像。

当眼球在松弛状态下,平行光线经过眼的屈光系统后,不能聚焦在视网膜上,称为屈光不正。屈光不正分为近视、远视和散光 3 大类。主要原因是由于眼球前后曲率半径过长、过短,或者由于角膜和晶体的屈光力过强或过弱,使从远处来的平行光线经过屈光介质聚焦后的焦点,位于视网膜之前、之后或形成多个焦点,不能成像在视网膜上,因而便看不清景物。

角膜是眼屈光系统的重要组成部分,眼球的总屈光力是+58.64 D,而角膜的屈光力为+43.05 D,角膜的屈光度占整个眼球屈光度的 3/4。改变角膜前表面的曲率半径对眼球的屈光度影响很大,改变角膜前表面曲率半径便可以矫正眼球屈光。用准分子激光在角膜表面或基质内精确地定量切除,改变角膜的曲度,改变术眼的屈光状态,达到矫治屈光不正的目的。例如,角膜中央部分被激光削薄,可以得到凹透镜的效果,治疗近视;如果用激光削薄周边,中央保留,造成凸透镜的效果,治疗远视;角膜椭圆形的切削,治疗散光。

(2) 切削角膜深度　激光切削角膜深度 $d(\mu m)$ 与使用的激光能量有关:

$$d = \frac{1}{\alpha} \ln \frac{E_0}{E_{ph}}, \qquad (3-2-1)$$

其中,E_0 为入射激光能量密度(mJ/cm^2);E_{ph} 为临界切削能量密度;α 为角膜能量吸收系数(μm^{-1})。角膜的吸收系数 α 介于 $3.7 \sim 3.9\ \mu m^{-1}$ 之间;临界切削能量密度为 $40 \sim 60\ mJ/cm^2$。

(3) 准分子激光角膜表面切削术(PRK)　波长为 193 nm 的氟化氩(ArF)准分子激光能以亚微米的精确度消融去除部分角膜组织,而对其他组织和眼球毫无损伤。

先用刮铲刮除角膜上皮,然后用紫外波段的准分子激光切除角膜前弹力层。每个激光脉冲去除角膜组织的厚度大约 $0.2\ \mu m$,多次切削矫正角膜的曲率,改变角膜的屈光度,便可以矫正眼睛视力。近视散光角膜表面的切削量可作如下计算。

屈光手术前的初始角膜表面为

$$Z_L(x,y) = \sqrt{(\sqrt{R_{fx}^2 - x^2} + R_{fy} - R_{fx})^2 - y^2} + C_1,$$
$$(3-2-2)$$

这里，Z_L 是初始角膜表面轴向坐标，R_f 是轴向的曲率半径。修复理想角膜表面 Z 轴坐标为

$$Z_f(x, y) = \sqrt{R_f^2 - x^2 - y^2} + C_2, \quad (3-2-3)$$

式中，R_f 是最终角膜表面的曲率半径，因此修复过程角膜切削量为

$$\begin{aligned}\Delta Z(x, y) &= Z_L(x, y) - Z_f(x, y) \\ &= \sqrt{(\sqrt{R_{fx}^2 - x^2} + R_{fy} - R_{fx})^2 - y^2} - \\ & \quad \sqrt{R_f^2 - x^2 - y^2} + C,\end{aligned} \quad (3-2-4)$$

其中的常数 C 可以由边界条件 $\Delta X(x_0, 0) = \Delta Z(0, y_0) = 0$ 求出。

根据屈光不正患者矫正的球度和柱度，结合以上数学模型计算出矫正前后的角膜曲率半径和角膜表面切削区域及切削量，由角膜的切削量计算得到在切削区域内的发射激光脉冲的总数和准确位置。在计算机和中心控制器的控制下，采用飞点扫描的方式切削，重塑角膜弯曲度，便达到矫正近视、远视和散光的目的。

系统的硬件必须控制每一个准分子激光脉冲准确地到达角膜表面预定位置，控制激光能量，而且必须可靠稳定工作。

(4) 准分子激光原位角膜磨镶术（LASIK）　先用一种微型刀在角膜上切出一个带蒂的薄层角膜瓣，掀开此瓣，在瓣下进行激光切削，然后将瓣复回原位，便可以矫正低、中、高度近视。激光在角膜瓣下的基质层切削，保持角膜上皮及前弹力层完整，避免 PRK 的大多数并发症，术中和术后不感觉到疼痛，视力恢复也快，角膜不遗留斑翳。

在激光角膜成形术（PRK）中，改变角膜曲率必须去除角膜前弹力层，角膜的自然解剖结构受到破坏，诱发组织的修复反应，如上皮增生及胶原合成等，术后可见上皮下混浊和屈光度的回退，影响了屈光性角膜成形术的预测性和屈光度的稳定性。这对中低度近视矫正影响不大，但在治疗高度近视眼时影响较大。经改进，采用基质内角膜磨镶术的 LASIK 则是治疗中、高度近视合适的方法，其基础是用激光进行角膜基质内消融，保持了前部角膜组织的正常解剖结构，因而可治疗中高度近视。

但是，这种手术也给角膜瓣带来缺陷，如角膜瓣皱褶、移位、角膜瓣下上皮植入，造成角膜扩张、圆锥角膜等，对于近视度数比较高、角膜又比较

薄的患者,使用这种手术也同样受到限制。

(5) 准分子激光上皮下原位角膜磨镶术(LASEK)　这是 PRK 手术的改良手术。用低浓度酒精浸泡角膜手术区,做成一个角膜上皮瓣,激光切削上皮瓣下组织,当角膜上皮瓣复位后,在其表面盖上一片隐形眼镜。LASEK 手术后疼痛较 PRK 手术明显减轻,基本上不出现做角膜瓣的并发症,也缩短了 PRK 手术后角膜上皮愈合时间,减轻了疼痛反应及角膜混浊的程度。但是,手术后视力恢复及屈光稳定速度比 LASIK 手术慢。因此,这种手术主要适用于角膜较薄、容易发生眼外伤导致角膜瓣移位或其他不宜 LASIK 的患者。

并非所有近视眼患者都适合准分子激光手术,一般只有符合以下条件才可以考虑:年满 18 岁以上,有健康心理状态,有摘掉眼镜的愿望;眼部没有活动性眼病;最近两年近视度数比较稳定;经过医生检查,眼部各项指标符合手术要求;假如是第二次手术,LASIK 要间隔 3～6 个月,PRK 要间隔 1 年;穿透性角膜移植手术后有远、近视和散光的,也要间隔 1 年以上。而有下列情况的患者就不适宜准分子激光手术:患有眼的急性、活动性炎症,干眼症,眼睑闭合不全,青光眼,白内障,色素膜炎,视网膜脱离,缺血性眼病,单纯疱疹等病毒性眼病,及下列疾病:糖尿病、胶原性疾病(红斑狼疮等)、风湿性关节炎、痛风、精神病服药者、艾滋病,有某些疾病影响伤口愈合者或虽符合手术条件但对手术有顾虑或期望值过高的人,以及妊娠和哺乳期妇女。

2. 激光心脏瓣膜成形

激光心脏瓣膜成形是指对增厚狭窄病变的心脏瓣膜(二尖瓣或主动脉瓣),应用激光能量削薄增厚的瓣膜,打开融合的瓣膜交界,使之恢复正常功能,免除瓣膜置换以及因此而带来的手术后终身抗凝等并发症。

适用于心脏瓣膜成形的激光器主要是脉冲 Er：YAG 激光器、Er：YSGG 激光器等,主要是因为狭窄瓣膜中所含的无机钙盐及有机质对其波长有比较高的光学吸收系数。采用脉冲式激光的一个原因是利用其机械作用力,即所谓冲击波效应。例如,Er：YSGG 激光最适宜使用的能量是 0.2J,激光能量过高,组织的热损伤显著增加,并明显地增加瓣膜穿孔概率。影响激光瓣膜成形远期效果的主要因素是成形后的瓣膜因纤维增生,导致瓣膜挛缩,关闭不全。虽然激光具有一定的防止成形后瓣膜纤维化作用,但无法彻底防止,这有待进一步研究如何防止纤维过度增生,以及开发出防止纤维化新方法,以取得更好的远期手术效果。

3. 激光虹膜切除

虹膜切除是眼睛复明的重要手段之一,也是眼科手术中比较多的一种手术。传统手术是采用各种形状的特种解剖刀,主要问题是并发症比较多。

激光虹膜切除术操作简便安全,手术后恢复快,而且经济,在门诊便可以施行手术。远期疗效已被确认,对比观察治疗闭角型青光眼的瞳孔阻滞,比通常外科手术虹膜切除更优越,容易掌握要切除的虹膜部位、大小和形状,能够获得良好的手术治疗效果。

手术使用的激光器主要有氪离子激光、Nd:YAG 激光等。与氪离子激光相比,Nd:YAG 激光完成穿通性虹膜切除比较快,所需激光能量比较少。对于虹膜比较薄,尤其是上方虹膜隐窝较多的患者可选择 Nd:YAG 激光联合氪离子激光,即先用氪离子激光在虹膜面做深达 2/3~3/4 基质层的分层击射,然后用 Nd:YAG 激光做穿透击射。这种联合激光手术效果比使用单独一种激光更好,既应用了氪离子激光的光凝效应,又应用了 Nd:YAG 激光的光裂效应,既克服了单用氪离子激光难以穿透虹膜、远期孔洞闭合多的缺点,又克服了单用 Nd:YAG 激光容易引起手术中出血较多等缺点,还比较容易做成一个较大的虹膜周切口,手术后的并发症较单独一种激光的低。

采用 Nd:YAG 激光虹膜切开术治疗闭角型青光眼 53 例,成功率为 100%。男性 21 例,女性 32 例,年龄 47~78 岁,平均 59.8 岁;急性闭角型青光眼 31 例,慢性闭角型青光眼 22 例。激光波长 $1064\ \mu m$,单脉冲最大激光能量 6 mJ,光斑直径 $50\sim100\ \mu m$,激光脉冲宽度 8 ns。选择颞上或鼻上虹膜中周隐窝或质地疏松处注入激光束。

1 次治疗成功的 43 例(81.13%),需要 2 次治疗的 9 例(16.98%),需要 3 次治疗的 1 例(1.88%)。手术后视力高的有 44 例(83.01%),无变化的 8 例(15.09%),下降的 1 例(1.88%)。

4. 烧伤焦痂切除

主要是指切除头面部、颈、躯干部位小面积Ⅲ度烧伤焦痂,手、关节等功能和特殊部位的局限性Ⅲ度烧伤焦痂,被玷污并吸收有毒物质的深度烧伤焦痂,以及烧伤面积较大而自体植皮困难者。

烧伤焦痂主要是组织坏死,传统手术切除焦痂时出血较多。CO_2 激光切痂试验显示,出血较少,不造成深部组织损伤,而且保证植皮的成活。

(1) 主要特点　激光刀切焦痂具有以下优点:出血量少,不影响植入皮肤的存活;其次是创面出血量极微,不易形成被植皮下血肿,皮片很易与切面相贴并很快有新生血管形成,从而改善血循环,促使植入组织生长;第三是激光手术刀与创面不直接接触,减少了术后感染的可能性并可用激光刀切除感染的组织;第四,由于神经束及神经末梢热凝固,因而术后手术区疼痛很轻微,减少了切痂植皮后的镇痛用药。

(2) 影响手术质量因素

① 激光功率。切割焦痂时激光功率是重要因素之一,激光功率过高,引起组织温度高,皮下脂肪组织熔解成油而易燃烧。掌握并把激光功率调节到不致皮下组织熔解,又不损伤周围组织很重要。不要以大功率快速、短时间切割,而应根据烧伤的部位、程度选择激光功率。

② 切割方式。合理选择切割方式,激光手术刀不能与切割组织垂直,而应平行。

③ 焦痂的切割时机,部位面积的选择。激光切割焦痂的时机、面积、部位,掌握得好,疗效将很明显。在切割时应注意以下几点:

a. 局限性小面积的深度烧伤,无全身症状的可立即切除焦痂。

b. 烧伤面积大,但其中部分是Ⅲ度焦痂,发生休克者经积极抢救治疗平稳后,在焦痂溶解前切痂,以 3~14 天为佳。在水肿未完全消退前,出血的组织损伤较少时手术最好。

c. 由于 CO_2 大功率激光机的导光关节臂不够灵活,背侧面切痂较困难,而前面的手术比较容易。

d. 一次性切痂在 30% 以下,也可视病员的具体情况而定。

e. 头、面、颈、胸、腹、背等部位的Ⅲ度焦痂,CO_2 激光刀在切割时创面出血极少,整个手术术面干净。

三　激光焊接手术

人体组织焊接也称作吻合,是激光焊接组织的新技术,比传统的吻合手术,如线缝合、生物胶合等技术,具有伤口闭合迅速、恢复快、异物反应小、疤痕不明显等优点,目前应用的有血管焊接、眼睛视网膜焊接、输精管焊接,以及皮肤焊接等。临床试验结果显示,激光焊接人体组织是一种很有发展潜力的组织吻合技术。

1. 激光组织焊接机理

激光焊接组织的确切机理仍不十分清楚,但多数学者认为,激光束携带的能量被组织吸收后,胶原或蛋白发生可逆性松散;当激光照射离去后,断缘或吻合口内的胶原或蛋白再次交连、融合,迅速形成新的连接,使组织吻合口或断缘呈"愈合"状态。各种组织的焊接处有凝固坏死现象,认为牢固的组织焊接并不是由于胶原的物理黏合,而是激光热效应使两断端组织的纤维蛋白单体和胶原纤维变性,导致纤维蛋白多聚及胶原纤维黏并。

当组织温度升高到 70~95℃时,胶原的三联螺旋分子将解开,且任意交连形成新的胶原性连接,此时,富含胶原的血管断端就紧密对合,形成新的连接。YAG 激光焊接小血管的病理检查发现,血管外膜有局限性肿胀和同质化,下层平滑肌细胞有凝固性坏死,外膜的均质性改变连接了两断端。均质性物质被透射电镜证实是变性增粗的胶原纤维和分裂的纤维亚结构,这些胶原纤维结构仍粗略可辨,但相互间黏结比正常更为紧密。表明胶原纤维的这种变性黏结是生产激光焊接效果的结构基础。进一步研究认为,这种多聚和黏结是一种纤维蛋白和胶原纤维间共价键缔合的化学融合过程。

2. 激光焊接血管

随着显微外科手术的发展,焊接血管的各种组织移植,治愈了以往长期不能修复的病损。血管焊接的质量是显微外科手术成败的关键,对于诸如断肢再植手术、心脏移植手术等,血管的吻合质量还是恢复健康质量至关重要因素。

最普通的血管吻合方法用线将血管缝合起来。这种办法手续简单,历史悠久,不过,有明显的缺点。缝上去的线对生物组织来说总归是异物,会发生生物异物反应,在缝合线周围生成肉芽,甚至在血管壁上也可能出现变化。直径微小的血管,用这个办法也比较难操作。

(1) 主要特点

① 焊接速率快。利用激光焊接血管的手术时间短,瞬间(大约 0.1 s)两条血管便连接上。同样的血管焊接,用常规缝合法手术需(30±3)min,

而激光焊接则只需要约(20±2)min。缩短焊接手术时间可避免发生血管危象和感染。

② 损伤轻。常规缝合法常常因为针和缝线反复通过血管壁而引起较重的损伤,激光焊接是无接触的,对血管组织的损伤较轻。血管内膜能够保持光滑,可降低血栓和动脉瘤等并发症发生率。

③ 异物反应小。因为没有缝线或缝线少,血管壁中异物少,在接合口上不出现诸如长肉芽之类的异物反应。

④ 缝合质量比较好。血管的接通率达到90%以上,直径稍大的血管(大于1mm),畅通率达到100%。具有愈合速度快,吻合口抗感染力强。

⑤ 适用范围宽。用于深部组织的血管吻合(如颅脑)比缝合法容易,可用于直径小于0.5mm的血管,而缝合法则比较困难。

此外,激光焊接血管手术简便,容易掌握。

(2) 使用的激光器和工作参数　用于焊接组织的激光器主要有3种:CO_2激光器、Nd:YAG激光器和氩离子(Ar)激光器。不同激光器输出的激光波长不同,而不同的激光波长与组织作用的效应有些不同。

Nd:YAG激光波长为1.06 μm,水份的吸收较弱,穿透组织能力强,达4 mm;凝固效率高,但易产生较深部组织的热损伤,适用于焊接管壁厚、需对抗较大张力的组织,如大动脉、肠管、皮肤等。焊接血管所用激光功率根据动、静脉的结构不同而有所不同,一般来说,焊接小血管用5～12 W,焊接大血管(外径大于1.5 mm)用15～20 W。激光光斑直径大约0.5 mm。

CO_2激光器输出的激光波为10.6 um,其光能极易被水份吸收,组织穿透力弱,仅大约0.1 mm,仅产生组织表层焊接效果,深层组织损伤少。但组织焊接的牢固度较差,多用于小血管、输卵管等组织。焊接小血管使用的激光功率是5～15 mW,小激光光斑直径(小到90 μm);焊接大血管使用的激光功率为40～120 mW,光斑直径较大,可增大至0.15 mm。

一般小血管用氩离子激光波长约为0.5 μm,属可见光,其激光能量主要被血红蛋白、黑色素等组织吸收,其穿透组织能力介于前两者之间,为1 mm,左右。有较强的凝固组织作用,目前主要用在大血管的焊接,取得了较好的结果。使用的激光功率一般在170 mW～1.5 W,激光光斑直径为0.2～0.4 mm。

焊接质量与使用的激光能量、光斑大小以及光束照射时间,尤其是激光能量密度有关。能量密度是激光能量与激光束直径的比值,合适的激光能量密度是达到要求的焊接效果而具有最少的组织损伤。过高的激光能量密度有时也能达到焊接的效果,但可使组织过度热损伤和焦化,以后会引起焊接处更多的纤维化和狭窄;而过小的激光能量密度往往难以达到满意的焊接效果。CO_2 激光焊接血管的最佳激光能量密度为 $133\sim216\,\text{J/cm}^2$。在一定的总能量密度下,缩小光斑面积可减少焊接处周围正常组织的损伤,一般要求光斑直径在 0.1 mm 内,但太小则不利于操作。采用低的激光能量密度和较长的光照时间有利于胶原的融合而产生好的焊接效果。

另一个重要因素是照射时间。一般功率大、穿透力强的激光,照射时间短;低功率、穿透力弱的则照射时间延长。实际上,激光与被血管组织间的生物学效应是错综复杂的,除与激光器的性质、功率、照射时间、能量密度有关外,还与血管壁的机械、热学、光学性质,以及色素及水份含量等,都有关系密切。

(3) 焊接方式　基本上有 3 种,即脉冲式点状照射焊接、连续扫描照射焊接和激光束环形分布照射焊接。第一种方式用可见光激光束,如可见光氦-氖激光束。在可见光半导体激光引导下,首先对焦及固定照射位置,然后根据血管和焊接条件,在定时装置控制下,将激光聚焦后照射在血管吻合口处。循环一周,照射数点,以完成血管焊接。第二种方式采用微尺度控制激光束,在血管焦点处做扫描运动,实施焊接。第三种方式利用光路转换方法,首先将激光器输出的点状光束转换成线状光束;再在线状光束的光路上放置一弧面反射镜,将线状光束聚焦;当血管放在弧面反射镜上方某一特定位置时,入射光束和经弧面反射的光束将均匀地照射在血管的圆周上,对血管实施环形、均匀照射并焊接。前两种工作方式的主要缺点是,要求激光束聚焦准确,焦点不准时,不但在血管上的光斑直径改变,而且能量密度也发生变化,焊接不够均匀,手术时间也较长;第三种工作方式能够比较快速地实现血管焊接,提高了焊接质量。

由于被截断的血管不呈圆形,将两断端拉拢对合,需要使用血管内支撑物。采用在血液中快速溶解的医用可溶性材料,制备不同类型的血管内支撑物并在模具上高压成形。

3. 激光视网膜焊接

视网膜脱离是眼科常见的致盲性眼病之一,治疗的关键是封闭视网膜裂孔。当视网膜出现裂孔时,液态的玻璃体会通过裂孔进入视网膜下,造成视网膜剥离,视力急剧减退。通常是用电焊接办法封闭裂孔,并放出积聚的液态物使视网膜恢复到原来的位置上。这种手术很精细,成功率不是很高。

激光束从瞳孔射入眼内,凝固裂孔周围的蛋白质,将视网膜与下面的脉络膜紧紧黏连起来。恢复视力而且不出现角膜热灼伤性损害,裂孔封闭牢固,可防止裂孔附近视网膜脱离。

用半导体激光(波长为 810 nm,功率为 200～300 mW)在 113 例(113 眼)玻璃体视网膜显微手术中封闭原发性及医源性视网膜裂孔,疗效良好。其中,男性 76 例,女 37 例;年龄 12～76 岁,平均 48.7 岁。右眼 61 例,左眼 52 例。手术前视力 HM 19 例,FC 43 例,0.01～0.04 的 39 例,0.05～0.25 的 12 例。手术术前 PVR 分级:C2 级 16 例,C3 级 57 例,D1 级 35 例,D2 级 5 例。

一次手术视网膜裂孔封闭 95 例,占 84.1%(95/113)。18 例视网膜裂孔未封闭,其中 9 例再次手术光凝后裂孔封闭,3 例 3 次手术光凝后裂孔封闭,视网膜复位。总的视网膜裂孔封闭率 94.7%。

用氩离子激光凝固封闭 28 例(28 眼)老年患者视网膜裂孔,也获得了良好的效果。男性 12 例,女性 16 例,年龄 52～68 岁,平均 60 岁,既往无眼病史,无近视史。出现马蹄形裂孔的 23 眼(占 82.14%),圆形裂孔的 5 眼(17.86%),裂孔大小 0.5～1.5PD。治疗时用激光在裂孔外围光凝 2～3 排,光凝点相邻,每排光凝点相错。

使用的激光功率为 150～300 mW,光斑大小 200 μm,曝光时间 0.1～0.2 s,光凝点数 180～460 点。

1 个月后复诊,28 例视网膜裂孔周围光凝斑瘢痕形成,半年后复诊无一例发生视网膜脱离,8 例 3 年后追踪复查,视网膜裂孔封闭好,无再发视网膜裂。

4. 激光输精管焊接

显微外科技术是目前输精管切断后再吻合的标准方法。主要缺陷是,医师需要特殊地训练,手术持续地时间长,有一些目前还不明确的并发症。接触性激光组织焊接已经在动物模型上广泛地研究,逐渐应用于人体。目前就几个研究的结果表明,再通率超过 90%,生育率大约是 35%,没有严重的并发症(精液囊肿、局部水肿或者血肿),这些结果能够与常规的显微外科手术相媲美,而且手术的时间明显缩短。通常使用的

激光是 CO_2 激光和 $Nd:YAG$ 激光。

5. 激光焊接皮肤切口

传统的人体皮肤切口吻合修复主要采用丝线结节缝合和皮内连续缝合。虽然皮内缝合可消除切口的"蜈蚣"状外观,但切口愈合后的痕迹、瘢痕仍较明显。若皮肤切口位于面、颈部和四肢等处,会影响美观。应用可吸收线和化学胶能使吻合手术后的瘢痕有所减轻,但仍未减到理想程度。采用激光束能够对人体皮肤切口进行吻合修复,而且临床试验结果显示,激光焊接法优于皮内缝合法及结节缝合法。激光焊接法修复的皮肤切口愈合快,切线痕迹细、平整,瘢痕不明显。

刘铜军、谭毓铨等随机选择 27 例患者,按皮肤切口吻合修复方法分为 3 组。

(1) 激光焊接组 17 例患者,男性 2 例,女性 15 例;年龄 17~63 岁,平均 39 岁。甲状腺腺瘤 7 例,结节性甲状腺肿 5 例,阑尾炎 4 例,乳腺纤维瘤 1 例。切口长度为 4.0~12.0 cm,平均 7.3 cm。用 CO_2 激光进行皮肤切口焊接,激光输出功率为 1.0 ± 0.2 W,光斑直径为 0.23 mm,激光探头距切口距离为 0.5~1.0 cm,每厘米切口连续平均照射 2.5 s。对 2 例切口长度大于 10.0 cm 者,先缝合 2~3 针后再焊接,1 例术后 20 h 拆线,另 1 例术后 24 h 拆线。

(2) 结节缝合组 5 例患者,男性 1 例,女性 4 例;年龄 32~39 岁,平均 36 岁。阑尾炎 3 例,右斜疝 1 例,结肠肿瘤 1 例。

(3) 皮内缝合组 5 例患者,男性 2 例,女性 3 例;年龄 28~38 岁,平均 34 岁。甲状腺腺瘤 2 例,结节性甲状腺肿 2 例,阑尾炎 1 例。皮内缝合方法为连续真皮层下丝线缝合。

手术后 3、7 天和 4 周,观察结果是:手术后 3 天,激光焊接组患者的皮肤切口渗血较少,颜色稍红,平整,有不同程度结痂形成。结节缝合组患者的皮肤切口渗血较多,颜色红,局部隆起,无结痂形成。皮内缝合组患者切口渗血较多,颜色稍红,平整,无结痂形成。

手术后 7 天,激光焊接组患者切口结痂部分脱落,颜色稍红,脱落处切口平整,切线瘢痕细,切口已愈合。结节缝合组患者切口隆起,颜色红,线结痕迹明显,切线瘢痕较宽,切口已愈合。皮内缝合组患者切口平整,颜色稍红,切线瘢痕较宽,切口已愈合。

手术后 4 周,激光焊接组患者切线痕迹平整,颜色接近正常皮肤,切线细，瘢痕不明显。结节缝合组患者切线痕迹高于皮肤表面，颜色红，切线宽，缝线标志明显可见，瘢痕明显。皮内缝合组患者切线痕迹高于皮肤表面，颜色稍红，切线较宽，瘢痕明显。

采用激光焊接皮肤切口应注意以下几点事：

（2）切口内组织彻底止血。激光焊接后的切口虽然通过胶原纤维或蛋白发生交连融合而呈愈合状态，但其抗张强度较低，若切口内渗血渗液较多，可破坏这种交联融合，使切口裂开。因此，激光焊接时要使皮下组织内出血点确切止血。一旦发现切口渗血渗液较多，可另行小切口引流。

（2）禁止吻合切口皮下组织，减少切口张力，以免切口裂开，使切口断缘对合整齐。在激光焊接后的初期，切口抗张强度较低。其抗张强度主要靠蛋白或胶原间相互交连融合维持。以皮内缝合法和结节缝合法吻合的切口，因为有缝线维持，其初期抗张强度较高。

（3）手术前注意手术区皮肤清洁，手术后及时更换敷料。切口感染会导致切口修复失败，愈合的切口痕迹更明显。必要时可静脉注入抗生素，预防术后切口感染。切口敷料有渗血渗液者，应及时更换敷料，以免细菌在敷料内繁殖。此外，激光焊接时，应将皮肤切口断缘对合整齐，这既有利于焊接实施，又可减轻瘢痕的形成。

6. 激光焊接神经

周围神经伤断是临床上常见的损伤，而缝合修复断裂的神经是现代显微外科的重要技术。胶体主要神经干的损伤引起肢体功能全部或部份丧失，给患者带来很大痛苦；面神经从中枢到末梢之间的任何部位受到到损伤，皆可导致部分性或完全性面瘫，引起患者面部肌肉萎缩和颌面部畸形，影响患者身心健康及生活质量。修复损伤的外周神经干、面神经，并使其恢复功能，是骨科医生遇到的重要课题。

传统的神经吻合修复技术主要是缝合法，操作复杂，费时，而且对神经组织有较大刺激，遗留线结会造成异物反应。白求思医科大学口腔医学院对一名面神经外伤离断的患者施行了激光吻合治疗，收到了满意疗效。患者左面部被刀刺伤，临床诊断左腮腺区刀刺伤伴左不全面瘫。按原切口切开皮肤向深分离进入腮腺，见面神经上、下颊支，用激光吻合，一周后患者全愈出院。半年后患者复查，双侧颜面对称，门角颊部表情运动对称，双睑完全闭合。

试验结果显示，激光焊接神经组织较传统缝合法有多方面的优越性，

其传导性恢复好,功能恢复快,神经传导速度快于线缝合吻合的神经。其主要原因可能是:

① 激光照射吻合口后,两断缘立即交连融合在一起,有利于神经电位的传导;而手法缝合者,两吻合口间有一定的间隙,会减慢传导速度。

② 激光焊接吻合神经时,进针数和缝线数均较线缝合者少2/3,故对神经纤维造成的损伤轻,神经纤维结构破坏轻,有利于神经的传导。

③ 激光焊接的神经愈合速度快,炎症反应轻,不易形成神经瘤;而手法缝合侧神经愈合慢,炎症反应重,会减慢传导速度。

④ 神经纤维直径是决定传导性的主要解剖因素。神经纤维直径与神经内的电阻成反比,即神经纤维直径小,电阻大,产生的局部电流小,传导性差;反之传导性好。激光焊接神经是外膜的胶原或蛋白交连融合,吻合口外径无明显变化;而手法缝合者缝合3针后,吻合口外径较原来缩小1/3。因此,激光焊接后的神经传导速度要比手法缝合者快。

⑤ 激光焊接者动作电位幅值大于线缝合者。神经的传导性决定于动作电位幅值大小,幅值越大,传导性越好。

⑥ 激光焊接神经,吻合口两断端立即融合在一起,而且愈合快,激光焊接侧的神经动作电位持续时间较短。而神经的传导性取决于动作电位持续时间,动作电位持续时间越短,传导性越好;反之,传导性差。

神经损伤后的再生修复受到很多因素的影响,如年龄、修复的时间、方法、生物因素等,最重要的还是生物因素。神经损伤后,在神经生长因子(NGF)的作用下 近心端的残端会选择性向同源的远心端神经生长。但是,周围的一些不利因素会阻碍其生长并形成神经瘤,使得近心端和远心端不能顺利会合。为此,有关专家提出了套管法,神经的两端均在套管内,有效地隔离了神经与周围的不利因素,为神经的生长提供了一个优良的环境,避免了神经瘤的形成。不过,套管属于异物,容易发生免疫排斥反应,需要选择合适的可降解的生物材料制造套管。

四 激光打孔手术

1. 治疗心脏病

激光打孔是治疗心脏病的新手术。冠心病、心肌梗死等心脏病大多是冠状动脉血管病变,造成心肌内血流不畅、血流减少、心肌组织氧气和养分供应不足,因此感到胸闷、心绞痛等不适,严重时导致死亡。在左心室心肌上针刺形成许多血液通道可以防止心肌缺血,但针刺孔道在48 h内就会愈合闭塞,不能长期畅通,因此治疗效果不好。激光在心肌缺血部位打孔,能产生长期畅通的供血孔道,有效地改善缺血心肌的灌注,消除心绞痛等症状。

(1) 治疗机理　用高功率脉冲激光在人的左心室壁缺血心肌上打出15～35个直径为1 mm的穿透孔道(剩余激光能量将被血液吸收),孔道穿过缺血心肌达左心室。每个激光脉冲穿孔后的心外膜表面通常会在几分钟内自动闭合。一段时间后,心肌外壁层愈合,但里面穿孔的孔道仍存在,以后在每个孔道周围还可形成许多侧枝,这些侧枝形成心肌中血液的新循环。时间长了,一些孔道会闭锁,炭化层可全部消失、纤维化,但纤维化的心肌区域会出现一些薄壁管腔较大的新生血管。

(2) 治疗参数选择

① 激光功率。常用CO_2激光器和Er:YAG激光器,前者输出波长是10.6 μm,后者输出的激光波长是2.94 μm。心肌组织中水的含量很大,这两个激光波长处于水的强吸收带,因此,在激光照射下,心肌组织将产生强烈气化,形成激光孔道。这两种激光都能很好地层层气化心肌组织,产生细直的激光孔道,并且能够控制激光参数来控制打孔深度。打孔时间一定时,孔深随激光功率的增大而增大,但是,深度增加幅度在减小。这是因为心肌组织的气化只能是一层一层地进行,功率密度的增加导致气化一层心肌组织所需时间的减少是有限的。其次,随着孔深的增加,激光束的发散也将导致激光气化心肌组织的能力减弱。要在35～50 ms内完全贯穿心室壁,要求激光进入到组织的功率在800～1 000 W。

② 激光脉冲宽度。为了适应在活体心脏上操作,使剩余的激光能量被心室内血液完全吸收,激光发射应在心脏充盈期内,从心电波形上看,是在R波峰值之后和T波到来之前发射。正常人R波与T波间约间隔150 ms,但心脏病人有很大偏差。为可靠起见,选取脉宽为35～50 ms对所有病人是安全的。

③ 孔道直径。孔道太细会很快闭合,太粗则会大量失血,一般取直径1 mm左右。激光作用后心外膜表面会在几分钟内自动闭合,只有少数孔道口需要缝合止血。

④ 打孔数量。孔过密,孔道会因热损伤大,导致心肌烧灼,过少又不

足以供给心肌需要的血液。一般根据症状打 15~35 个孔道。

此外,手术效果还与孔道分布、激光离焦量、激光脉冲个数等有关,打孔深度与脉冲峰值功率成正比,孔道的直径和形状与光束聚焦位置和激光脉冲个数有关。

采用 CO_2 激光打孔手术治疗了 8 例缺血性心脏病,这些患者不宜做冠状动脉旁路移植术(CABG)、经皮腔内冠状动脉成形术(PTCA),最大限度药物治疗无效。这 8 例患者中,男性 6 例,女性 2 例,年龄在 47~63 岁之间,平均 54.8 岁。主要症状为心悸、心前区压榨感、心绞痛。4 例存在陈旧性心肌梗死,合并高血压病 3 例,糖尿病 1 例。按 CCS 标准评判心绞痛分级,Ⅱ级 2 例,Ⅲ级 2 例,Ⅳ级 4 例。NYHA 心功能级别在Ⅰ~Ⅲ之间。冠状动脉造影显示 3 支病变者 6 例,2 支病变者 2 例,狭窄程度为 75%~100%,其中 6 例系远端弥漫性多支多段狭窄。

在气管内插管静脉复合全麻后,监测桡动脉压、中心静脉压及心电图,取左胸第五、六肋间前外侧切口,开胸后于膈神经前 1~2 cm,平行于膈神经切开心包,充分暴露左心室前壁、侧壁及心尖,确定激光打孔部位。激光束垂直于心脏表面心肌缺血区,激光脉冲由病人 R 波触发,分别在左心室前壁、侧壁、下壁、后壁打孔,孔的间距为 1 cm,打孔后激光孔道外膜出血处用纱布压迫止血。为避免引起心律失常,用少量利多卡因喷洒心脏表面,打孔完后胸腔放置闭式引流管,常规关胸。8 例患者分别打孔 23~30 个,平均手术时间为 (120 ± 30) min。

8 例术后无死亡。与手术前比较,患者的心绞痛级别(CCS)降低,手术前是 3.33 ± 0.82,手术后降为 0.83 ± 0.41;心功能状况(NYHA)级别降低,由手术前的 1.67 ± 0.81 降为 1.16 ± 0.41;硝酸制剂治疗量明显减少,由手术前的 71.66 ± 24.01 降为 41.67 ± 16.02,超声心动图(UCG)静息状态下左室射血分数(LVEF)较术前增高($P<0.05$),室壁运动指数(WMSI)下降,由手术前的 1.93 ± 0.27,下降为 1.53 ± 0.15;UCG 静息状态下左室射血分数(LVEF)较术前增高,由手术前的 0.44 ± 0.05 升高到 0.47 ± 0.22;最大多巴酚丁胺耐受量增加,由 12.5 ± 2.74 增加到 15.83 ± 2.04。核素心肌显像(SPECT)显示多数患者缺血范围不同程度缩小,心脏舒缩功能改善。

2. 激光打孔治疗面部瘤

面部脂肪瘤、粉瘤以及囊肿等是临床常见病,多发病,以往采取手术刀切除缝合，手术后往往留有明显瘢痕，尤其面部瘢痕影响患者的外在形象，严重者甚至产生自卑心理。激光打孔治疗瘤、囊肿，创伤小，不影响美观。

五 激光 3D 打印医疗技术

激光 3D 打印技术已经广泛应用于工业制造领域，也拓展至医疗行业，并发展成为精准医疗新技术，包括个性化手术方案设计、精确手术前模拟、手术可能出现问题的预判及解决预案、高精度高效率的手术实施以及设计的个性化手术器械，更能高效且精准地辅助手术。

1. 基本工作原理

激光 3D 打印实质上是通过计算机辅助设计软件，使用特定数字切片处理，生成数字化模型文件（STL），然后运用 3D 打印机，将粉末态、液态、丝状的金属或有机材料逐层添加，最终"打印"出立体物件。制造工作过程主要包括 4 个环节，即三维建模、模型分层、逐层打印和后期处理。

2. 主要特点

（1）无模具制造　3D 打印生产工艺不需要模具，有利于进行小批量、个性化的制造。个性化最大的应用领域就是医疗，广泛应用的隐形牙套就是激光 3D 打印技术个性化制造的典型案例。骨骼有着人种、性别、年龄等因素的影响，是典型的个性化手术。采用激光 3D 打印技术制造合适的人造骨骼，最为合适了。

（2）制造原材料形式多样化　基于无模具生产的特点，激光 3D 打印技术制造可实现不同产品线无缝切换。

（3）数字化分层制造　分层式制造将三维物体的体加工降维到二维的面加工，在精度允许的条件下，几乎可以实现任意复杂形状制造。针对病情不断发展的病患，可以实现远端数字化设计、解决方案，并在本地完成生产，免去了产品的运输时间，为患者赢得了宝贵的时间。利用 3D 打印技术

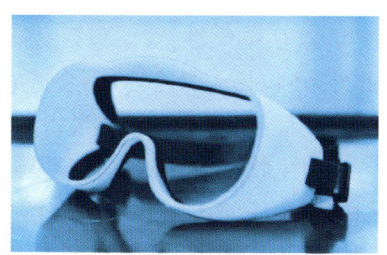

图 3-2-6　激光 3D 打印技术制作的护目镜

生产的医用护目镜,不仅生产速度快,密封度高,重量只有普通护目镜的3/4,而且还可根据个人面部数据实现个体化定制。

此外,还可共享数据模型,利用云制造平台实现网络协同生产,提高并行生产效率,满足更大量级的批量需求。

3. 打印材料

医疗领域的激光3D打印料有别于工业生产用的材料。

(1) 对打印材料的基本要求　医学领域使用的3D打印材料主要有两方面要求。

① 可激光3D打印性:指材料能够在空间和时间维度上实现精准可控的激光增材成型,即必须在一定的时间内精确地沉积在指定的空间内。该项性能直接关系成型的医疗器件是否能达到期望的结构和尺寸精度。不同的打印工艺对材料的可打印性要求不同。载细胞生物打印的参数,如打印喷头尺寸,会直接影响材料内细胞所受到的剪切应力及材料沉积形成3D结构所需时间。因此,在考量材料的可打印性能时,应同时考虑材料对细胞活性的保护能力。因而材料宜具有低热导率或具有热缓冲能力,这有利于维持细胞活性和功能。

生物墨水是典型的软性激光3D打印材料,其可打印性通常包括3层含义:黏度能调控,比如通过温度、剪切应力等。在打印前是流体或半流体状态,以避免堵塞打印机喷嘴;打印后要能迅速固化以保持其形状。拥有或能找到针对该材料的激光3D打印窗口或工艺参数区间。

其次,材料应该是具有一定的力学强度,具备一定程度抵抗外界作用力,能维持打印件形貌结构。例如,构建组织器官时,应根据不同靶组织器官(如皮肤、肝脏、软骨、骨等)所需的结构力学环境,选用具有相应力学特性的激光3D打印材料。

② 生物学性:主要包括良好的生物相容性、降解特性和仿生功能性。此外,还包括无毒害性,不会造成人体组织畸变,不致癌,不破坏临近组织结构和性能,不引起人体过敏反应等。

对生物相容性的认识已从最初要求材料能够与组织器官共存,且不引起宿主任何不良的局部或系统反应,发展到植入材料需要与宿主产生积极的相互作用,包括与宿主组织和/或免疫系统的相互作用,以达到调控宿主细胞、组织和器官活性与功能的目的。当然,对于不同的治疗对象,其生物相容性要求也有差别。制造体外辅助医疗物件,如体外使用的医学模型、医疗器械、康复辅助工具、假肢、手术导板等,对材料的生物相容性要求相对较低;而制备植入性医疗物件(如骨骼、软骨、关节、牙齿、义眼等永久植入替代物)、组织工程支架以及含细胞的组织器官替代物,对生物相容性的要求比较高,要求材料具有良好的生物相容性。

生物相容性主要受材料的化学组成、结构形态(如多孔结构/丝状结构)、表面特性(如亲疏水性)、表面电荷,以及材料的力学性能、物理化学特性等因素影响。为提高激光 3D 打印材料的生物相容性,可以对材料进行一些改造,例如进行表面改性。如改变材料拓扑结构(包括微纳米尺度结构)、调控材料表面亲疏水性等。有关研究资料显示,较强的亲水性或较强的疏水性都有可能提高材料的生物相容性。此外,改变材料表面的电荷强度,以及制备活性分子的表面涂层等,也能够改变材料的生物相容性。不同类型材料的杂化,如结合天然与合成材料二者的优点,可在改善材料力学性能等的同时,提高材料的生物相容性。通过仿生学原理,制备与生命体具有相同或相似结构与性能的材料。制造复合材料,如将高分子材料与纳米材料/生物活性因子等复合,可制备生物相容性材料。

理想的生物激光 3D 打印材料植入人体内后应当随着细胞的增殖及细胞外基质(ECM)的产生而逐渐降解,且降解速率应当与细胞产生 ECM 替换植入材料的速率以及新组织生成速率相匹配。降解产物也应无毒、易于代谢、能够迅速排出体外。有害的降解产物通常包括小分子量蛋白质或其他能够改变机体局部 pH 值、温度的物质等,以致对细胞的生存和功能产生不良影响。

向材料中加入细胞活性配体或将仿生组分加入到生物激光 3D 打印构建件中,可显著地改善内源和外源细胞的黏附、迁移、增殖和功能表达等;构建体的微纳尺度环境特征会直接影响细胞的形态、增殖及分化等生物作用。为制造具有特定生理功能的打印材料,ECM 是最好的仿生对象。精准调控功能性材料,实现特异性 ECM 的体外复制,是构建具有仿生特性材料体系的一个重要发展方向。

生物激光 3D 打印仿生的另一个方面,则是通过打印细胞或细胞聚集体,产生并沉积 ECM,自发构建适合细胞生长的微环境,促进自身功能的发挥。

(2) 主要材料　主要是生物医用材料,包括高分子材料、可降解金属和活细胞等,是能够植入生物体或与生物体结合的材料。

① 高分子材料:尤其在载细胞激光 3D 打印中有巨大的应用价值,已成为发展最快的医学类激光 3D 打印材料。高分子材料需要经过特殊处理,加入黏合剂或者光固化剂,对材料的固化速度、固化收缩率等有很高的要求。用于医学激光 3D 打印的高分子材料可分为合成高分子材料和非合成高分子材料,目前使用的主要有:

(ⅰ) 合成高分子材料:

聚乙交酯(PGA)又称为聚乙醇酸或聚羟基乙酸,是由环氧乙烷与水或乙二醇逐步聚合得到的一类水溶性聚醚,属于两亲性聚合物,既溶于水,又溶于绝大多数有机溶剂,且生物相容性好,无毒,免疫原性低;生物降解速度快,可通过肾排出体外,不会积累在人体内。

聚丙交酯(PLA)是一种线性热塑性脂肪族聚酯,具有良好的可生物降解性和生物相容性,在特定条件下可完全降解,最终产物为二氧化碳和水。它还具有较好的热稳定性、抗溶剂性,以及优异的光泽度、透明性和一定的耐菌性、阻燃性。在骨组织工程中有很大应用潜力。PLA 圆盘以及多孔笼在多种类型的细胞(成骨细胞、成纤维细胞和内皮细胞)均表现出良好的存活性、扩散性和增殖性;装载有 SDF-1 胶原蛋白的 PLA 笼子能够很好地支持内皮细胞的生长并诱导新血管形成。制造 PLA 的主要原料是淀粉,利用淀粉分解出的葡萄糖发酵得到乳酸,再聚合得到 PLA。这种材料的激光 3D 打印温度范围宜控制在 200~400℃,热床温度范围控制在 55~80℃,可以确保材料尺寸稳定、打印流畅以及表面光洁等性能。

聚己内酯(PCL)又称为聚 ε-己内酯,是一种半晶型高聚物,常用于制作生物支架,广泛应用于硬组织工程领域。这种材料是 ε-己内酯开环聚合的产物,溶点为 60℃,其重复的结构单元上有 1 个极性的酯基和 5 个非极性的亚甲基。分子链中的 C—O 和 C—C 能够自由旋转,使 PCL 具有很好的柔性和可加工性。PCL 具有较强的疏水性和结晶性。与大多数高分子材料类似,除了主链端基外,其分子骨架缺少供生物功能分子和/或细胞识别的功能基团。因此,以 PCL 为基质构建的生物医用材料不利于细胞在其表面的黏附生长,需要化学和生物改性。对 PCL 的改性修饰主要包括:以单纯 PCL 为基质材料制备二维或 3D 支架材料,然后在材料的表面进行改性修饰;直接在 PCL 主链上修饰侧链基团。

乙交酯-丙交酯共聚物(PLGAP)由两种单体——乳酸和羟基乙酸随机聚合而成,具有良好的生物相容性,无毒,良好的成囊和成膜性能。降解产物乳酸和羟基乙酸也是人体代谢的副产物,应用在医药和生物材料中时不会出现毒性副作用。通过调整单体比,可以改变 PLGAP 的降解时间。

聚芳醚酮(PAEK)是具有较高结晶度和优异热力学性能的特种工程塑料,具有十分优异的力学性能,与天然骨相似,可用作外科手术重建、制造解剖模型或患者特异性植入物。

(ⅱ)非合成高分子材料:

这是从自然界的生物材料中提取的材料。合成高分子材料都是没有生命的,而这类则是有生命的,如把活细胞当作打印材料,打印出由细胞构成的三维结构,用于研究和治疗组织再生、研究疾病发生原因和药物作用等。

胶原是动物组织最主要的构造性蛋白质,也是 ECM 最重要的组成成份。胶原具有很低的免疫原性、良好的生物相容性及可生物降解性,广泛应用于组织工程与再生医学等领域。如利用胶原模拟真皮基质,负载角质形成细胞和成纤维细胞,通过激光 3D 打印技术构建仿表皮和真皮结构的多层皮肤组织。有关组织学和免疫荧光资料显示,用这种材料打印制造的皮肤组织,在形态学和生物学上与天然人体皮肤组织相似,可用作皮肤病生理学研究模型;利用高密度胶原水凝胶,通过激光 3D 打印可以制造出非均相半月板结构,在体外培养中可保持其几何形状及细胞活性达 10 天。

明胶是胶原经部分水解而得到的一类蛋白质,与胶原具有同源性,具有良好的水溶性、可生物降解性、生物相容性和低抗原性。明胶溶液具有温度响应性,可在低温环境下凝胶化(凝胶化具有浓度依赖性)。不同浓度的明胶及其与高分子材料的混合物已用作生物激光 3D 打印材料。明胶的改性产物,如光反应性甲基丙烯酰化明胶,也常用做生物激光 3D 打印材料。明胶可作为激光辅助生物 3D 打印的能量吸收层。明胶的凝胶的光学吸收系数较高,特别是在达到最佳激光 3D 打印类型/质量时,可降低打印成型所需的激光能量密度;其次,能够提高打印制造的生物件品质,打印制作后细胞活力提高了 10%,DNA 双链断裂减少了 50%。明胶能量吸收层还有助于降低激光 3D 打印材料的液滴尺寸和平均射流速度。

海藻酸又称为海藻酸盐,是从褐藻中提炼的一种阴离子天然多糖,与人体天然 ECM 中的糖胺聚糖类似。海藻酸具有低细胞毒性及良好的生物相容性,在生物医学中得到了广泛应用。可在温和的生理条件下快速胶凝化而不产生有害的副产物,具有快速物理凝胶化和广阔的可调黏度,已广泛用作生物激光 3D 打印天然聚合物,如将软骨祖细胞包裹在藻酸盐中,通过同轴喷嘴系统,可打印制造出具有良好机械性能和生物学特性的载细胞中空管状构建体。将人脐静脉平滑肌细胞(HUVSMCs)装载在海藻酸盐中,使用同轴喷嘴的激光打印方法可构建脉管系统导管。使用基于液滴的生物激光 3D 打印方法,可打印制造脂肪组织中血管基质部分(SVF)的细胞聚集体,包封的细胞均匀地分散在海藻酸构建体中,并保持良好的细胞活性。

透明质酸(hyaluronic acid,HA)是天然 ECM 中的一种非硫酸化糖胺聚糖,以其独特的分子结构和理化性质,在机体内显示出多种重要的生理功能,如润滑关节,调节血管壁的通透性,调节蛋白质、水电解质扩散及运转,促进创伤愈合等。尤为重要的是,HA 具有特殊的保水作用,是目前发现的自然界中保湿性最好的物质,是理想的天然保湿因子。溶于水后,具有黏性,黏度随浓度和相对分子量增加而增加;当剪切速率增加时,HA 分子需要更长的弛豫时间才能重新定向,表现出黏度降低效应,其非常适合用作需要高黏度和良好流变性的生物激光 3D 打印材料。

葡聚糖因其无毒性和亲水性而广泛用于组织工程。利用 HA 和羟乙基甲基丙烯酸化葡聚糖(dex-HEMA)制备出具有多糖半互穿网络的聚合物水凝胶,经光反应交连后该凝胶具有良好的黏弹性和假塑性,且机械性能与天然组织的机械强度很好匹配。利用该水凝胶体系装载软骨细胞进行激光 3D 打印,成型后的软骨细胞具有优异的生物学活性。基于热敏明胶和氧化葡聚糖的分离机制,可在生理 pH 值范围内调控其凝胶时间,该水凝胶的易处理性、热敏物理凝胶特性和延迟的化学交连增强作用,使其成为很好的生物激光 3D 打印材料。

琼脂糖在水中加热到 90℃以上溶解,温度下降到 35~40℃时形成良好的半固体状的凝胶,这是其能够用于生物激光 3D 打印的主要特征。经优化后具有 50%(体积分数)基质胶(Matri-gel)和 3%(质量分数)琼脂糖的混合水凝胶,表现出最好的激光 3D 可打印性,很好地支持细胞黏附和生长。装载人脐静脉内皮细胞和人皮肤成纤维细胞,打印的成型件孵育 14 天后,在琼脂糖-Ⅰ型胶原复合水凝胶中观察到明显的毛细血管网形成。

壳聚糖又称为脱乙酰甲壳素，是由自然界广泛存在的几丁质（chitin）经过脱乙酰作用而得到的。物功能性和相容性、血液相容性、安全性、微生物降解性优良，已被各行各业广泛关注。在酸性条件下制备的壳聚糖生物墨水，成型后会有残留的酸，有助于减少由收缩引起的变形。中和处理后，利用激光打印制造的三维结构仍然保持其形状。

纤维蛋白原是一种由肝脏合成的可溶性糖蛋白，具有很好的生物相容性、可生物降解性和非免疫原性，可诱导细胞附着、增殖和形成 ECM。利用纤维蛋白-胶原蛋白，并将喷墨打印与静电纺丝结合起来，可以改善用于软骨组织工程的最终构建体的性能，软骨细胞在该构建体成型一周后的存活率仍超过 80%，能够很好地维持其增殖等生物学特性。

蚕丝蛋白又名丝素蛋白，是从蚕丝中提取的天然高分子纤维蛋白，具有低免疫原性和良好的生物相容性，在生物医用材料领域应用广泛。使用甲基丙烯酸缩水甘油酯（GMA）将蚕丝蛋白进行甲基丙烯酸化处理，制备的 Sil-MA 水凝胶具有良好的机械和流变性能，并且可以改变 Sil-MA 含量来调控其性能。利用这种 Sil-MA 材料成功打印出高度复杂性的器官，包括耳、气管、心脏、肺和血管；以丝素蛋白与明胶、BMSC 特异性亲和肽结合为材料，打印出结构和功能优良的生物支架。丝素蛋白和明胶的结合很好地平衡了支架的机械性能和降解速率，以匹配新软骨生成。这种双重优化的支架在膝关节软骨修复中表现出优异的性能。

② 金属材料：具有很好的综合力学性能（强度、韧性、抗疲劳性能）和良好的加工成型性能。医用金属材料也是一种性能良好的植入材料，在骨科（骨钉、骨板、髓内钉）、齿科（种植体、矫正丝）和心血管疾病治疗（血管支架、封堵器、瓣膜）等领域有应用潜力。相较于通常医用的高分子材料，金属材料具有比塑料更好的力学强度、导电性以及延展性，在硬组织修复领域具有天然的优越性。临床应用的医用金属多为惰性材料，包括不锈钢、钴基合金和钛基合金等。应用于激光 3D 打印技术的医用金属材料要求较高，除上面提到的打印材料基本要求外，还包括纯净度高、球形度好、粒径分布均匀、氧含量低、粉末粒径细小、具备良好的可塑性、流动性好等性能特点。植入材料在完成其力学和生物学功能后，逐渐降且降解产物被人体吸收。可降解金属主要有镁基可降解金属、锌基可降解金属、铁基可降解金属等。镁基可降解金属材料存在的主要问题是在体内降解速率过快，在组织完全修复之前其力学性能便大幅度降低，甚至结构

完整性遭到破坏。在材料上采用不同的涂层,能够在一定程度上减缓镁基材料在植入初期的降解速率,而且通过选择涂层,还能够实现不同的生物功能,例如促进成骨活性、降低炎症反应、促进血管内皮细胞增生、抑制血管平滑肌细胞生长等,提高其生物相容性。锌基可降解金属和铁基可降解金属材料的耐腐蚀性强于镁基可降解金属材料的,但其在体内通常降解速率过慢,在组织功能恢复之后还残留在体内,因而需要精确调控这些材料的降解速率。

（ⅰ）镁基可降解金属:Mg^{2+}是人体内含量第四的阳离子,Mg 也是人体必需的金属元素。Mg^{2+}具有重要的生理功能作用,参与体内各种各样的生化反应。作为酶的辅助因子,Mg 能够参与能量的合成和代谢,辅助蛋白质以及核酸的合成。此外,Mg 还在维持线粒体膜的结构和功能完整性中起着重要作用。Mg 及其合金在植入人体后不会引起急性反应,也没有发现明显的炎症反应,降解还能够促进骨愈合。然而,纯 Mg 的力学性能较差,往往达不到临床应用中的要求。合金化是一种比较常见提高合金性能的方法,合金元素可以通过固溶强化、析出强化以及晶粒细化等方式提高合金的力学性能。目前已经开发的镁合金体系主要有 Mg-Ca、Mg-Zn、Mg-Sr、Mg-Si、Mg-Li、Mg-Mn 和 Mg-RE(稀土)等。

（ⅱ）锌基可降解金属:Zn 元素也是人体必需的微量元素之一,对人体的骨骼生长发育、心血管健康均发挥着不可替代的作用。纯 Zn 的力学强度较低,脆性较大,达不到血管支架应用要求。合金化也是提高 Zn 力学性能的常见手段,要求在提高力学性能的同时,保证锌基合金的生物安全性。目前主要的锌基二元合金有 Zn-Mg、Zn-Ca 和 Zn-Sr 等,主要锌基三元合金有 Zn-Mg-Ca、Zn-Mg-Sr 和 Zn-Ca-Sr 等。

（ⅲ）铁基可降解金属:纯铁是一种可降解材料,易腐蚀降解。纯铁具有较高的塑性变形能力,较高的力学强度也能提供高的支撑强度,在心血管支架领域具有重要应用价值。纯铁材料具有较好的生物相容性,但是其降解速率对于临床要求来说还是太慢,与临床要求的降解速率不匹配。铁磁性会对一些医学成像检测,包括核磁共振成像(MRI)等产生影响,因此需要改变铁基材料的化学组成、显微组织结构等。目前,已经报道的新型可降解铁基合金主要有 Fe-Mn、二元 Fe-X(X=Mn、Co、Al、W、Sn、B、C、S)、Fe-Mn-Si、Fe-Mn-C、Fe-Mn-Pd 以及 Fe-Mn-

C-(Pd)等。铁基复合材料也能够加速纯铁基体的降解,按照添加元素的不同,铁基复合材料可以分为两类:一类是铁与金属的复合,包括Fe-W、Fe-Pd、Fe-Pt、Fe-Ag、Fe-Au[156]等;另一类是Fe与非金属的复合,包括Fe-CNT(碳纳米管)、Fe-Fe_2O_3、Fe-HA、Fe-TCP(磷酸三钙)、Fe-BCP(双相磷酸钙)等。

③ 生物复合材料:生物医用材料之间都可以相互复合,用于激光3D打印技术,而且与单一组分或结构的生物材料相比,生物复合材料的性能还具有可调性。两种或者两种以上的生物复合材料,各组分既可以保持性能的相对独立性,又能互相取长补短,优化配置,大大改善了单一材料的不足。这类材料多用于制造人工器官、修复、理疗康复、诊断、检查、治疗疾病等医疗健康领域,并具有良好生物相容性。

4. 打印技术

根据不同的打印材料,有多种生物激光3D打印技术。医学上使用的主要是激光载细胞3D打印技术,以生物墨水为打印材料,制造接近人体器官、组织真实形状的活性结构,为细胞提供生长的支架。仿生的微环的生物打印技术也广泛应用于组织修复,研究组织发育机制及药物筛选等工作。

选用良好生物相容性的材料模拟构建损伤部位的结构形态,用体外培养的方式使正常的组织细胞增殖,并将细胞与生物材料制成的支架组合,最后复合结构在植入人体后分解和吸收;在此过程中,细胞替代损伤的组织,从而重建和修复创伤或病变部分。利用激光3D打印技术能精确地用负载细胞的生物材料构建出结构复杂的功能组织,与已成型的支架中种植细胞相比,可以获得更高的细胞密度;可控制细胞在微观尺度的排列分布,对于调节细胞行为、细胞间的相互作用、细胞与材料间的相互作用,以及促进细胞最终形成功能组织等,具有十分重要的意义。

(1) 生物墨水 是将活体细胞包裹在水凝胶等生物材料中的混合物。水凝胶等生物材料的作用是保护细胞不受损坏,使细胞分布均匀、防止沉降,打印后为细胞生长模拟体内环境。生物墨水需要具备:生物相容性,可为细胞提供适宜的生长环境;生物降解性,随细胞微环境的调控及细胞增殖分化逐渐降解,活性组织或器官得以重建。还需满足激光3D打印过程中的物理性能和机械性能需求,即可挤出,挤出后可定性,沉积后结构稳定。

① 种子细胞:生物墨水中的细胞供体来源主要是患者自身。需要筛查供体细胞的安全性,包含一般安全性筛查和病原微生物检测。一般安全性筛查主要包括供体的体检结果、既往病史查询、家族遗传病学调查及是否经过异体移植等。病原微生物检测主要通过实验室手段,结果均为阴性才能作为种子细胞。

激光生物3D打印技术与干细胞技术的结合,让自体组织器官再造成为可能,进一步推进了人造移植器官技术的发展,为再生领域的组织修复和器官短缺问题开辟了新的解决途径。用于生物墨水的种子干细胞见表3-2-1。

表3-2-1 载细胞3D打印用的干细胞

干细胞种类	来源	分化潜能	应用
胚胎干细胞(ESC)	原始性腺、早期胚胎	全能干细胞,能够诱导分化成所有组织和器官	根据诱导分化的细胞类型可应用到各方面
诱导性多能干细胞(iPSCs)	成体细胞中导入4种转录因子(Oct3/4,Sox2,c-Myc和Klf4)诱导得到	多向分化潜能,可分化为3个胚层的细胞	分化为骨骼肌祖细胞来治疗肌营养不良;通过分化为神经系统干细胞来治疗相关疾病,如视神经萎缩、线粒体病;建立神经系统相关疾病的模型,如阿尔兹海默病等
脂肪间充质干细胞(ADSC)	脂肪组织	多种类型的细胞:内皮细胞、神经细胞、脂肪细胞、神经胶质细胞、软骨细胞、肌细胞、成骨细胞和胰岛细胞	分泌多种细胞因子以促进血管形成;根据分化方向应用到多方面
骨髓间充质干细胞(BMSCs)	存在于器官基质和结缔组织中	多种间质细胞系	造血作用;特有的增殖模式易在胞内转移和表达外来基因

② 水凝胶:水凝胶是水溶性高分子通过化学或物理交联形成的聚合物,具有3D网络结构,含水量高,生物相容性和力学性能与软组织相似,可以包裹细胞,输送养分和排泄代谢物,常作为装载细胞的生物活性材

料。交连是指液态转变为锁水网络状固态的过程。对水凝胶的基本要求包括：在工作台沉积后能快速原位成型，并维持初始沉积的形状；保持细胞活性和功能；打印成型的支架容易后处理。

有化学固及物理固化两大类型。化学固化型生物墨水主要以海藻酸水凝胶为主。依靠水凝胶前体中的光敏反应基团，如甲基丙烯酸酯或丙烯酸酯，在 3D 打印后通过 UV 光照射实现固化。物理固化型生物墨主要采用温敏型水凝胶和剪切变稀自修复型水凝胶。温敏型水凝胶随着温度的变化会由溶胶转变至凝胶。明胶是这一类型的代表性材料，在较低的温度下为凝胶态，但在 37℃ 左右会液化形成溶胶态。剪切变稀自修复型水凝胶的非共价键和可逆键在剪切力刺激会破坏，剪切力移除后，可逆的相互作用使材料重新恢复强度。剪切变稀也称为切力变稀，是在加工高聚物熔体、高聚物流体等假塑性流体的过程中，表观黏度随着切应力的增加而减小的现象。

（2）打印方式　载细胞激光 3D 打印成型方式主要分为喷墨、微挤压和激光辅助 3 种，如图 3-2-7 所示。工作原理喷墨式激光 3D 打印的技术门槛最低。在常见的喷墨式打印机上，喷嘴末端通过压电效应或者热效应，促使生物生物墨水通过受计算机控制的喷嘴产生液滴，按预先设定的 3D 结构，精准地喷射到可溶解凝胶支撑物上，经固化后形成以细胞为主体的 3D 结构，最后去掉支撑件得到 3D 成型件。目前用于载细胞的喷墨激光 3D 打印技术主要采用热喷墨或压电喷墨技术。热喷墨激光 3D 打印是利用电加热元件（如热电阻）在很短时间（几微秒）内迅速加热生物墨水，产生微气泡。气泡形成时所产生的压力使一定量的生物墨水液滴克

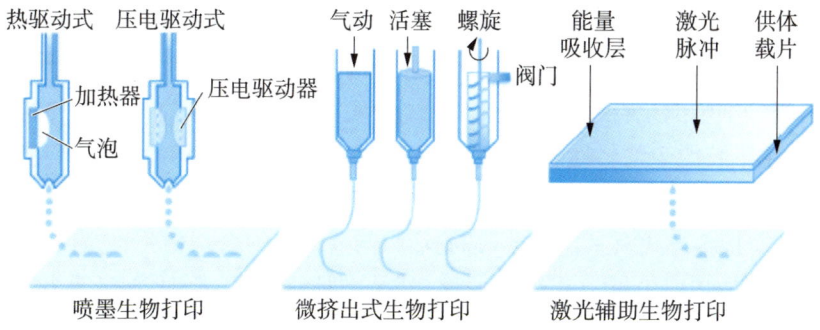

图 3-2-7　载细胞激光 3D 打印方式工作原理

服表面张力被挤压出喷嘴,并在计算机控制下按照已经设计好的结构图样精准地喷射到支撑物上。压电喷墨激光 3D 打印是利用压电陶瓷材料的伸缩形变,喷射生物墨水液滴。喷墨打印机可以灵活地控制液滴的体积和流速,打印精度高,可以打印 $5\sim10\,\mu m$ 的构件。

挤出式的载细胞打印技术的常见做法是,用气泵增压,使管路内部压强比外界大,生物墨水从喷嘴挤出成丝,在计算机控制下喷头沿 X 轴运动,工作台沿 Y 轴运动,将流态丝料传送到指定位置并快速凝固。

激光辅助式打印技术是将生物墨水涂覆在透明玻璃板上的光学吸收层上,形成包括玻璃板-吸收层-生物墨水层的 3 层结构;然后,脉冲激光聚焦在吸收层上,使生物墨水层有一小部分溶液气化膨胀,高压气泡将该处的生物墨水挤离表面形成射流,并沉积在接收基板上。

(3) 影响细胞活力的因素　主要因素有下面几方面:

① 生物墨水特性:理想的生物墨水应具备一定的物理、化学、生物学特性,可为细胞提供合适的微环境,支持细胞的各种活动。水凝胶种类、浓度、黏度、刚度、交连剂类型、交连程度等均会影响细胞的活力。不同种类的水凝胶其生物相容性不同,与人工合成的水凝胶比较,天然水凝胶的生物相容性更好,细胞活力更高。在藻酸盐、胶原蛋白、纤维蛋白、透明质酸等水凝胶中,基于透明质酸的水凝胶的细胞生存状态最佳。低浓度、低黏度、低刚度及低交连的水凝胶,具有疏松多孔的特性,更有利于氧气、营养物质、代谢废物扩散及细胞的迁移,因此细胞活力更佳。单一种类的水凝胶各有局限性,制备成复合水凝胶,能够获得性能更好的生物墨水。如以藻酸盐和重组基因工程蛋白为基础设计的双组分双交连水凝胶,克服了细胞沉降、细胞膜损伤、细胞脱水,显著提高了细胞活力。添加抗氧化剂 N-乙酰半胱氨酸、氧化石墨烯等,可清除各种活性氧,还可吸附培养基中的蛋白质,与细胞表面的整合素结合,在调节细胞凋亡中发挥重大作用,提升细胞的生存率。加入生物活性因子,如生长因子、肽序列,也能够改善水凝胶的生物活性、刺激细胞存活、生长和分化,改善并增强 3D 打印组织和器官中的细胞活力。

② 打印方式及工作参数:细胞活力与剪切应力密切相关,二者成指数关系,高剪切应力可引起细胞变形,甚至破坏细胞膜,降低细胞活力。采用不同的激光 3D 打印方式和不同的打印工作参数,产生的剪切应力不同,对细胞活力的影响也不同。改变激光打印时的挤出压力、喷嘴直径、

聚合物浓度等,都能够提升细胞活力。

5. 打印制件精度

制件精度包括形状精度、尺寸精度和表面精度。形状误差主要有翘曲、扭曲变形、椭圆度误差及局部缺陷等;尺寸误差是指成型件与 CAD 模型相比其在 x、y、z 方向上的尺寸相差值;表面精度主要包括由叠层累加产生的台阶误差及表面粗糙度。影响原型精度的因素有很多,主要分为 3 类:数据处理产生的误差、成型过程产生的误差和后处理过程引起的误差。

(1) 数据处理产生的误差　包括 CAD 模型表面离散化的误差、切片分层误差。在 CAD 模型表面离散化处理后,所有的平面和曲面都用三角形小片来表示,曲面模型就变成了多面体模型,形状和尺寸都产生了一定的理论误差。为了提高模型的制作精度,必须采用更细小的三角形面片。三角形的一边或多边太小时,分层软件就会把它当作一条直线来处理,这就是所谓的三角形消失现象。也就是说,无限地细化三角形面片并不能提高模型的精度,只有将 CAD 模型数据用于快速原型制造,才能从根本上解决模型表面离散化带来的误差。CAD 系统中以线段、圆、圆弧及 B 样条曲线等来描述几何数据,直接用这样的数据来生成数控代码,既可省去表面离散化的过程,又可以提高控制精度。

分层信息由平面与多面体模型的交线组成,即每层的轮廓线都由很多的小线段组成。CAD 模型表面越复杂,离散化处理时所需的三角形面片数量就越多,组成轮廓线的小线段也越多。成型时每一层的轮廓线加工都是由一段段直线组成,造成制件表面突棱和毛刺,影响制件的尺寸精度和表面质量。分层的轮廓信息重新拟合,用拟合曲线来代替分层中的直线段,在一定程度上可以恢复模型的精度。

用柱体单元近似表达光滑曲面是分层制造的基本特点,台阶效应是影响原型精度的另一个重要因素。特别是相对于 Z 方向倾斜的表面,台阶效应严重地破坏面型精度。分层厚度越小,台阶效应也越小,精度越高,但打印成型时间和制作成本也将增加。可以选取最优分层方向和变厚度分层等来减少台阶效应对成型精度的影响。

(2) 成型过程产生的误差　包括升降工作台沿 Z 方向移动误差、激光扫描误差、涂层厚度误差、成型件的收缩变形等。升降工作台在垂直方向移动的误差会产生成型件的形状、位置误差,导致成型件在逐层堆积时错位,微观上导致表面粗糙度增大。升降工作台的位移精度影响层厚的精度,导致成型件在各个方向上的尺寸误差。选用精密导轨、滚珠丝杠、伺服控制系统等,可提高升降工作台沿 Z 方向移动的定位精度、层厚方向步进精度和垂直方向移动的直线度。

① 激光束扫描产生的误差:激光束的定位误差和扫描路径误差,产生 Z-Y 方向每一层片形状、尺寸误差。一维扫描系统采用二维运动,由步进电机驱动同步齿形带,带动扫描镜头运动。同步带的变形会影响定位的精度,常采用位置补偿系数来减小其影响。

采用步进电机的开环驱动系统,步进电机本身和机械结构都影响扫描系统的动态性能。在扫描时,扫描头始终处于反复加速、减速的过程中,在工件边缘扫描速度低于其中央部分,光束对边缘的照射时间会长一些,并且扫描方向的变换,扫描系统惯性力大,加减速过程慢,致使成型件边缘处打印材料光固化程度较高。

在成型过程中,扫描机构对成型件的分层截面往复扫描。扫描头具有固有频率,由于各种长度的扫描线都可能存在,所以在一定范围内的各种频率都有可能,当发生谐振时振动增大,成型件将产生较大的误差。

② 涂层均匀性和厚度产生误差:由于材料的黏性、流动性不良和固化后表面张力大,难以实现均匀涂层,一般使用能让打印材料快速流平的机构,即涂覆。常用的涂敷机构主要有吸附式涂覆、浸没式涂覆和吸附浸没式涂覆。层厚对成型件精度也产生影响,当打印材料的聚合深度小于层厚时,层与层之间将黏合不够好,甚至会分层;聚合深度大于层厚将引起过固化,产生较大的残余应力,成型件翘曲变形,也影响成型精度。在扫描面积相等的条件下,固化层越厚,固化的体积越大,层间的应力也越大,型件的翘曲变形也越严重。

③ 打印材料出现收缩、变形、翘曲引起的误差:打印材料常发生线性收缩和体积收缩。线性收缩引起逐层堆积时的层间应力,使工件变形、翘曲;体积收缩引起整个原型尺寸的变化,导致原型精度误差。

(3) 后处理过程引起的误差 从激光 3D 打印机上取出已成型的工件,需要剥离支撑结构,有时还需要后固化、修补、打磨、抛光和表面处理等,也会引入精度误差。

① 后固化处理引入误差:一些打印材料尽管在激光扫描过程中已经发生聚合反应,但只是完成部分聚合反应,成型件中还有部分处于液态。

成型件的部分机械强度是在后固化过程中获得的,这是提高成型件力学强度必不可少的步骤。后固化成型件的收缩量占总收缩量的25%~40%。在后固化处理时,成型件内未固化的成分将发生聚合反应,体积收缩将产生均匀或不均匀形变,也产生翘曲变形。后固化的翘曲变形量与打印材料本身的收缩特性、成型件的形状特征、激光扫描路径和扫描参数等有关。后固化收缩率随激光束扫描路径的不同而有很大差异,主要取决于未固化成分在成型件中的数量和存在方式。激光束扫描路径的选择非常重要,还与后固化方式有关,包括后固化所用紫外光能量、照射时间等。

② 去除支撑时引入误差:去除支撑时,可能对成型件表面质量产生影响,所以支撑设计要合理。当成型件的支撑面积较大时,为提高支撑牢固度,应加密支撑。支撑的设计与成型方向的选取也有关,要综合考虑添加支撑要少,便于去除。

③ 环境变化引入误差:由于温度、湿度等环境变化,成型件可能继续变形导致误差;由于成型工艺或成型件本身结构工艺性等方面的原因,成型件内总或多或少地存在残余应力,由于时效的作用而全部或部分地消失,也会导致误差。设法减小成型过程中的残余应力,将有利于提高成型件的成型精度。

6. 打印成型件表面修饰

修饰3D打印技术制作的支架以及人体器官表面,增加其细胞的黏附性和增殖性,促进器官细胞和组织的再生。

(1) 表面接枝修饰　将聚合物链、金属以及纳米粒子接枝到制作的器官表面,改变其性能。可以赋予成型件生物材料表面新的功能,如亲水性、黏合性、生物相容性和抗雾性能等。以多巴胺为引发剂,在骨架表面接枝胶原蛋白,修饰后的骨架表面具有优异的亲水性和细胞黏附性,具有优异的软骨分化和维持软骨细胞健康生长性能。通过多巴胺化学改性制造的骨架,有优异的细胞活性、细胞增殖以及骨再生活性。通过原子转移自由基聚合接枝法,在器官表面接枝具有抗菌性和生物相容性的聚苯硫尿酸刷,其细胞黏附性明显增加,且抗菌性能得到改善。

(2) 等离子体处理　等离子体使材料表面分子键断裂,发生刻蚀、交连、化学改性及聚合反应等,引发气固相间的界面反应;选择性地引入多种活性基团,如羰基、羧基、羟基、氨基以及亚胺基等,改变表面的润湿性、表面电位以及表面微结构,使其具有亲水、亲油、化学活性以及生物活性等。将β-磷酸三钙(TCP)固定在聚乳酸(PLA)骨架内,通过等离子氨化和等离子体聚合技术,在骨架表面引入丙烯胺的氨基官能团,增强了表面生物活性,修饰后的 MG-63 成骨细胞在 TCP/PLA 凝胶骨架表面具有连续的增殖。将乙烯、氮气的 1∶3 等离子体修饰打印的 PCL 骨架表面,具有规则的网络渠道、孔隙以及亲水性,促进了细胞的均匀黏附和分化,表面生物活性也大大增强。

(3) 制备纳米涂层　多种纳米涂层制备方法可用于器官表面改性。利用具有生物功能性的氧化石墨烯涂层修饰 β-磷酸三钙打印的支架表面,获得优异的光热效应。根据氧化石墨烯的含量、修饰时间以及近红外能量密度,光热温度范围可以调控到 40℃～60℃之间。且光热效应使得骨癌细胞死亡率达到 90%。在仿生激光 3D 打印技术制造的人造血管中,利用共价键作用在肝素钠表面制备的多巴胺/己二胺涂层,肝素钠的接枝密度达到 $900\ mg/cm^2$,锚固肝素钠后的血管将血栓形成时间延长到 15 s,抑制血小板的黏附,阻止纤维蛋白原被吸收的变性;血液相容性明显改善,同时也增强了人剂静脉内皮细胞的黏附、增殖、迁移以及 NO 的释放。二氧化钛涂层和羟基磷灰石(HA)改性激光 3D 打印制作的钛合金支架表面,孔隙率达到 80%,并具有双峰孔径分布;利用水热法在其表面修饰了二氧化钛涂层,提高了钛合金支架的生物相容性,解决了钛合金支架的生物惰性问题。

7. 治疗例举

表 3-2-2 列出了激光 3D 打印技术目前在医学上的一些主要应用。

表 3-2-2　激光 3D 打印技术在医学上的主要应用

临床科室	临 床 应 用
骨科	个性化手术导板、矫形器、椎弓根置钉导向器、个性化脊柱侧弯矫形支具、个体化终板匹配颈椎间融合器、膝部专用夹具、个性化肋骨假体、骨钉、髓内钉、3D 打印人工椎体、膝关节系统、骨盆缺损匹配假体等
口腔科	口腔颌面部模型、下颌骨截骨导板、耳郭模具、一体式全颗下颌关节假体、钛金属多根牙种植体等
泌尿外科	结石肾模型、输尿管软镜训练模型、生殖道畸形模型等
心脏外科	心脏模型、主动脉弓模型、冠状动脉模型、先心病胎儿模型、血管外支架等

续 表

临床科室	临 床 应 用
胸外科	肺结节模型、气管模型、人工气管支架等
神经科	个性化经皮穿刺导航系统等
肝胆外科	结石肝胆管模型、肝脏模型等
肿瘤外科	骨肿瘤中个体化骨导板、原发性肝癌病变模型、下颌骨肿瘤的改良导板、舌癌术中口腔支架、动脉瘤模型、乳腺癌术中定位器、乳腺癌保乳术的乳腺缺损填充物等

(1) 制备医疗器械物件　激光 3D 打印技术制备的医疗器械物件有多方面的优势,不仅定制性、可制造性和成型件机械性能好,而且制备过程快捷、储存和运输成本低;由激光 3D 打印技术制造的手术器械,可缩短手术时间,创伤面积小,手术成功率高。

① 制作个性化手术刀:既符合医生自身的使用习惯,利于提高手术成功率和手术质量。

② 制作个性化手术导向模板:基于患者自身影像数据资料制作,高度贴合患者解剖结构,实现个性化、精准化、微创化治疗,大大提高了手术的效率和成功率。相对于传统穿刺手术,提高了定位准确性,能够更有效地清除血肿,如图 3-2-8 所示。

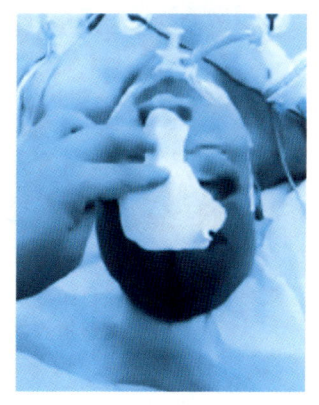 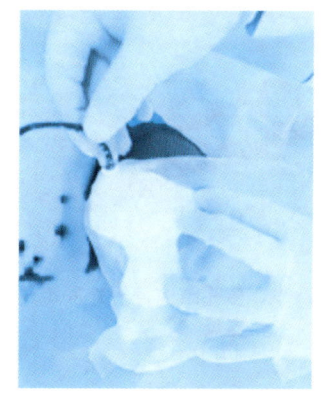

(a) 手术导板置于面部　　　　(b) 手术导板辅助穿刺

图 3-2-8　激光 3D 打印技术制作的手术导板辅助血肿穿刺手术

激光 3D 打印技术制作的个性化导向板,能够显著提高微创介入手术的准确性,手术过程更加简洁,在降低手术风险的同时保证了手术安全性,并且大大缩短手术时间,减少损伤、降低并发症发生率。

③ 制作个性化外固定支具:激光 3D 打印制造的骨折外固定支具,在保证稳定性的同时更加轻便、通风、耐水洗,也比传统的外固定支具更舒适美观,如图 3-2-9 所示。

④ 制作个性化体内植入物:患者的解剖结构和临床需求往往不尽相同,批量生产的人体内植入物一般都是完全相同的形状和尺寸,不能满足患者的个性化需要。激光 3D 打印技术能够量体裁衣,制定个体化治疗方案,制作个性化的体内植入物,具有更优的解剖学适配性。

大范围切除胸壁后造成的巨大胸壁缺损需要使用硬质材料重建,以避免发生反常呼吸和慢性呼吸衰竭。相对于传统制作技术,利用激光 3D 打印技术制作的胸肋骨植入物,不仅能提供足够的支撑来维持胸壁的外观,而且还能达到胸壁个性化和解剖学的修复。使用术前患者薄层胸部 CT 数据设计,依据患者胸肋骨 1:1 制作,具有更好的解剖学适配性,如图 3-2-10 所示。

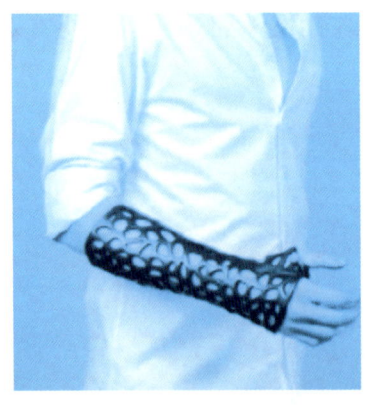

图 3-2-9 多孔结构骨折外固定支具

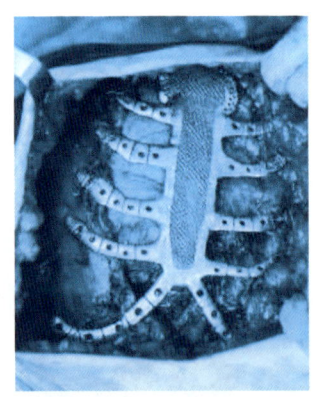

图 3-2-10 激光打印技术制作的钛合金胸壁植入物和胸壁重建

在创伤骨科缺损修复中通常会用到生物支架,如人工骨的组织工程支架。利用激光 3D 打印技术可以按特定的支架孔隙及交连,为细胞黏附、增殖、分化提供场所,逐步形成新的、与自身功能相一致的组织,达到创伤修复的目的。现在利用激光 3D 打印技术制作的聚乳酸-聚羟乙酸/磷酸三钙生物支架,能修复长达 15 mm 的桡骨缺损,而且生物支架降解速度与成骨速度匹配完好。

利用激光 3D 打印技术制造个性化义齿,并通过使用激光 3D 打印手术导向板,牙科医生可以轻松地将义齿植入物放到准确的位置,而不必像传统治疗方法那样全凭医师自己的经验去操作,也减缓了患者在医疗过程中的痛苦。对 57 颗义齿植入的结果显示,种植精准度大大提高,并减少下牙槽神经损伤等并发症。

⑤ 制作耳道给药器和助听器:标准化工艺生产的给药器不能完全适合不同患者的耳道结构,佩戴后易脱落或者佩戴不舒适。激光 3D 打印制作的耳窍给药器与患者耳廓、耳道密切贴合,不仅佩戴舒服,而且可以持续释药,又无创、无毒副作用,治疗效果很好。激光 3D 打印技术也用于制作用于个性化助听器。

⑥ 制作个性化康复器具:采用激光 3D 打印技术制造的矫形器和假肢,能精确地复制患者踝关节和脚部解剖结构;激光 3D 打印技术制造的康复器械,除了符合个性化特点之外,还具备美观性、舒适性和灵活性等优点。

(2) 制作个性化器官　制作过程主要包括 4 个步骤:图像获取、图像分割、创建数字模型和激光 3D 打印。数据采集主要来源于三维超声心动图、CT 成像或磁共振成像;利用专门的软件,通过特定目标结构与相邻结构的边界,可分割出需要的解剖学结构;通过计算机辅助设计(CAD)软件分析处理数据,创建镶嵌语言(STL)的标准三维数字模型。图 3-2-11 所示是激光 3D 打印制造过程示意图。首先,用生物降解材料制造的生物油墨搭建细胞生长繁殖所需的微环境和三维空间构架;然后,利用激光 3D 打印技术打印制造出具有生物活性的人造组织器官。

① 制作人体器官模型:可以直观了解病人的个性化解剖特征,并决定切除组织范围,设计出手术方案,按照该方案执行手术,可以实现个性化、精准化手术,而且手术成功率很高。也方便医患沟通,使患者及其家属了解整个治疗过程,有利于在治疗中彼此积极配合,也更有利于患者出院后的后续护理。

如图 3-2-12 是利用激光 3D 打印技术制作的透明局灶性肝脏模型,清晰地显示出由于二维屏幕受限而容易忽略的小病灶。

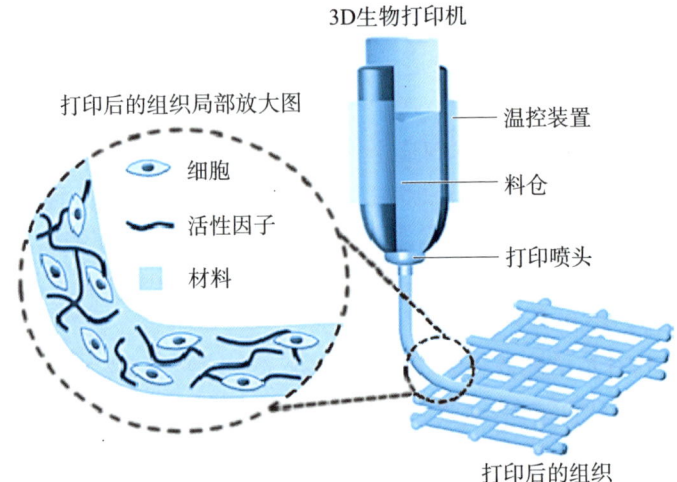

图 3-2-11 激光 3D 打印技术制造人体器官过程

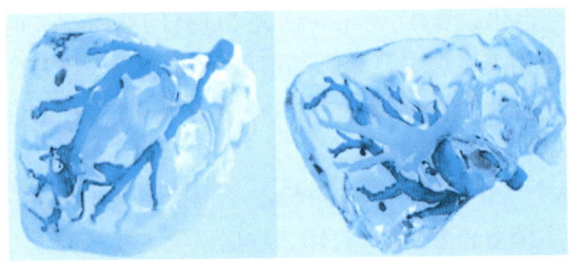

图 3-2-12 激光 3D 打印技术制作的肝脏透明模型

之前医生赖以诊断肺部病变的 CT 图像都是平面的,仅能显示某些病理切面信息。图 3-2-13 所示是利用激光 3D 打印技术制作新型冠状病

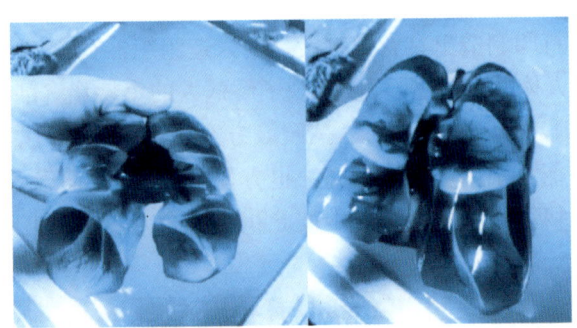

图 3-2-13 新型冠状病毒肺部感染病灶 3D 模型

毒感染者的肺部病灶模型，能够真实地再现肺感染者的支气管、动脉、静脉、肺段，既可以立体旋转观察，还可在模型上模拟临床手术操作。

② 制作人体移植器官：利用患者自身细胞打印新的器官，不仅摆脱了供体缺乏的困境，又不会产生传统器官移植带来的排异反应问题。激光 3D 打印技术不受骨骼复杂结构的限制，可以根据骨骼结构中孔隙率和微孔的大小，改变骨骼切片每层的填充方式，调节激光 3D 打印材料的密度，从而改变孔隙率和微孔大小。按照 1∶1 的比例打印出多发肋骨骨折物理模型，医生可以真实了解立体解剖结构，在体外模拟复位，记录每根肋骨复位时远端及近端的复位方向和骨折断端的锐利程度，测量肋骨模型骨折处的高度及弯曲度。根据测得的高度及弯曲度选择配对合适的肋骨接骨器，考虑到所有肋骨骨折的位置，综合设计出手术切口位置及长度。

激光 3D 打印可以提供确切大小和形状的肝脏，不仅可用于肝脏切除患者和其他肝脏手术，也可作为模拟肝脏体外检测药物的肝毒性及其他医学和生物学测试。我国利用激光 3D 打印技术已能制作出 10 mm×10 mm×5 mm 的人工肝脏，在体外存活时间超过 28 天，能分泌白蛋白（ALB）并具 CYP 酶活性，可分化出明显的胆管树结构。

2018 年，以色列科学家在实验室使用患者自己的细胞制作的打印材料，利用激光 3D 打印技术制作出一个充满细胞、血管、心室和腔室的完整心脏。

传统的皮肤移植多采用自体移植，局限于较小的皮肤损伤，患者承受二次外科手术的痛苦。诱导多功能干细胞增殖分化，然后将这些细胞作为生物墨水，通过激光 3D 生物打印机打印出具有生物活性的皮肤，可以避免免疫排斥反应。以脱细胞的骨骼肌细胞外基质作为激光 3D 打印材料，可制备出仿生骨骼肌组织，具有良好的细胞活力与机械性能。

(3) 整形、美容　利用 Mimics 软件打印头颅三维模型及缺损的下颌骨模型，成功地为患者进行了修复下颌角截骨整形术。利用 CT 和光学扫描仪扫描患者的头部，用软件合成物理模型，再根据数据打印制作并植入患者体内，成功地恢复了肿瘤患者的说话和吞咽能力以及面部特征。利用牛耳细胞进行携带细胞激光 3D 打印，可打印制作出人造耳朵，用于先天畸形儿童的器官移植。

第四章
光动力学医疗技术

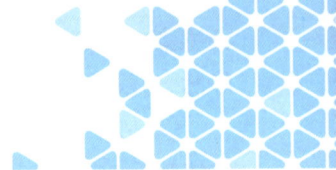

利用光、光敏剂和氧分子,通过光动力学反应,选择性地杀死病变细胞,而对周围的正常细胞和生物组织有最小限度影响,称为光动力学医疗技术(PDT)。

4-1 基本原理

一 概述

表4-1-1列出了近年来采用PDT技术治疗肿瘤的临床情况。

表4-1-1 PDT技术临床治疗肿瘤情况

肿瘤部位	光敏剂	病例数	治疗结果
BD、SK、BCC	局部ALA	88(239)	经两次PDT后的BD、BCC和SK的CR,分别为88%、95%和99%,12个月后的CR分别为69%、82%和72%
BD(最大直径局部>2.0 cm)、BCC	局部ALA	40 40	BD和BCC的CR均为88%。12个月时BD有4个病灶复发,34个月时BCC有4处病灶复发

续 表

肿瘤部位	光敏剂	病例数	治疗结果
其他治疗失败的乳腺癌胸壁转移结节	PF	102	随访超过6个月,CR89%,病灶缩小不再生长8%,无效3%;只有一直径为9cm病灶PDT后3个月疤痕愈合,其他均无疤痕愈合
头颈部肿瘤	Photofrin (PF)	107	25例早期声带癌(原位和T_1)一次治疗完全恢复,随访79个月只有1例复发,早期口腔癌70个月时CR80%。早期头颈部鳞癌CR89.5%,进展期肿瘤PDT和放疗联合可提高生存期
食管癌	PF-PDT vs Na:YAG激光	110 108	1周时两者吞咽困难的缓解程度相似,但1个月后缓解程度32%~20%,发生食管穿孔1%~7%
梗阻性食管、贲门癌	HPD-PDT vs HPD-PDT +高压氧	31 44	平均生存期7~12个月,肿瘤体积和吞咽困难的减少均HPD-PDT+高压氧组明显
不能手术的梗阻性食管癌	PF	77	PDT后无吞咽困难期(80.3±58.2)天,平均生存期5.9个月;主要并发症为食管狭窄(4.8%)、霉菌性食管炎(3.2%)、胸水(3.2%)和光敏性皮炎(10%)
不能手术的胆管癌	PF联合胆管内支架	8	PDT后4周,胆道梗阻显著缓解,血浆胆红素从5.8mg/dl(2.0~10.1)降至1.0mg/dl(0.8~4.4),存活时间52~443天,5例仍存活。2例并发胆道感染

续 表

肿瘤部位	光敏剂	病例数	治疗结果
弥漫性腹膜肿瘤（消化道、卵巢等转移）	外科减癌术同时联合PF-PDT	42	中位生存期21个月，平均复发时间3周（1～21个月）。主要并发症为贫血（19%）、肝功能异常（26%）和胃肠道反应（19%）
腹膜肉瘤	外科减癌术同时联合PF-PDT	11	随访1.7～17.3个月，腹腔镜和CT检查45%（5/11）患者未发现病灶；手术前进行PDT可延长生存期
中央型肺癌	PF	240(283)	整组CR39.6%（112/283），PR59.4%。在71例（95例）早期病变中，CR83.2%（79/95），无病生存期3～176个月
气管、支气管癌性狭窄	PF ALA	24 16	狭窄和Karnofsky评分PF组均改善明显
不能手术的NSCLC	PF-PDT vs Nd：YAG激光	14 17	两组梗阻缓解程度相似，但PDT缓解时间和患者的生存期更长
NSCLC	PF	临床Ⅰ期16例，Ⅱ期9例，Ⅲa期42例，Ⅲb期64例，Ⅳ期44例	Ⅰ期5年生存期93%。平均生存期，Ⅱ期为22.5个月，Ⅲa期为5.7个月，Ⅲb期为5.5个月，Ⅳ期为5.0个月，Ⅰ期统计时多存活
恶性胸膜间皮瘤	PF	31	全组平均生存期12个月，Ⅰ/Ⅱ期生存期21个月，Ⅲ/Ⅳ期生存期8个月
恶性胸膜间皮瘤	PF-PDT联合外科手术	40	全组平均生存期15个月，Ⅰ/Ⅱ期生存期36个月，Ⅲ/Ⅳ期生存期10个月

续　表

肿瘤部位	光敏剂	病例数	治疗结果
难治性膀胱移行细胞癌	PF	36	PDT 3 个月后 CR58%。平均随访 12 个月（9～48 个月），CR 的 21 例中有 10 例复发，有 14 例随后行膀胱切除术；PDT 后有 7 例发生膀胱狭窄
宫颈上皮内瘤化（CIN）	PF	Ⅰ°13、Ⅱ°7、Ⅲ°4	22 例随访 15 个月后，68%（15/22）未发现病变；激光能量 100～140 J/cm² 组的疗效比 80 J/cm² 组好
复发性垂体腺瘤	手术同时联合 PF-PDT	12	患者的视野、内分泌和影像学检测均改善。术后 4 天和 3、6、18 及 24 个月肿瘤的体积分别相当于术前的 122%、87%、66%、60% 和 46%

＊：BD：Bowen's 病，SK：日光性角化病，BCC：基底细胞癌，NSCLC：非小细胞肺癌，CR：完全缓解（病理未发现病变组织），PR：部分缓解（体积缩小 50% 以上）

（1）肿瘤病　膀胱癌、肺癌、食管癌、胃癌、皮肤癌、子宫颈癌、喉癌、鼻咽癌、晚期结肠癌、肝癌、胰腺癌、与艾滋病有关的 Kaposi 肉瘤和恶性神经胶质瘤；表 4-1-1 列出了采用 PDT 技术临床治疗肿瘤的一些情况。与常规的手术治疗、化疗、放疗等相比，PDT 治疗的毒副作用小，可以重复治疗，协同手术治疗以提高疗效，可以消灭隐性癌病灶等一系列优点，尤其适宜年老体弱、不能手术或化疗的患者。

（2）眼科病　PDT 治疗在眼科有较高的特异性，眼球是透明的屈光介质，激光束能够精确地会焦于病变区；光敏剂对治疗的靶组织有很好的选择性，可以高浓度地聚积于病变组织内，对周围正常组织的损伤最低，几乎对视力不产生影响。因此，PDT 很适合治疗眼科疾病，尤其治疗眼部恶性肿瘤及新生血管性病变，特别是视网膜脉络膜病变，治疗后能够保留更多视功能。激光光凝通常只适合厚度小于 3 mm 的肿瘤；冷冻疗法则不能杀死所有恶性细胞；局部手术切除巩膜、脉络膜、视网膜，经常引起玻璃体出血及视网膜脱离等并发症。脉络膜新生血管（CNV）是老年性黄斑变性、高度近视引起视力下降的主要病因,激光光凝治疗的热效应是非选择性的,可能会引起全层视网膜损伤,形成萎缩斑及相应的视野暗点;尽管光凝对 CNV 的治疗有作用,但对黄斑区下病变的治疗可导致视力下降。现在认为,PDT 技术是比较好的选择。

PDT 治疗的疾病还有皮肤病,如鲜红斑痣、角化症、牛皮癣、银屑癣、痤疮、粉刺、皮肤美容;感染病,如牙周炎、伤口感染、指甲感染;心脏病,如心脏的血管狭窄;风湿病,如关节炎;骨科病,如骨髓炎等。

不过,PDT 治疗目前还存在一些问题需要进一步研究、完善。对位于表浅部位、体积较小的病变组织有较好的疗效,而对组织内部深处、体积较大的病变组织的治疗效果就较差。这是因为 PDT 的治疗效果受光敏剂的特性、光敏剂在各种组织中的传输与沉积、光子对光敏剂的激活能力以及光子在病变组织中的传输与分布等多种因素有关,需要进一步研究、开发新型光敏剂,研究它们在生物组织中的传输与沉积的机理和损伤病变细胞的机制。

二 光动力学效应

100 年前,科学家观察到光和化学物质相互作用诱导细胞死亡的现象。1888 年,德国科学家 Mqrcacci 发现奎宁或金鸡纳在光辐射作用下对酶、植物和青蛙卵的毒性作用增加,不过,他本人没有认识到此发现的意义,这项研究也沉寂了十余年。1900 年,在 Mqrcacci 同一实验室的科学家 Raab 发现吖啶橙经闪电激发可迅速杀死草履虫,但也发现单有吖啶橙或闪电并不能杀死草履虫,于是 Raab 推测这个现象是光的能量传递给化学物质的结果。同一年,法国神经科医生 Prime 发现,原先用来口服治疗癫痫的伊红,改静脉注射后曝光区皮肤发生了光敏性皮炎,两年后 Tappeiner 教授等用伊红外敷皮肤肿瘤/生殖器疣和普通狼疮的局部,经光照后取得了一定疗效。1904 年,他们又发现,光敏剂和光联合杀细胞要有氧的参与,并新造一词——光动力学效应(phtodynamic)。

三 治疗机理

1. 毒害细胞物质的产生

PDT 治疗的基础是光动力学效应。首先注射或涂抹一种光敏剂,一段时间后,这种光敏剂就会在病变组织细胞聚集起来,并定位于病变细胞内的亚细胞器。如图4-1-1所示,在合适波长的光辐射照射下,光敏剂被激活,从基态跃迁至单重激发态。接着,经能态间交叉能量交换,弛豫衰变为受激三重态。三重态具有较长的寿命(一般认为光敏剂的三重态寿命至少要长于500 ns才有可能作为有效治疗使用的光敏剂),有机会与周围的生物分子发生光动力反应,这种反应有两类型,即Ⅰ型和Ⅱ型。

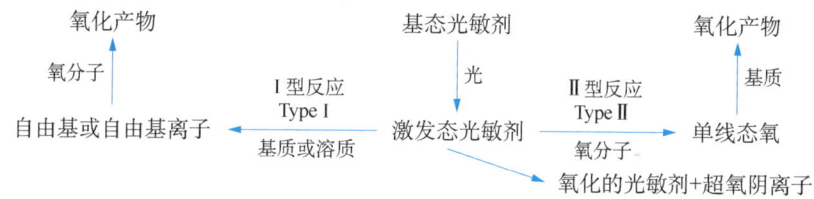

图4-1-1 光敏剂在光辐射作用下产生细胞毒性氧化物

Ⅰ型反应是光辐射作用下生成的激发态光敏剂与底物分子间直接发生电子转移或抽氢作用,产生底物与光敏剂的自由基或自由基离子。这些自由基或自由基离子具有很高的反应活性,能与分子氧反应,生成活性氧物质(如超氧阴离子),引起不可修复的氧化损伤,即杀伤细胞。Ⅱ型反应是激发三重态光敏剂与基态氧分子相互作用,发生能量转移,产生单态氧分子$^1O_2$,这是氧分子O_2的最低电子激发态,具有极强的反应活性和亲电子性,是毒杀真核细胞、细菌和病毒的主要物质之一,即单态氧分子$^1O_2$能破坏病变组织中的微血管,造成局部缺血和细胞死亡,数日后该组织将坏死脱落。所以,反应生成的单态氧分子$^1O_2$是光动力反应诱导病变组织坏死的主要物质。

Ⅰ型和Ⅱ型光动力学反应可以同时发生,也可以单独发生,主要取决于使用的光敏剂类型、底物和生物组织内的氧浓度,以及光敏剂与底物结合的紧密性、所在的周围环境等因素。在极性环境中容易发生Ⅰ型反应,而在脂质环境中容易发生Ⅱ型反应,此时单态氧分子$^1O_2$的寿命也相对变长。不过,即使是在相对极性的环境中Ⅱ型反应仍然占主要地位。理论上讲,组织内氧的浓度充足时光动力反应以Ⅰ型反应为主,反之则以Ⅱ型反应为主。Ⅰ型反应和Ⅱ型反应同时出现,它们的贡献相对大小取决于底物、光敏剂特性和其浓度、组织内氧的浓度及光敏剂与底物间的键合作用等。在含氧量充足的组织中,Ⅱ型反应占主导地位,而当组织中的氧含量降低到一定水平时,特别是当氧的分压 $P_{O_2}<2\,\mathrm{mm\,Hg}(1\,\mathrm{mm\,Hg}=0.133\,\mathrm{kPa})$时,将抑制单态氧分子$^1O_2$的生成,此时Ⅰ型光化学反应则占主导作用。大多数 PDT 治疗是单重态氧的作用,Ⅱ型反应起主导作用。但是,在治疗过程中随着组织内的氧含量变化,光动力反应类型也会从Ⅱ型转变为Ⅰ型。

2. 单态氧分子$^1O_2$生成原理

图4-1-2所示是Ⅱ型光动力学反应生成单态氧分子$^1O_2$原理。图中的 S_0、S_1、T_1 分别表示光敏剂的基态、激发单态和激发三重态。在特定波长光辐射的辐照下,潴留在组织或者细胞中的光敏剂和分子氧吸收了光辐射能量被激发,光敏剂分子从基态 S_0 激发到第一激发单重态基态 S_1,这些激发态光敏剂分子通过能态间能量交叉交换过程 ISC 跃迁到激发三重态 T_1,由于能态 T_1、S_0 之间的辐射跃迁受到自旋禁阻,因此处在激发三重态 T_1 的光敏剂分子具有较长的能级平均寿命,它可以和基态氧分子$^3O_2$发生能量交换,产生氧化能力很强的激发态单态氧分子$^1O_2$。

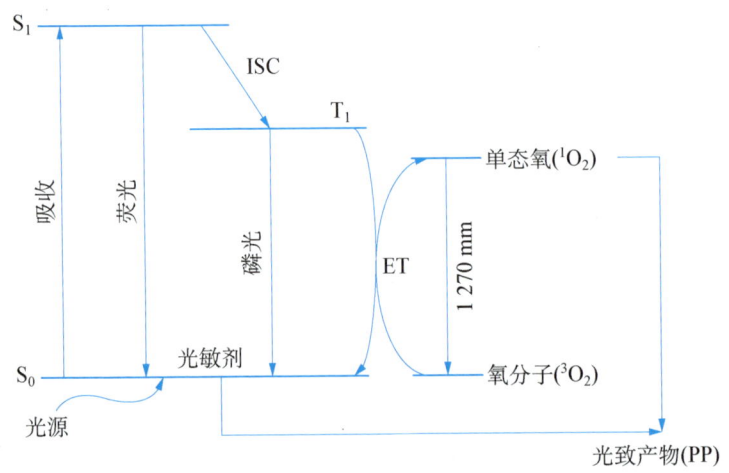

图 4-1-2 产生单态氧$^1O_2$原理

单态氧$^1O_2$分子破坏、杀死病变细胞的主要方式是:
① 直接损伤杀死病变细胞。
② 间接破坏病变组织血管,阻断向病变组织供血。

③ 调节、改变组织的免疫性能。

细胞程序性死亡的主要方式有诱导凋亡、坏死和吞噬。很多光敏剂能够定位于细胞线粒体，而线粒体是引起凋亡的基本场所。光敏剂被光激活后，产生的活性氧簇能够抑制线粒体 ATP 的产生，并且妨碍呼吸链中Ⅲ、Ⅳ和Ⅰ复合物的产生。当线粒体和内质网被光化学反应损伤后，BCl-2 基因被激活，导致细胞凋亡和自吞噬作用。很多光敏剂可以激活细胞内核因子 KB 和丝裂原活化蛋白激酶信号传导系统，诱导细胞凋亡机制发生。光敏剂在不同细胞器中的分布引起不同方式的细胞死亡，与分布在高尔基体、溶酶体、脂质体的光敏剂相比，定位在线粒体和内置网膜的光敏剂更多的是引起细胞的凋亡；相反，分布在细胞膜和溶酶体的细胞更多的是坏死。

四 治疗实施

1. 光动力学治疗仪

光动力学治疗仪器主要包括激光器、控制系统、监测系统和显示输出系统等几部分。体内治疗的治疗仪还要有相应的光传输系统，还可与内窥镜、超声、荧光、磁共振、CT 等医学成像系统结合。

（1）激光器　常用的激光器主要有氩离子激光器、金属蒸气激光器，和由它们泵浦的染料激光器、氦-氖激光器以及半导体激光器，激光功率一般为几百毫瓦。原则上，激光波长要与光敏剂光学吸收峰值波长基本匹配，对组织有一定的穿透能力。光波长越长，组织穿透性越强。被血红蛋白和水吸收都很少的光波段可提供所谓的治疗窗口，光辐射穿透组织深度更深。目前临床使用的光波长范围大多数在 600～800 nm，其中波长 635 nm 左右应用最为广泛。从红色到红外区的光学透过率还有差别，波长 630 nm 穿透组织的深度小于 0.5 cm；波长 700 nm 深度接近 0.8 cm；而 800 nm 波长的光穿透组织的深度可达 1 cm，特别是 980 nm 的近红外光，介于血红蛋白和水吸收之间的区域，刚好是激光动力学疗法的治疗窗口。此波长的光照能激活光敏剂，在组织中又有更大的穿透深度，可以用来治疗食管癌、胃癌、口腔癌、皮肤癌等。

针对半导体激光器发射的激光单色性和利用率不高等缺点，加入只允许波长 980 nm 近红外光透过的光子晶体滤波镜片，滤除光动力学治疗窗口之外的杂散光波,获得对癌细胞有强力破坏效应的 980 nm 单色光,提高治疗效率。光子晶能够产生光子禁带,抑制一些频率光波,只允许某些光频率的光透射,实现对光波优良滤波性能。此类激光动力学医疗仪如图 4-1-3 所示。

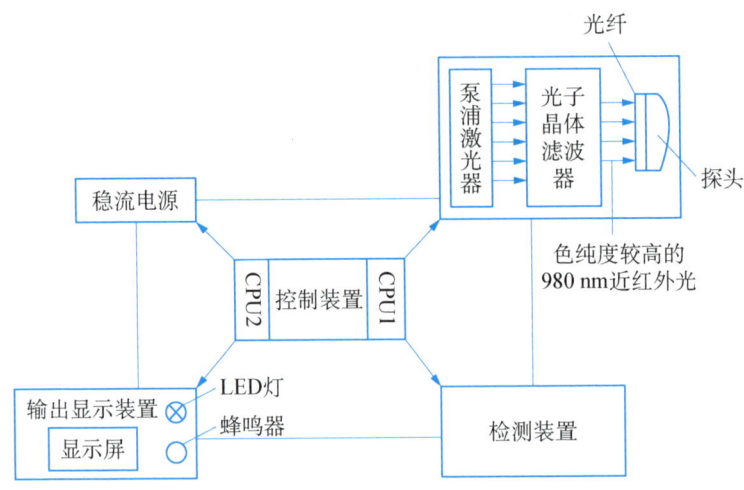

图 4-1-3　新型光动力治疗仪结构方框图

激光器的选择与肿瘤部位、光照剂量以及光敏剂的有关,为适应不同需要,可设计激光器系统为多波长、功率可调、连续光/脉冲光等形式。

(2) 控制装置　控制开启、关闭、治疗时间,调节输出波长和输出功率,控制波长、功率的稳定性以及发光模式(连续波输出、脉冲波输出模式等),以满足治疗不同类型和不同状况肿瘤的具体需要。

半导体激光器输出波长和激光功率受温度、工作电流影响,因此需要精确控制工作电流和温度。可以通过调节温度来使输出激光波长与特定光敏剂的吸收光谱更好地配匹。在图 4-1-3 所示的装置中,控制模块采用两块 CPU,一块专门用于系统内部所有硬件底层的控制,如激光器、监测装置等;另一块则控制输入、输出、显示以及通信等与外部的连接。两块 CPU 之间则通过数据总线连接,只需在 CPU 中录入相应的控制程序即可完成控制。

(3) 光传输系统　将激光传递到被治疗部位的系统。需要设计合理的传输结构,以达到光功率损失最小,并能准确而均匀地照射到病变组织区。一般是将激光器输出的激光耦合到光纤中传输,引导激光照射分布于不同部位的病变组织。不同的形状器官,可采用不同结构形状的光纤。

很多光纤传输系统使用分束器,可同时将连续光传输到多个治疗点,每个治疗点能够获得相同的照射激光功率。由于多次间隔照射具有更好的治疗效果,因此有些系统采用由控制面板或计算机控制的开关模式,使激光交替照射每个光纤,实现对每个光纤的间隔照射。但是,这种交替开关的设置会由于不断的跳线、切换而增加治疗时间。

(4) 监测系统　包括氧浓度监测、光敏剂浓度监测和病变组织定位监测。

氧浓度对光动力学治疗效果有重大影响,在治疗的过程中,监测氧浓度,针对不同患者个体实时调整照射激光剂量和光敏剂剂量,优化治疗过程,达到更好的治疗效果。目标组织的氧浓度监测最常用的方法是,将电极和光纤传感器嵌入到组织,但由于氧浓度会随时间快速变化,传感器会出现较大的信号延迟。单态氧发光或化学方法则存在信号过于微弱、组织形状复杂、不能反映光动力反应各阶段氧浓度等缺点。

激光器输出激光脉冲,光纤传递并收集激光脉冲产生的荧光,经光电倍增管放大信号后,输入到时间相关单光子计数系统(TCSPC),数据处理系统中实现监测氧浓度。还有一种方法是,荧光光谱监测治疗过程中由激光激发组织产生的荧光和反射光谱,实时监测氧浓度。

光敏剂被激光激发后产生的荧光也可用于光敏剂浓度监测。荧光信号强度与特定光敏剂的浓度有关,尤其是在长波长情况下有比较好的线性关系,因此基于较长波长的荧光强度可比较可靠地计算出光敏剂的浓度,从而更好地确定相应激光照射剂量。所以,治疗仪中一般需要有两个激光光源:一个用于引导光动力反应,另一个则用于诱导荧光,由成像系统探测荧光信号,监测氧浓度。

(5) 显示输出系统　显示系统显示治疗时间,遇到危险时发出警报信号,它由显示屏及红色 LED 灯和蜂鸣器组成。

2. 治疗例举

(1) 治疗上消化道恶性肿瘤　经胃镜光动力学疗法治疗了进展期或术后复发上消化道癌患者 27 例,男性 26 例,女性 1 例;年龄 54~82 岁,平均 71.6 岁(超过 70 岁者 16 例)。其中食管癌 2 例,食管胃接合部或胃癌 7 例(含早癌 2 例),食管、食管胃接合部或胃癌术后吻合口或残胃复发 18

例,均失去手术机会或不适于普通手术治疗。

治疗用半导体激光器,波长为 630 nm。先皮试。取浓度为 10 mg/mL HpD,以注射用水稀释 1 000 倍至 0.01 mg/mL 配制成皮试液,常规皮肤消毒后,皮下注射 0.1 mL,20 min 后观察皮试区反应,阳性反应判定标准同青霉素皮肤过敏试验。激光照射前 48 h 在避光条件下静脉滴注。静脉输注 HpD 48 h 后,在胃镜下以半导体激光照射。食管肿瘤采用柱状光纤,光纤出光端长 2.5 cm,距病灶 0.2～0.5 cm,光纤端输出功率为 1 000 mW,每段照射时间为 12～20 min,功率密度为 200～300 mW/cm^2,能量密度为 210～360 J/cm^2,根据病灶长度可分 2～3 段照射。胃部肿瘤采用点状光纤传导激光,光斑直径为 2.0～2.5 cm,光纤端输出功率为 1 000 mW,照射功率密度为 200～300 mW/cm^2,每光斑照射时间约 20 min,能量密度为 210～360 J/cm^2,根据病灶面积可分 2～3 个光斑照射。完成照射后 3 h 禁食水,半流食 3 天。避强光直射暴露部位皮肤 4 周。如有治疗局部疼痛等不适,需排除出血、穿孔等情况后,给予对症治疗。

这 27 例患者共接受 PDT 治疗 34 次,其中 1 例 3 年多时间内治疗 6 次,2 例治疗两次,其余治疗一次,均在治疗后 1～2 个月胃镜复查判定疗效。

治疗结果显示,总有效率约为 74.1%(20/27),无效者占 25.9%(7/27)。PDT 治疗后未出现出血、穿孔等严重并发症。治疗后 24 例(88.9%)有不同程度局部疼痛或不适,多经对症治疗后 2～6 天消失。1 例疼痛症状持续达 1 个月以上,经胃镜复查提示局部形成较深溃疡。17 例(63.0%)有不同程度反酸/烧心症状或原有症状加重,用抗酸剂和胃黏膜保护剂对症治疗后 7～10 天可缓解。11 例(40.7%)出现吞咽不适或原有症状加重,2～4 天后可恢复。4 例(14.8%)出现术后低度发热,未经特殊治疗自行缓解。血常规和肝肾功能治疗前后无明显改变。

(2) 治疗脉络膜新生血管　脉络膜新生血管依然是眼科治疗的难点,光动力学是目前治疗脉络膜新生血管的最佳治疗方法。

利用光动力学技术治疗 65 例、68 眼脉络膜新生血管,获得了一定疗效。男性 42 例,女性 23 例,年龄 35～72(平均 62.3)岁,其中年龄相关性黄斑变性 32 例,高度近视黄斑病变 12 例,特发性息肉样脉络膜血管病变 8 例,视网膜血管样条纹病变 4 例,中心性渗出性脉络膜视网膜病变 3 例,眼外伤性黄斑脉络膜新生血管病变 2 例,特发性脉络膜新生血管 4 例。主要症状是:中心视力下降,出现中心暗点,视物变形,和/或者对比敏感度下降;眼底检查发现黄斑区水肿、渗出和出血;眼底荧光血管造影(FFA+ICGA)发现,黄斑区有明显的荧光素和吲哚青绿渗漏,未发现明显渗漏,但是黄斑区有出血;光学相干断层扫描(OCT)发现,黄斑部有异常高反光区合并周围视网膜组织渗出性脱离。

注射光敏剂后 15 min 用激光照射,激光波长为 689 nm,半导体激光器。以损伤区最大直径加 0.5 mm 设置激光治疗光斑大小,照射距离视盘大于等于 0.2 mm,在瞄准光束导引下确保光斑完全覆盖损伤面,照射时间为 83 s。

治疗结果显示,31 眼(46%)视力提高 2 行及以上,33 眼(49%)视力变化在 2 行以内,4 眼(6%)视力下降 2 行以上。FFA 显示:治疗后 41 眼(60%)荧光素渗漏停止,22 眼(32%)荧光素渗漏减少,5 眼(7%)荧光素渗漏增加。

(3) 治疗恶性脑胶质瘤　脑胶质瘤是神经外科最常见的颅内肿瘤,浸润性生长的生物学特性,使其病灶边缘不清晰,无包膜,手术时常常难以完全切除,肿瘤残余机会大,是目前神经外科临床中的难题。胶质瘤的治疗效果取决于手术切除范围及切除程度,胶质瘤术后复发中,约 90% 发生于手术残腔周围 2 cm 范围之内。如果能在尽可能切除肿瘤组织的基础上,进一步采取措施治疗手术残腔周围残留的肿瘤细胞,则对控制肿瘤复发,延长生存期,改善患者生存质量,提高治疗效果有积极意义。

43 例恶性脑胶质瘤患者手术中及手术后作激光光动力学治疗,男性 27 例,女性 16 例;年龄 17～70 岁,平均年龄 38 岁。按照 WHO 2000 年中枢神经系统肿瘤分级标准,属于胶质瘤 I 级的 3 例,II～III 级的 28 例,IV 级的 12 例。病灶直径为 2.0～7.0 cm。

手术前 24 h 静脉滴注光敏素和血卟啉注射液,使用剂量分别按 1.5 mg/kg 体重和 5 mg/kg 体重计算,同时避免日光照射 4 周。常规开颅,非功能区肿瘤行肿瘤根治术,功能区肿瘤在避免重要功能区损害的前提下,尽可能多地切除肿瘤。肿瘤切除后,以波长为 630 nm、能量密度为 50～100 J/cm^2 的激光照射。在手术中采用激光照射后,在瘤腔留置光纤外套管,并按常规关颅。手术后 24 h 经外套管插入光纤至瘤腔内,重复光动力学治疗 1 次。

患者多次随访中,未见瘤腔周围正常脑组织水肿和其他病理改变,无进行性加重的神经功能缺少或障碍。在对脑胶质瘤采取肿瘤根治手术或肿瘤尽可能多切除的基础上,在手术中及手术术后实施光动力学治疗,可以进一步杀灭手术中残余的浸润于周围脑组织中的肿瘤细胞,减少瘤腔局部肿瘤细胞,是对肿瘤切除术中不能识别的肿瘤组织一种补充治疗手段,延缓或抑制了瘤腔局部肿瘤的生长与复发,提高治疗效果,改善患者的生活质量。

(4) 治疗重度痤疮　痤疮是一种多因素导致的疾病,多数学者认为其发病与痤疮杆菌过度增殖、皮脂分泌增多及过度的炎症等有关,是美容皮肤科常见病种之一,发病率在80%以上。轻度痤疮较易治疗,但中重度痤疮皮损反复发作,并出现色素沉着、疤痕等,治疗较为棘手。

激光动力学技术治疗70例重度痤疮患者,获得了满意效果。男性36例,女性34例;年龄13～31岁,平均(21 ± 2)岁;病程2～25个月,平均9个月。患者皮损部位以面部为主,参照Pillsbury分类法,以炎性丘疹、结节性及炎性囊肿为主。

清洁面部,局部丘疹、结节及囊肿挑刺处理后,采用新鲜凝胶配制成10% ALA(5-盐酸氨酮戊酸)乳膏外敷皮损处,并用保鲜膜封包,避光2 h。采用波长为(633 ± 10)nm的半导体激光照射。一般首次照射激光功率密度为40 mW/cm^2,第二、三次将剂量增至60～80 mW/cm^2,照射20 min。患者接受1～3次照射,每次治疗间隔10天,每次治疗后严格避光3天。

治疗结果显示,有60例痊愈,显效7例,好转3例,其中18例(25.7%)经过1次治疗后治愈,26例(37.1%)经过2次治疗后治愈,23例(32.9%)经过3次治疗后治愈,好转3例(4.3%)。随着治疗次数增加,疗效逐渐增强。治疗过程中部分出现局部水肿、红斑,轻微瘙痒与刺痛感,但均可自行缓解,并可继续接受治疗。

(5) 治疗鲜红斑痣　鲜红斑痣又称葡萄酒样痣或毛细血管扩张痣,常在出生时或出生后不久出现,主要在面部、颈部和头皮。起初为大小不一或数个淡红、暗红或紫红色斑片,呈不规则形,边界清楚,可见毛细血管扩张。随着年龄增长,颜色加深变红,变紫,65%的患者的病灶将逐渐扩张,在40岁前可增厚和出现结节。常用治疗方法有外科植皮、同位素放射、冷冻等。这些方法都不可避免地损伤皮肤组织而产生疤痕。

采用激光动力学技术治疗了40例患者,能够获得较好效果。这40例鲜红斑痣均为皮肤科确诊的门诊患者,其中男性16例,女性24例,年龄2.5～48岁。病变位于面部33例,颈部5例,躯干部和上肢各1例。

先用光敏剂 HPD 按剂量 $0.8\sim5.0$ mg/kg 静脉快速滴入或缓慢推注，在 $10\sim60$ min 后用波长为 $488.0\sim514.5$ nm 的激光照射，功率密度为 $50\sim100$ mW/cm^2，能量密度为 $90\sim540$ J/cm^2。根据病变组织大小采用单光斑或多光斑照射，光斑直径为 $2\sim8$ cm，一次治疗面积为 $3\sim85$ cm^2。激光照射时周围正常皮肤和眼部适当遮盖。40 例患者中激光照射治疗一次的 34 例，3 次的 5 例，3 次的 1 例。

治疗结果显示，38 例治疗部位异常红色均完全消退，均无疤痕，随访 $2\sim12$ 个月（29 例超过半年）无 1 例复发，其余 2 例由于注入光敏剂给药量过低而无效。

（6）治疗原发性肝癌　原发性肝癌是我国常见的恶性肿瘤之一，多发于东南沿海地区。治疗方法包括手术、肝动脉结扎、肝动脉化疗栓塞、射频、冷冻、激光、微波、化疗、放射治疗以及生物治疗和中医中药治疗等，激光动力学治疗是新方法。

利用激光动力学技术治疗原发性肝癌 52 例，男性 48 例，女性 4 例，年龄最小者 33 岁，最大者 69 岁，平均 55 岁。经诊断其中属细胞癌的 41 例，腺癌的 11 例；肿块单发者 38 例，双发者 12 例，手术术后复发者 2 例。肿块直径为 $2.3\sim16$ cm，平均 8.7 cm。治疗用的光敏剂是血卟啉，使用的激光波长为 (630 ± 5) nm，手术前 $5\sim24$ h 血叶啉皮试阴性后，按体重 5 mg/kg 静脉滴注，48 h 后在 CT 引导下行经皮肝脏穿刺术，将针尖置于肝瘤中心处，退出针芯，顺针套插入光导纤维，并用激光照射 $20\sim25$ min，依次退出光纤和穿刺针。

治疗半月后进行 CT 复查，所有病人肿块中心均出现大小不等的液化坏死区，液化坏死区最大直径 3.7 cm，CT 值下降 $7\sim49$ Hu。经组织学检查治疗区，表明细胞膜严重受损，并可见大量坏死组织。治疗后的病人生存超过半年者达 92.3%，所有随访病例均未发现肿块增大及发生其他部位转移。有肝区疼痛者，治疗后疼痛消失，同时食欲明显增加，体重有所增长。

（7）治疗膀胱癌　膀胱癌是最常见的恶性肿瘤之一，在我国占男性肿瘤发病率的第八位，是我国泌尿系统发病率最高的恶性肿瘤。膀胱癌大多为浅表性肿瘤，局限于膀胱黏膜和黏膜下层，浸润深度不深，且具有多发、易复发和易并发原位癌的特点，这也就决定了膀胱癌比较适用光动力学治疗。膀胱癌具有囊袋样结构，由尿道与外界相通，因此可借助膀胱镜，通过纤细的光纤传输激光照射肿瘤实施治疗，不会引起病人太大的痛苦。

利用激光动力学技术治疗18例外科不宜手术的难治性膀胱癌。男性的10例,女性的8例,年龄最大74岁,最小27岁。膀胱部肿瘤数最多5个(1例),18例病人共有37个肿瘤。肿瘤位于输尿管开口5例,膀胱颈部4例,余均为三角区及顶部。

在进行治疗前48 h先作光敏化剂(血叶嘛衍生物 HPD)过敏试验,阴性者即以每千克体重3~5 mg的剂量静脉缓注,在窥镜下将波长630 nm激光通过光导光纤对病灶点状照射,每个光斑直径为0.8~1.2 cm,照射的激光功率密度为200~300 mW/cm^2,每次照射时间为20 min。照射治疗后每3天及2、4、6、8周各窥镜复查一次。观察结果显示,3天后辐照区组织呈苍白,2周后可见肿瘤组织坏死,6周见坏死组织脱落。治疗后6周,膀胱刺激症状及血尿均消失。

(8) 治疗感染性疾病 抗生素、抗真菌药物和抗病毒药物的大量使用带来了一些危及人类健康的新问题,如广谱耐药菌,感染性疾病的治疗仍然面临困难。光动力学治疗技术对感染性疾病具有独特的优势,对宿主组织的作用更少。致病菌等增生性细胞对光敏剂选择性摄取,且光动力学反应仅发生在光照射区域,所以光动力学治疗针对宿主组织的选择性更高。更重要的是,光动力学治疗过程中释放的活性氧物质的非特异性作用不易诱发任何耐药机制。改变光敏剂结构或者添加某些无机盐,进一步增强了抗感染性疾病光动力学治疗的疗效。

① 治疗细菌感染性疾病:光动力学反应可以杀灭多种常见细菌,如金黄色葡萄球菌、链球菌等;可杀灭一些临床常见的球菌,如粪肠球菌、铜绿假单胞菌、卡他莫拉菌等。对于杆菌同样具有杀伤作用,如灭活蜡样芽孢杆菌、枯草芽孢杆菌、幽门螺杆菌、伤寒沙门杆菌等。也能够杀灭少见杆菌,如洋葱伯克霍尔德菌、假结核耶尔森菌、单核增生李斯特菌、流感嗜血杆菌等。光动力疗法对治疗耐药菌感染具有独特的优势,有显著的杀灭效果,称为光动力学抗菌。治疗中产生的活性氧物质,如单态氧、超氧阴离子和羟基自由基等具有极强的氧化性,可以摧毁微生物体中的众多物质,如蛋白质、脂质、核酸,微生物很难发生抗性。副作用小、安全性高、可重复治疗。具有广泛的抗菌谱,对各种微生物及其耐药菌株具有极强的杀伤能力。

治疗效果与光敏剂理化性质密切相关,与病原微生物种类及其是否耐药无关。灭活病原微生物治疗常用的光敏剂主要有卟啉、亚甲基蓝及甲苯胺蓝等,但这些光敏剂暗毒性高、单态氧分子产率低、代谢所需时间长及选择性较差。对这些光敏剂结构进行合理的物理化学修饰,如结构优化或者纳米包裹,使其具有更加合理的脂水分配系数、更低的暗毒性、更高的稳定性和单态氧分子产率,均能显著提高其介导的光动力学治疗的疗效。

② 治疗真菌感染性疾病:真菌可分为酵母菌、霉菌和癣类3类。对于酵母菌感染,如白色念珠菌,采用氨基酮戊酸、亚甲蓝、原卟啉Ⅸ、赤藓红、姜黄素、三芳基甲烷和吩噻嗪类溴化衍生物等光敏剂,光动力学疗效显著;用姜黄素光敏剂,光照一定时间不仅可杀灭红色毛癣菌分生孢子,也可显著抑制交指型毛癣菌、陆地毛癣菌、犬小孢子菌、石膏小孢子菌、絮状表皮毛癣菌的生长,并在 96 h 后对红色毛癣菌仍有抑制作用。采用亚甲蓝、玫瑰红及核黄素作为光敏剂,对丝状真菌镰刀菌有显著抑制作用;以玫瑰红作为光敏剂可以治疗耐药性镰刀菌角膜炎,经 8 个月随访结果表明,既无感染复发,也未发生不良反应。癣菌具有代表性的是马拉色菌,侵袭皮肤角质层而引起花斑癣、马拉色菌毛囊炎、甲真菌病以及新生儿脓疱病等。以光敏剂氨基酮戊酸实施的光动力学疗法,能够治愈马拉色菌引起的难治性花斑癣,并且 3 个月内无复发。甲真菌病是一种真菌侵犯指趾甲板及甲下组织引起的慢性感染性疾病,常见的致病菌包括皮肤癣菌、非皮肤癣菌性霉菌和酵母菌等。采用光动力学治疗甲真菌病效果显著,而且无明显并发症,有可能成为传统治疗的替代方案,尤其适用于免疫力低下、肝肾功能不全以及存在多种基础疾病的老年患者。

③ 治疗病毒感染性疾病:治疗登革热病毒(血清型2)和人免疫缺陷病毒,能够获得很好效果;对于常见的人乳头瘤病毒(HPV),采用光敏剂氨基酮戊酸,经过 3 个疗程光动力学治疗后,病毒载量显著降低;对持续性宫颈高危型 HPV 感染患者,采用光动力学治疗方法治疗的疗效明显,缓解率可达 64.10%,而且安全性比较高,治疗结束后无需特殊治疗,不良反应在一段时间后均自行消失,复发率低。

光动力学治疗对细菌、真菌及病毒等常见病原体感染疾病有疗效,也可以治疗其他少见微生物的感染,如螺旋体、立克次体、原虫等感染。解脲脲原体是引起下生殖道感染和不良妊娠结局的重要病原体,采用光敏剂亚甲蓝做光动力学治疗,观察到明显的效果,可能成为抗解脲脲原体感染的替代治疗方法。光动力学治疗技术可治疗利什曼原虫引起的疾病,且对哺乳动物细胞基本无毒性。

3. 疗效评估

评估光动力学治疗的方法可以分成两类,一类是基于生物学效应,见表4-1-2。许多无损和微创技术已被广泛应用于定性或定量评估光动力学治疗后组织所引起的生物学效应。既可以在线实时检测,也能完成愈后疗效评估,监测的对象包括生物组织坏死的范围、微血管和血流速度的变化,以及细胞的存活率等。也可以通过实时检测病变组织光动力学治疗过程中单态氧分子的产率进行疗效评估。需要指出的是,在线实时监测的检测结果往往只能反映光动力学治疗过程中的瞬时状态,并非治疗最终疗效。

表4-1-2 评估光动力治疗疗效的生物学效应和监测技术

应用技术		测量的生物物理或生物学参数
非光学技术	X射线CT、MRI	组织坏死的范围(利用对比试剂)、血管损伤
	正电子发射成像	细胞新陈代谢(利用19F-deoxyglucose)
	电阻抗光谱	细胞/组织损伤
	超声成像/高频/微泡沫对比	组织坏死的范围/细胞凋亡/血流速度
光学技术	激光多普勒光谱/成像	血管内单位体积的平均血流速度
	多普勒光学相干成像	微血管和血流速度
	近红外漫射光谱	组织的血成分、氧饱和度
	生物发光成像	细胞存活率或特殊基因表达
	荧光蛋白成像	特殊基因表达
	组织自体荧光	细胞存活率
	光声成像技术	组织损伤和微血管变化

4. 不良反应及其应对

光动力学治疗也存在某些并发症和潜在危险性,如发生光敏剂药物过敏、皮肤光毒性反应、渗出、穿孔、瘢痕狭窄、疼痛、感染、出血等,需要评估这些可能发生的不良反应及其危险性,并预备有效的防治措施。

(1) 光敏剂药物过敏　光敏剂过敏并不常见。用光敏剂卜吩姆钠做光动力学治疗时,有 1 名患者发生药疹,表现为全身皮肤多形红斑、肿胀、疼痛、痛痒。光敏剂 5-氨基酮戊酸甲醋(ALA-ME)的过敏出现急性湿疹、局部痛痒。可以采取给药前常规光敏剂皮试,但并不能完全排除皮试结果阴性患者会发生过敏的可能性,特别是有药物过敏史的患者。一旦出现光敏剂药物过敏,应及时予以脱敏治疗,如口服或局部外用糖皮质激素,并用抗生素防治感染。服中药白虎汤加减,对光动力学治疗恶性肿瘤疾病患者具有降低这类副作用的效果。

(2) 皮肤光毒性反应　有关临床治疗资料显示,对 72 例食管、食管癌、胃癌患者做光动力治疗中,有 22 例(占 31%)出现并发性皮肤光毒性反应。一旦发生皮肤光毒性反应,应及时给予皮质类固醇和抗组胺药等对症治疗,并口服维生素 C、E,以减轻过氧化反应。应选用在正常组织排泄快、对肿瘤组织亲和力强并储留时间较长的光敏剂,对患者做科普教育,使其充分认识皮肤光毒性反应的特性,提高其对避光护理的自主意识。

(3) 渗出　光动力学治疗可导致体液渗出,包括治疗后局部病变组织变性坏死过程中的渗液和涉及患者全身的毛细血管渗漏综合征。大体积恶性肿瘤经光动力学治疗后,常因癌组织的急性坏死,于治疗后数日内出现大量渗出,其中体表肿瘤患者的大块辅料和床单反复被浸透,内脏肿瘤患者病变器官则形成巨大的液化死腔。短期内大量的体液流失,常伴有患者水和电解质失衡,甚至发生低蛋白血症。一方面尽可能选用肿瘤靶向性高的光敏剂,另一方面在治疗操作中应尽可能避免对正常组织、器官的光照。

(4) 穿孔　空腔器官如胃肠道、食管、膀胱和阴道等的恶性肿瘤均是光动力学治疗的适应证,是食管癌性梗阻最有效的姑息治疗方法之一。当这些囊管形器官的恶性肿瘤侵及囊管壁全层时,穿孔则是光动力学治疗较常见的并发症之一。食管癌患者行光动力学治疗后,有 2% 患者并发穿孔,导致部分患者因食管-气管/支气管瘘,继发吸入性肺炎和肺水肿。补救方法是,及时放置带膜支架,以保证穿孔部位的修复;某些不适于放置支架的患者,主要赖于外科手术修补。

(5) 瘢痕狭窄　光动力学治疗空腔器官恶性肿瘤后,瘢痕狭窄比较常见。道食癌光动力学治疗后食管狭窄的发生率为 2%~8%,部分患者需要行食管扩张术,或放置食管支架来缓解狭窄的影响。做过放疗的膀胱癌患者再行光动力治疗,更容易损伤深部组织而并发膀胱狭窄。

(6) 疼痛　光动力学治疗过程中患者有明显疼痛感,发生率高达90%。一般在照光 1 min 后出现,在 5~10 min 时疼痛感达到高峰,往往因疼痛而导致治疗中断或终止,是限制这种治疗技术应用的一个重要因素。疼痛程度与下列因素有关,而与患者性别、年龄、种族无关:

① 光敏剂类型:普遍认为,采用光敏剂 MAL 比采用 ALA 产生的疼痛感更轻一些;使用光敏剂 MAL 时大约有 14% 的患者因疼痛而终止治疗,而使用光敏剂 ALA 时则大约为 54%。

② 病变位置、大小:病变部位对疼痛感强度的影响很大,感觉神经密集部位的疼痛感更强烈,治疗头部、面部病变的疼痛感强于躯干及四肢的病变。病变面积越大,因疼痛而中断治疗发生的概率越大。

③ 光波长:不同波长的光照射产生的疼痛感有所不同,用蓝光和绿光疼痛感较轻,而红光的疼痛感强烈。红光在组织内的穿透能力较强,作用于真皮及无髓 C 神经纤维。蓝光和绿光主要作用于表皮(深度不超过 2 mm),不直接影响神经纤维,引起较轻的疼痛感。

④ 光源类型:脉冲式光源因发光有短暂间歇,在治疗时出现疼痛感弱于连续输出的光源;LED 光源产生的疼痛感强于激光光源。

⑤ 光照功率密度和能量密度:其疼痛影响最大。光强度越大,患者的疼痛感越强烈,并呈现阈值特性。当光照功率密度低于 $60\,mW/cm^2$、能量密度低于 $50\,J/cm^2$ 时,疼痛感与光照功率密度和能量密度呈正相关,当超过这一值,影响较小。

应该顾及患者的主观体验,尽量降低其疼痛感。缓解光动力学治疗过程中疼痛感有无创及有创两种方法。无创对策包括催眠法镇痛、冷风镇痛、局部喷洒止痛、麻醉药物止痛、降低光照强度和调整光照方式等;有创对策包括局部浸润麻醉、神经阻滞麻醉等。总起来说,轻度疼痛可以采取治疗部位降温方式;中度疼痛可采用口服止痛药、二步法光照、局部浸润麻醉、神经组织麻醉等措施;重度疼痛可采用静脉全身麻醉和神经阻滞麻醉缓解疼痛等措施。在口服非甾体抗炎药、降温、表面麻醉、神经阻滞等镇痛方法效果不明显时,改变照射光源类型也不失为减轻光动力治疗疼痛的一种选择。

① 治疗部位降温:对于轻度疼痛,临床上可采用电风扇、冷风机、冷喷

等降温方法缓解,但效果有限,更多效果体现在治疗部位降温使得患者对于疼痛感有更好的耐受度。

② 催眠镇痛:催眠对疼痛感有一定效果,如对尿道内尖锐湿疣患者做光动力学治疗前 30 min,口服布洛芬缓释胶囊可缓解治疗中、治疗后的疼痛症状,而且不影响治疗效果,也没有明显不良反应。

③ 局部浸润麻醉:主要对策之一,采用罗哌卡因-利多卡因局部浸润麻醉法能很好地缓解多发性基底细胞癌患者光动力学治疗过程中的疼痛感,所有受试者均能够完成治疗过程。仅口服镇痛药不能缓解光动力学治疗过程中的疼痛,但在联合局部浸润麻醉后,大约 94% 的患者疼痛感有显著降低。

④ 神经阻滞麻醉:将局部麻醉药注射至外周神经干的周围,暂时阻断神经纤维的传导功能,达到阻滞神经所支配区域的麻醉或无痛。相较于治疗部位降温方式,神经阻滞缓解疼痛的效果明显更好。

⑤ 降低光照强度:采用较低的光照强度,患者的疼痛感显著降低,并可获得与对照组类似的临床疗效。采用不高于 $50\ \mathrm{mW/cm^2}$ 的光照强度,绝大部分患者可以耐受光动力过程中的疼痛并完成治疗。

⑥ 光照射方式:采用间歇式光照或分段光照方式。与口服止痛药相比,采用两步照光法对疼痛感控制更加理想。分两个阶段做光照射,能有效缩短疼痛时间,而且缩短治疗周期。

4-2 技术单元

PDT 医疗的基本要素主要有 3 个,即光敏剂、氧和单色光(常用激光)。

一、光敏剂

(一) 作用

光敏剂是一种本身(或其代谢产物)能选择性地富集于的病变细胞的化学物质,它(或其代谢产物)在适当波长光辐射的激发下能发生光动力反应,所以光敏剂是 PDT 治疗的核心物质,正是它被注入人体并随后汇集在发生病变组织,在适当波长光辐射的作用下,通过光动力学反应,生成致毒害病变细胞物质,实现医治疾病的。表 4-2-1 列举出了一些目前获得临床许可应用或临床试用的光敏剂。

表 4-2-1　临床 PDT 应用的光敏剂

光敏剂	商品名	治疗的病种	治疗波长/nm
Porfimer Sodium	Photofrin	子宫、呼吸道、食道、膀胱、胃癌,脑部肿瘤	630
BPD-MA	Verteporfin Visudyne	基底癌细胞	689
m-THPC	Foscan	头颈部和胰腺肿瘤	652
5-ALA	Levulan	基底癌细胞,头颈部肿瘤,妇科肿瘤 诊断脑部、头颈部和膀胱肿瘤	635 375～400
5-ALA-methylester	Metvix	基底癌细胞	635
5-ALA-benzylester	Benzvix	胃肠道肿瘤	635
5-ALA-hexylester	Hexvix	诊断膀胱癌	375～400
SnET2	Purlytin	皮肤转移性乳腺癌,基底癌细胞,Kaposi 性肉瘤,前列腺癌	664
Boronated protoporphyrin, N-Aspartyl-chlorin e6 (Npe6)	BOPP	脑部肿瘤	630
2-[1-hexyloxyethyl]-2-devinyl pyropheopho-rbide-a, HPPH	Photochlor	基底癌细胞	665
Hypericin	VIMRxyn	皮肤、牛皮癣	600
Lutetium texaphyrin	Lutex	子宫、前列腺和脑部肿瘤	732
Phthalocyanine-4Pc4	Photosense	来源于不同实体肿瘤的皮肤和皮下转移病灶	670

续 表

光敏剂	商品名	治疗的病种	治疗波长/nm
Taporfin sodium	Talaporfin	来源于不同部位的实体肿瘤	664
Haematoporphyrin Derivative	HiPorfin	子宫、呼吸道、食道、膀胱、胃癌等	630
Aminolevulinic acid	ALA	尖锐湿疣	630
Zinc phthalocyanine	Photocyanine	食道癌与皮肤癌	670

光敏剂除了可以在疾病的治疗中发挥作用外，在疾病的诊断中也有明显的优势。治疗和诊断疾病有各自的特点，对光敏剂的要求各不相同。例如，诊断用的就要求光敏剂有良好的荧光特性，但同时最好不产生光动力效应；治疗肿瘤用则要求不但杀伤效应强，而且光漂白速率要慢。例如，在治疗鲜红斑痣的过程中发现，如果光敏剂的光漂白速率快则可能有利于提高治疗的疗效。这是因为鲜红斑痣是一种血管病变，当表皮的光敏剂漂白之后，血液中的光敏剂却源源不断地供给血管内皮细胞。这样表皮的光敏剂浓度和血管内皮细胞则能始终保持较大的浓度差，提高了光敏剂的富集性。

(二) 基本要求

PDT 治疗使用的光敏剂应具备以下 11 个基本特征：组分明确；材料来源广泛，且易于化学合成；在没有光辐射照射的情况下对人体毒性小；病变细胞对其具有选择性吸收，即特异性高；在光辐射作用下生成的单态氧分子量子产率高；经人体新陈代谢排除出体速度快，药物副作用小；在人体内没有药物聚集现象；具有很好的光学稳定性，光漂白效应不显著；在生物组织有足够深的光学穿透深度；具有其他诊断或疗效评估等功能；组织对其有选择性吸收。

组织对光敏剂的选择性吸收并不是病变组织具有某种特殊的特性，而仅是因为病变组织与正常组织之间在生理学方面存在一定的差异，比如与正常组织相比，肿瘤组织就有如下一些差异：内部具有较大的组织间隙；含有更高比例的巨噬细胞；含有受损的微血管；淋巴引流能力较差；细胞外围的 pH 较低；新合成的胶原质浓度较高；含有许多脂蛋白受体；肿瘤细胞与光敏剂由于电荷、大小以及光敏剂自身结构等而引起它们之间的相互作用。

(三) 分类

PTD 治疗使用的光敏剂有许多种,基本上按 3 种方式分类,即根据其化学结构和组成划分、按出现时间年限来划分以及按其功能划分。

1. 根据其化学结构和组成分类

按这种方式划分的光敏剂主要有 3 种类型:卟啉类,如 Photofrin、ALA/PpIX、BPD-MA 等;叶绿素类,如 Chlorins、Purpurins、Bacteriochlorins 等;染料类,如 Phtalocyanine、Napthalocyanine 等。

2. 按时间年限分类

按这个方式划分,目前通常把光敏剂分为第一代、第二代和第三代。

(1) 第一代光敏剂 这一代光敏剂是界定在 20 世纪 70 年代和 80 年代初研究制造的,主要有血卟啉衍生物(hematoporphyrin derivatives,HpD)和卟吩姆钠(Porifmer sodium)。

血卟啉衍生物(HpD)是由血卟啉(HP)合成的混合制剂,其中的某些成分能被病变组织吸收聚积并潴留在这里。血卟啉衍生物含多种结构不同的血卟类物质,但均具有共同的卟啉核心环,图 4-2-1 所示是其分子结构。已有大量实验证明 HpD 注入生物体内后,在肿瘤、肝、肾、脾、皮肤、胃等组织中能选择性地聚积并潴留在其中,其血浆清除半衰期大约为 3h,数小时内 HpD 将被从其他正常组织清除,48~72h 后基本上完全清除,但在肿瘤细胞周围及上述器官中通常可潴留数天。

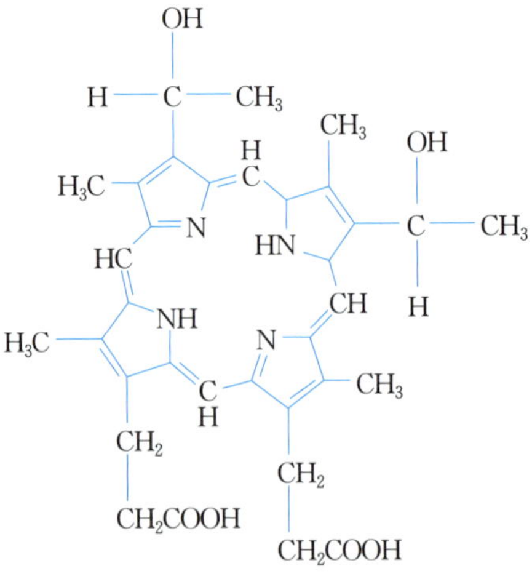

图 4-2-1 血卟啉分子结构

HpD 在肿瘤组织中的特异性聚积的机制目前尚不完全清楚,一般认为该机制涉及肿瘤组织的生物学异常特性及 HpD 活性成分的生化特性。前者包括肿瘤的血流灌注的增多、肿瘤血管通透性改变、淋巴回流障碍以及肿瘤细胞表面的受体异常等;后者包括 HpD 的成分、聚合形式及相互转变,以及由此而形成的不同的憎水、亲水特性。HpD 经肿瘤新生血管传送至肿瘤组织区域,加之肿瘤血管通透性高,结果便导致 HpD 在瘤组织中聚积,这种聚积发生于 HpD 注进生物体后相当短的时间内。某些扩血管药物如异搏定等可增加肿瘤组织对 HpD 的摄取和潴留,即加强光动力学反应效果;而另一些缩血管药物如去甲肾上腺素等则起相反的作用。另有研究结果表明,外伤后的组织同肿瘤组织一样表现为 HpD 聚积潴留现象。这些研究结果提示,血流量与血管通透性改变,在 HpD 聚积中起着重要作用。由于肿瘤组织中不存在淋巴回流系统或淋巴回流系统不健全,因而导致组织中的 HpD 出现清除障碍。

　　卟吩姆钠(Porifmer sodium)是血卟啉衍生物去除无效成分后进一步提纯的产物,它也是首个获得政府批准商业化用于癌症光动力学治疗的光敏剂,其主要成分就是 HpDA,化学结构为二血卟啉醚类(dihematoporphrin ethers DhE),它们在波长 628 nm 处有个小的吸收峰值,光学吸收系数不高,因此在治疗时需要使用较高剂量的光敏剂和强光辐射照射。该波长的光线穿透组织深度不深,大约仅为 0.5 cm,不能到达大的肿瘤病灶深部,治疗深度大约为(6.3 ± 1.2)mm。这种光敏剂主要用于膀胱癌、肺癌、食道癌和子宫癌的临床 PDT 治疗。

　　20 世纪 80 年代,我国先后有 3 种临床试用的第一代光敏剂,即癌卟啉(HpD,北京)、癌光啉(PsD-007,上海)和光卟啉(HpD,扬州),国产 HpD 制剂中 DHE 等有效成分的含量在 25% 左右,癌光啉制剂中光敏活性成分的含量在 80% 以上。

　　第一代光敏剂主要缺点是组织选择性吸收性能比较差,注射进人体的光敏剂实际上只有 0.1%～3% 潴留在病变肿瘤组织上,肿瘤周围组织也吸收较高数量的光敏剂,使得 PDT 治疗时会引起正常组织受损破坏;同时,在体内的滞留时间比较长,治疗时需要避光时间因此也就比较长,一般需要 4 周以上。此外,对皮肤光敏反应较强,副作用较大。

　　(2) 第二代光敏剂　20 世纪 80 年代末出现的光敏剂,弥补了第一代光敏剂的某些不足。它们对病变组织有很高的选择性;光敏期较短;排泄出体外速度比较快,治疗后基本不需要避光或者很短时间避光;对人体副作用比较小。表4-2-2列出了国际上目前进入临床试验的一些第二代光敏剂,主要包括:

表4-2-2 国际上进入临床试验的第二代光敏剂

光敏剂*	商品名	生产公司	临床试验的适应证	期别
5-ALA	Levulan	DUSA Pharmaceuticals	非恶性黑色素瘤皮肤肿瘤、食管和胃肠道肿瘤	Ⅰ/Ⅱ
Tin	Purlytin	Miravant	转移性乳腺癌、Kaposi's肉瘤	Ⅱ
etiopurpurin		Medical Technologies	前列腺癌	Ⅰ
Temoporfin	Foscan	Scotia Pharmaceuticals	头颈肿瘤 食管癌	Ⅲ Ⅰ/Ⅱ
Texaphyrins	Lutrin	Pharmacyclics	乳腺癌	Ⅱ
Vertoporfin	Vertoporfin	QLT	非恶性黑色素瘤皮肤肿瘤	Ⅰ/Ⅱ
Phthalocyanine	CGP55847	Ciba-Geigy	上呼吸道和上消化道鳞癌	Ⅰ/Ⅱ
Phthalocyanine	Photosense	State Research Centre(俄罗斯)	皮肤、乳腺、上呼吸道、肺和消化道肿瘤	Ⅲ
N-asparty 1 chlorin e6	Npe6	日本石油化学	肺和皮肤恶性肿瘤	Ⅰ
hypercin	—	Vim Rx Pharmaceuticals	皮肤癌	Ⅰ

*:5-ALA:5-氨基乙酰基丙酸,Tin etiopurpurin:初紫红素锡络合物(SnET2),Temoporfin:四间-羟基苯基二氢卟酚(m-THPC),Texaphyrins:德州卟啉,Vertoporfin:佛丹卟酚(BPD-MA),Phthalocyanine:酞菁,N-aspartyl chlorin e6:N-天门冬酰基二氢卟酚 e6(NPe6),hypercin:金丝桃素。

① 酞菁(Phthaloeyanine,Pc)。又称酞花菁或四苯并四氮杂卟啉(Tetrabenzotetrazaporphyrin),其特点是物理和化学性质稳定,在红光区的吸收系数比较高,比HpD高10~50倍;光学吸收峰波长在680 nm,与波长为630 nm的红光相比,前者对组织的穿透能力提高约20%。酞菁类光敏

剂从皮肤中清除的速度也远比 HpD 迅速,潴留组织时间约 5~10 天。

② 苯并卟啉衍生物(BpD-MA)。全称是 A 环上的苯并卟啉衍生物单酸(benzoporphyrin derivative monoacid A ring)。BpD-MA 能迅速从体内清除,用药和光照的间隔仅 3 h,使整个给药和治疗过程可在当天完成,便于临床治疗,病人仅需避光 3~5 天。由于其对皮肤的光敏性维持时间很短,因此对皮肤癌的治疗很有效,例如,用于骨髓净化、基细胞癌、牛皮癣的治疗等。能成功治疗老年人眼睛的黄斑变性和脉络膜黑素瘤,这两种病一般难以治疗。过去对黄斑变性的治疗方法是激光局部加热,而用 PDT 治疗方法只需选择照射变性的血管,对视网膜损伤很小。有关治疗资料显示,对 107 个病人的一次临床治疗有效率达 44%,多次治疗效果会好得多。另外,BPD-MA 对动脉粥样斑的治疗效果也很好。

吸收光谱的吸收峰波长为 694 nm,照射 BPD-MA 氧饱和的溶液可以产生单重态氧分子($^1O_2$)、超氧阴离子自由基($O^{\ominus-2}$)、羟基自由基($^{\ominus}OH$)和过氧化氢(H_2O_2)。在乙醇溶液中的单重态氧量子产率大约为 0.81,在类脂体分散液中的产率变化不大。在水溶液和类脂体分散液中超氧阴离子自由基($O^{\ominus-2}$)的量子产率分别是 0.011 和 0.025。表 4-2-3 给出了 BPD-MA 在有机溶液中的一些光物理性质。

表 4-2-3　BPD-MA 在有机溶液中的一些光物理性质

	在甲醇(苯)中的数值
S_0-S_1 吸收 λ	686(690)nm
克分子吸光系数 ε	34 000(43 900)/(mol/L)·cm
单重态能量 E_s	42.1(41.3)kcal/mol
N_2-饱和溶液中荧光量子产率 $\phi_f(N_2)$	0.105(0.128)
O_2-饱和溶液中荧光量子产率 $\phi_f(O_2)$	0.03(0.04)
空气饱和时荧光寿命 τ_f	5.2 ns
无氧时系间窜越量子产率 $\phi_T(N_2)$	0.71(0.68)
有氧时系间窜越量子产率 $\phi_T(O_2)$	0.79(0.77)
三重态寿命 T	≥25 μs
三重态能量 E_T	(26.9)kcal/mol

续 表

	在甲醇(苯)中的数值
$T_1 - T_n$ 吸收 λ_T	720 nm
三重态吸收克分子吸光系数 ε_T	26 650/(mol/L)cm
单重态氧量子产率 ϕ_Δ	0.76(0.79)
单重态氧猝灭三重态的效率 S_Δ	≈1
有氧时光漂白量子产率 ϕ_{pb}	6×10^{-5}

③ 四羟基苯氯化物(meso-tetrahydroxy phenylehlorin,m-THpC)。它的光敏活性强大(较第一代光敏剂血卟啉衍生物即 HpD 高出两个数量级)、毒性较低,得到了临床的认可。单一的化合物可大量制备,属于脂水两亲性光敏剂,血浆蛋白结合率高,容易在血管中扩散,比第一代血卟啉衍生物光敏剂更容易被血管内皮细胞摄取。肿瘤组织对它具有比较高的选择性,在肿瘤组织的分布大大高于正常组织,这也是它具有强大光敏活性的原因之一,以致在 PDT 治疗时导致肿瘤组织广泛坏死,而对正常组织损伤很小。它的光学吸收峰波长位置在 652 nm,摩尔光学吸收系数为 2.2×10^{-4}/mol·cm,PDT 治疗时使用波长 652 nm 激光作为治疗照射光,可穿透肿瘤组织深度达到 1 cm。由于与蛋白质的结合与释放,m-THPC 的血药浓度呈现双峰现象。采用荧光光谱法对 20 例病人进行 m-THPC 的药代动力学研究结果显示,在静脉注射 0.15 mg/kg m-THPC 后,血药浓度迅速下降,在 45 min 时达到最低点,随后浓度开始上升,在约 10 h 时达到最高点后又开始下降,皮肤光敏毒性持续大约 2 周时间。至于 m-THPC 在组织的分布,用 ^{14}C 标记的 m-THPC 研究了其对神经胶质瘤脑肿瘤模型小鼠的吸收和分布的动力学过程,显示在腹腔注射 m-THPC 0.3 mg/kg 36 h 后,在脑瘤中的放射性活性为 223 664 dpm/g,而在正常脑组织则为 2 567 dpm/g,肝脏为 369 959 dpm/g,皮肤为 55 197 dpm/g(100 000 dpm 相当于 0.22 mg 的 m-THPC)。7 天之后 m-THPC 在肿瘤组织中的放射性活性变为 76 277 dpm/g,正常脑组织为 635 dpm/g。形态学的研究表明,m-THPC 主要破坏的是肿瘤组织的血管壁和直接杀伤肿瘤细胞,在肿瘤细胞中,m-THPC 则主要集中在细胞质而不是细胞核中。现在这种光敏剂已被用于头颈部癌、恶性间皮瘤和

复发乳腺癌的 PDT 治疗。

④ 5-氨基乙酰基丙酸(5-Aminolaevulinic acid，ALA)。氨基乙酰丙酸(ALA)本身无光动力反应作用，是水溶性的，很容易被黏膜吸收。在体内可以产生较多原卟啉Ⅸ，通过亚铁血红素的循环产生内生光敏剂 protoporphyrin(PpIX)。应用于皮肤上时，更易于在皮肤的表面上生成原卟啉，因此特别适合于皮肤癌的 PDT 治疗。PpIX 的光学吸收峰在波长在 412 nm、506 nm、532 nm、580 nm 和 635 nm 等位置，这就意味着在对表皮做 PDT 治疗可使用全光谱光源。在用单色激光照射激发 PpIX 时，使用波长 635 nm 的激光治疗效最好。

ALA 是亲水的，不容易穿透皮肤和细胞膜，当用于治疗局部皮肤癌时，应增加对皮肤肿瘤的渗透性，已经将其与各种醇发生酯化形成亲脂的 ALA 衍生物，如甲基、乙基、丙基、己基、庚基和辛基的酯，它们比 ALA 本身亲油，穿透细胞和肿瘤组织的能力增强，因而可使 PpIX 在病变细胞、组织中有较高的积累率，获得较好的 PDT 治疗效果。给药方式可以是涂抹式，常用于治疗皮肤病，是临床 PDT 治疗光化学角质物(一种常见太阳光诱发的皮肤癌前兆)最好的药物，此外还用于治疗、诊断膀胱癌。

⑤ 单天门冬酰胺二氢叶吩 e6，N-aspartyl chlorin，Npe6)。以叶绿素为原料合成。叶绿素 a、b 是普遍存在的天然四吡咯色素，叶绿素 a 去掉镁以后得到脱镁叶绿素 a(pheophytin a)，可以用于合成各种衍生物。将叶绿素 a 用强碱处理可直接得到二氢卟酚 e6H1，将它和天门冬氨酸二叔丁酯在 DCC 缩合剂存在下反应，就得到天门冬酰基衍生物 H2，用三氟乙酸除去叔丁基保护基团，就得到 Npe6，H3，即单天门冬酰基二氢卟酚 e6，属于真正水溶性的 PDT 治疗的光敏剂。它的光学吸收峰波长位置在 664 nm 处，在空气饱和的重水中的单重态氧分子量子产率是 0.77。在人体内潴留时间一般 7 天左右，光照 2 h 后即能达到最佳治疗效果。前期一些研究结果表明，患者按每千克体重 0.5～1.0 mg 的剂量给药，4～8 h 后用光剂量 25～200 J/cm^2，波长 664 nm 光辐照射治疗，74% 患者获得完全的疗效。同时，病人在用药后一周时间就可以不必再避光，可接受正常生活受到的光照，而且副作用小。

⑥ 竹红菌素。竹红菌素 A(hypocrellinA，HA)和竹红菌素 B(hypocrellinB，HB)，是从特产于我国云南箭竹上的一种寄生真菌，即从竹红菌中提取的天然产物。在光动力反应过程中会产生半醌自由基、单

重态氧和超氧阴离子自由基等,兼有两种光敏机制。值得一提的是,这是我国自己研制的第二代光敏剂,目前,竹红菌素已经在临床上应用于多种皮肤病的光动力治疗;带有特定结构修饰的竹红菌素在 PDT 治疗肿瘤和抗病毒方面表现出优越性能。

⑦ 荧光上转换纳米粒子光敏剂。这是利用荧光上转换纳米材料作为光敏剂的载体制作的光敏剂,能够有效地提升光动力治疗的治疗深度,改善光敏剂的靶向性及调控单重态氧分子 $^1O_2$ 的释放。上转换纳米发光材料(UCNPs)又称为稀土发光材料,是由稀土元素(Yb^{3+}、Tm^{3+}、Er^{3+} 等)掺杂于晶体($NaYF_4$、$NaGdF_4$ 等)的晶格中而构成的纳米颗粒材料。上转换发光是指将低频率激发光转换成高频率光辐射,这是基于双光子或多光子过程,即发光中心相继吸收两个或者多个光子,经过无辐射弛豫达到激发态,从这里跃迁至基态产生短波长光子的非线性光学现象。

理论上,光敏剂在 PDT 疗法中适用于所有肿瘤的治疗,但目前主要是用于体表恶性肿瘤、食管癌、胃肠道肿瘤、口腔肿瘤、膀胱癌等的治疗。其中主要原因是,因为光敏剂一般需要吸收可见光激发,而可见光在人体组织的穿透能力较差,因而治疗不能深入到深层组织内部,这种荧光上转换纳米粒子光敏剂就有可能改变这种局面。上转换纳米粒子可以作为载体负载疏水性的光敏剂分子,解决了光敏剂易团聚及难以输运的问题;近红外光(波长通常在 700～1 000 nm 的范围)在组织的穿透深度比可见光穿透深度高一个数量级,因此可以治疗深部组织,而且对正常组织和细胞又具有较低的光毒性。

光上转换纳米粒子被近红外光(波长 980 nm)激光激发,然后被转换为可见光,再由可见光激发其负载的光敏剂,于是 PDT 治疗就可以实现采用近红外光,图 4-2-2 是上转换纳米材料光敏剂 PDT 治疗过程工作原理示意图。

以红光上转换纳米颗粒为载体,通过物理吸附将 3 种常用的第二代光敏剂分子,如酞菁锌(ZnPc)、二氢卟吩(Ce6)以及亚甲基蓝(MB),分别制作了多种上转换纳米材料复合物光敏剂,在波长为 980 nm 近红外光的照射下产生重态氧分子 $^1O_2$ 并杀死癌细胞作用。以蓝光上转换纳米材料(Tween20 - Na Gd F4@NaYb F$_4$)为载体,并与竹红菌素相结合,制作的新型纳米复合光敏剂,不仅具有良好的光动力学治疗效果,而且具有良好的磁共振成像(MRI)及计算机层析成像(CT)的性能。用 Tween 20 来修

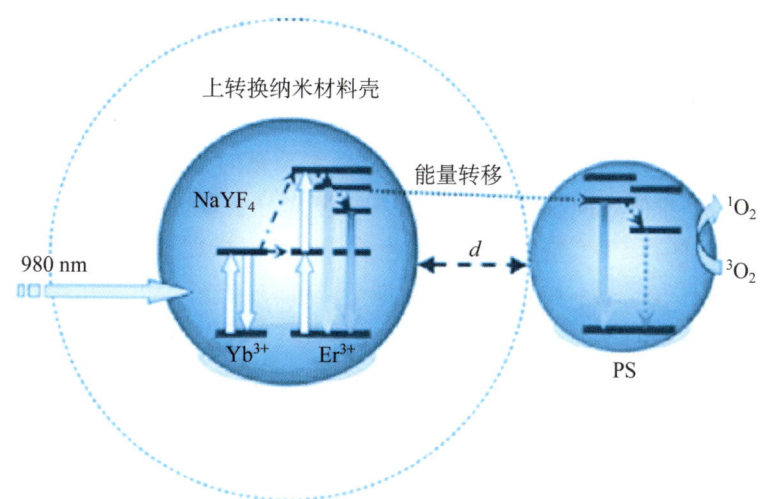

图 4-2-2　上转换纳米材料光敏剂 PDT 治疗过程工作原理

饰上转换纳米材料不仅可以使上转换纳米材料具有更好的水溶性,而且可以通过疏水相互作用来装载疏水的光敏剂以及其他药物。

⑧血卟啉单甲醚(hematoporphyrin monomethyl ether,HMME)。这也是我国独立研制的第二代半合成光敏剂,具有光动力学反应效率强,在机体组织代谢快等优点,现已在临床上试用于鲜红斑痣、浅表肿瘤等疾病的 PDT 治疗。

(3)第三代光敏剂　第三代光敏剂是在第二代光敏剂的基础上交联上某些特殊的化学物质,如多聚体(polymers)和脂质体(liposomes)等制造的,能够进一步提高光敏剂与病变细胞的亲和性。

3. 按功能分类

按功能划分的光敏剂有如下几种类型:具有主动靶向功能光敏剂,具有磁性导向和热治疗功能光敏剂,具有辐射治疗功能光敏剂,具有细胞凋亡表征功能光敏剂,具有分子成像功能光敏剂,具有 MRI 成像功能光敏剂,具有多功能纳米粒子载体光敏剂以及其他功能新型光敏剂等。

(1)具有主动靶向功能的光敏剂　由于病变组织对通常的光敏剂只是相对选择性吸收,并不具备特异性,所以正常组织中不可避免地潴留有少量的光敏剂,PDT 治疗时可能对正常组织产生光毒副作用。当难以把光源发射的光辐射能量局限在靶位组织,如在腹腔和胸腔内的组织时,为了减少对周围正常组织的毒副作用,开发靶向型的光敏剂就显得尤为重要。主动靶向功能光敏剂是借助载体、配体或抗体,将药物通过局部给药、胃肠道或全身血液循环,选择性地浓集定位于靶器官、靶组织、靶细胞或细胞内部结构的光敏剂。从理论上讲,主动靶向光敏剂的优点在于靶向分子与靶细胞表面,通过高度的亲和力靶向分子直接的、特异性地与靶细胞结合,使得 PDT 治疗选择性和疗效得到大大提高。光敏剂的靶向性使得能够有效地减小使用的光敏剂剂量,从而降低了对正常组织毒副反应。目前开发的这类光敏剂主要有如下 5 类:

① 免疫靶向光敏剂。将光敏剂与特定病变细胞的单克隆抗体(MAbs)结合起来,使之对病变细胞表面的抗原具有靶向作用。将载体与单克隆抗体相结合,利用抗体抗原的特异性识别,可准确地主动靶向定位。

② 表皮生长因子受体(EGFR)靶向光敏剂。这是利用表皮生长因子做受体制作的靶向性光敏剂,比如表皮生长因子与光敏剂(如酞菁铝)耦合后,便能够与肿瘤组织选择性结合,并通过由受体调节的胞吞作用进入细胞,从而使光敏剂能在细胞内富集。表皮生长因子受体的异常高表达常见于头颈部的口腔病变组织和早期病变组织,已成为阳性表达病变组织的重要治疗靶标。

③ 低密度脂蛋白靶向光敏剂。这是利用低密度脂蛋白(low density lipoprotein, LDL)做受体制作的靶向性光敏剂,低密度脂蛋白的主要功能是运输胆固醇进入细胞。大多数肿瘤细胞增殖快,细胞膜合成增加,对胆固醇需求量加大,LDL 受体表达水平提高。将光敏剂酞菁(Pc)与 LDL 结合,就有了更好的靶向性,增加肿瘤细胞对酞菁的摄取。

④ 多肽(peptide)靶向光敏剂。这是利用多肽做靶向基团制作的靶向光敏剂。多肽通过与细胞表面存在的特定受体靶向特异性结合,将光敏分子导入靶细胞,产生特定的生物学效应,减少了对正常组织的损伤。多肽是由几个氨基酸通过酰胺键相连而成的分子,多肽与蛋白质的分界线是大约 50 个氨基酸,一般最小的蛋白质有 50 个以上的氨基酸。多肽的细胞毒性低,渗透性和选择性比较好,更重要的是,多肽对一些在肿瘤组织中过量表达的受体具有靶向性,尤其是肿瘤新生血管系统。多肽的这些特点增加了光敏剂的靶向治疗效果,某些多肽能特异地与肿瘤组织中的受体相结合,作为载体将光敏剂运至靶细胞,并且降低了光敏剂的副作

用;其次,多肽耦联能改变光敏剂的亲水/疏水平衡,调节在体内的摄取和输运等药物代谢特性,不仅提高了耦合物的水溶性,还有效减少了药物的非特异性吸收,使其能在体内快速清除。

耦合了多肽的光敏剂在细菌上的富集量比没有耦合的光敏剂高了5~20倍。研究结果也显示,光敏剂耦合不同功能的多肽,会使其具有不同的靶向作用,并显著影响耦合物被细胞摄取能力及PDT治疗效果。除此之外,光敏剂母环结构的差异,如取代基的不同,也在一定程度上影响耦合物的亚细胞定位以及PDT治疗效果等。

这类光敏剂主要把光敏剂与胰岛素和转铁蛋白(transferrin)等多肽结合起来。例如,胃泌激素释放肽受体(GPR)在人前列腺癌细胞高度表达;蛙皮素(BBN)是一种含9个氨基酸残基的生物活性多肽,与人体胃泌激素释放肽相似,可以与GPR受体特异性靶向结合;光敏分子原卟啉Ⅸ(PPIX)与BBN通过聚乙二醇(PEG)桥连得到PPIX - PEG6 - BBN,前列腺癌细胞对PPIX - PEG6 - BBN的吸收明显高于PPIX,原因是BBN与GPR受体的特异性结合,促进了PPIX - PEG_6 - BBN的吸收;将环状cRGD肽与鲍光过敏素(HPPH)进行共轭结合,在波长665 nm、光照射强度为$2.0 J/cm^2$红外光下照射时,cRGD - HPPH浓度为0.3 $\mu mol/L$即可使4T1乳腺癌细胞的死亡率达到100%。在黑暗条件下,cRGD - HPPH的浓度增至1 $\mu mol/L$依然没有导致细胞死亡,生物相容性也很好。

⑤ mRNA靶向光敏剂。借用了分子信标的概念(molecular beacon)和模型,用光敏剂取代分子信标中的荧光基团后,构建一种由光敏剂、病变基因的反义基因片断(如反义寡核苷酸,antisense oligonucleotide),以及光敏剂淬灭分子组成的新型光敏剂。如图4-2-3所示,通过反义寡核苷酸和mRNA的特异性结合,达到提高光敏剂对病变细胞的靶向性和PDT的特异性。

总之,具有主动靶向功能的光敏剂的工作原理,是将传统的光敏剂与能表征病变组织或细胞增殖、血管生成或代谢相关的特异性因子结合起来,以提高光敏剂的靶向作用和PDT特异性。

(2) 具有磁性导向和热治疗功能光敏剂 这是以表面功能化磁性复合纳米颗粒为光敏剂载体制作的光敏剂,口服和注射进入体内,在外加磁场作用下,输运至预定病变组织,在病变组织富集,减少光敏剂对正常组织的危害,降低PDT毒副作用,同时提高光敏剂的使用疗效,图4-2-4

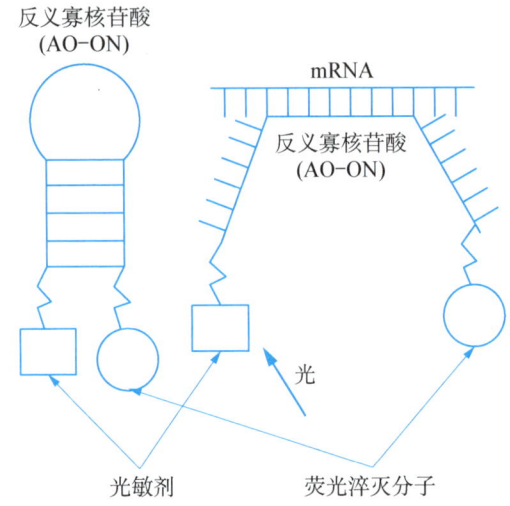

图4-2-3 含mRNA靶向的光敏剂

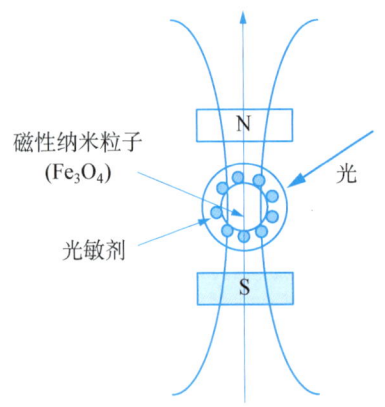

图4-2-4 含铁磁流体的光敏剂

所示是其工作原理示意图。磁性复合纳米颗粒可以分为无机磁性材料、有机磁性材料和复合磁性材料,常用的无机磁性材料主要包括铁、钴、镍、锰及其合金、氧化物和稀土金属永磁材料等。有机磁性材料主要是指金属有机络合型磁性高分子材料,复合磁性材料是一种或多种纳米量级的微粒组分复合于基质中构成的一种复合材料。

将光敏剂共价锚定在超顺磁性纳米四氧化三铁表面,容易被癌细胞吸收,光照后诱导细胞凋亡。在直流磁场的作用下已被广泛应用于病变组织的高热疗法(hyperthermia,HpT),其优点是在磁场的作用下易于控制光敏剂的定向运行(磁性导向)。将光敏剂(如Hematoporhhyrin、5-ALA、ZnPc和Chlorine e6等)和Fe_3O_4纳米粒子结合起来的制剂,对肿瘤进行HPT和PDT协同治疗,这种新型光敏剂不仅能通过PDT和HPT最大限度地杀伤病变组织,而且还可以借助药物传输载体的磁性粒子,提高PDT治疗的特异性。

采用 PE-PEG 聚合物作为载体,将 HPPH 和 Fe_3O_4 合成有水溶性的胶粒,如图 4-2-5 所示,通过控制磁场的方向,可以实现光敏剂的磁性靶向。

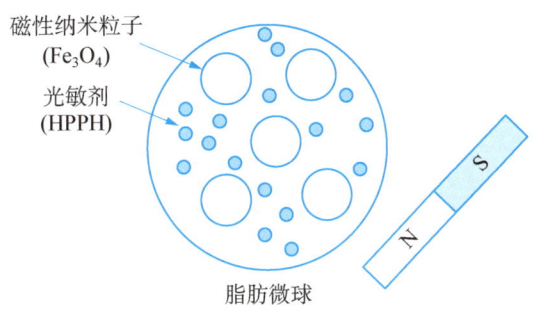

图 4-2-5　含 HPPH 和 Fe_3O_4 的光敏剂

在实际应用中,磁性复合颗粒的大小、电荷和表面化学性质会影响光敏剂在体内的循环时间和药效。另外,磁性复合颗粒的磁性等内在性质在很大程度上又决定于颗粒的大小,如在体内循环系统中,使用静脉注射,其颗粒粒径在 10～100 nm 之间最好,在此范围内的颗粒,既能避开体内网状内皮组织系统,又能进入体内组织中细小毛细血管,从而达到在特定组织中的最佳分布。

(3) 具有辐射治疗功能光敏剂　其基本原理是,将具有特定发光性质的纳米粒子与光敏剂键合,比如与 HpD 键合起来,并将其输送到病变组织中,在传统 X 射线进行病变辐射治疗时,这种纳米粒子被 X 射线激发后将连续、稳定地发出一定波长的光辐射,它作为光源再激发与粒子相键合在一起的光敏剂,并产生单态氧分子等对病变细胞具有毒性的物质,即达到 PDT 治疗的效果。使用这种光敏剂能够增强 X 射线治疗的效果,降低 X 射线的辐射剂量;在实施 PDT 治疗过程中不再需要其他光源。

(4) 具有细胞凋亡表征功能光敏剂　如图 4-2-6 所示,这种光敏剂间接通过中间的 caspase-3 释放型多肽,与荧光淬灭分子结合在一起。在多肽链断开之前,因为荧光淬灭分子的存在,即便有光激发,光敏剂也不会发射荧光;但是,当光敏剂进入细胞后,在光辐射的辐照下,吸附在线粒体表面的光敏剂(Pyropheophorbide α)将产生单态氧诱发细胞凋亡,并产生 caspase-3。这时多肽链被释放,荧光淬灭分子和光敏剂分离,从而

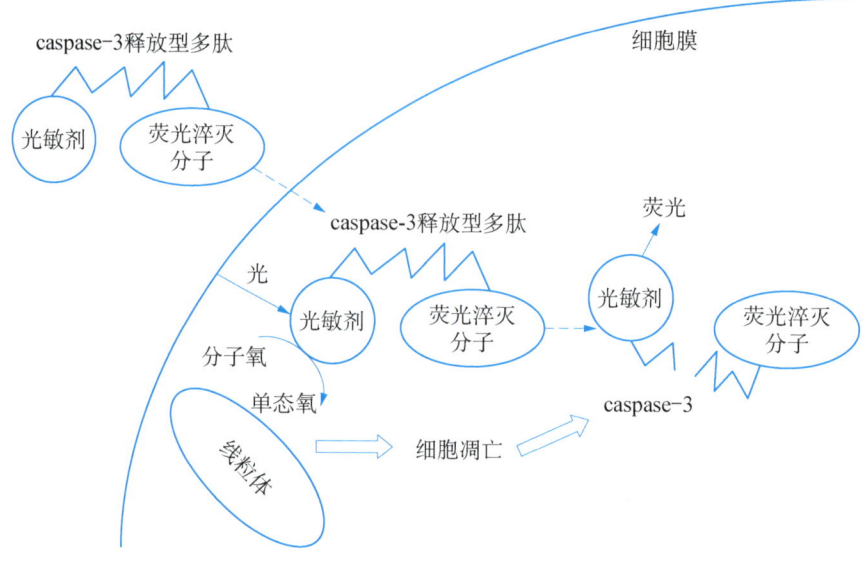

图 4-2-6 含细胞凋亡探针的光敏剂

使光敏剂可以发射出荧光,间接地表达细胞在 PDT 治疗过程中的凋亡。

(5) 具有分子成像功能光敏剂　这种功能型光敏剂是把近红外荧光染料(花菁 IR820)或 PET 造影剂和光敏剂(HPPH)聚合的制剂,在实现荧光成像或 PET 诊断的同时,还可以进行有效的 PDT 治疗。与单纯采用 HPPH 作为光敏剂相比,病变细胞对这种新型光敏剂具有更高的吸收效率。实验结果还表明,在满足诊断和治疗的剂量条件下,皮肤几乎没有光毒反应。这种光敏剂在开展荧光成像引导下的 PDT 治疗具有重要应用。

此外,量子点作为一种新型的荧光探针,可与光敏剂或其他能够产生单态氧的物质结合。如图 4-2-7 所示,将 CdSe/ZnS 量子点和金属铱结合起来,合成了具有分子成像功能的新型 PDT 治疗光敏剂,其中荧光成像功能可用于对光敏剂的动态分布研究和 PDT 疗效的实时评估。

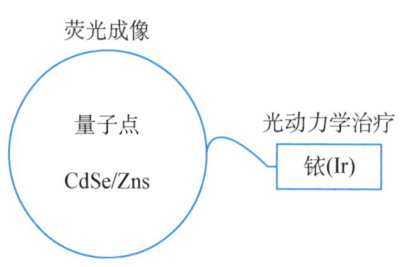

图 4-2-7 由量子点和铱组成的光敏剂

(6) 具有 MRI 成像功能的光敏剂　利用多聚物将现有光敏剂(如 Mesochlorin e6,HPPH)和对比度增强 MRI 造影剂(Gd - DO3A,

DTPA)聚合起来的制剂,通过 MRI 来更加精确地定位病变的解剖位置和评估 PDT 治疗的疗效。同时,聚合物还可作为光敏剂和 MRI 造影剂的药物传输载体。

（7） 具有多功能纳米粒子载体光敏剂　提高光敏剂靶向性富集于某种病变组织的技术之一便是纳米技术,随着纳米技术的日渐成熟,以及各种化学合成材料生物相容性的不断突破,开发了含有 PDT 治疗用的多功能纳米粒子载体光敏剂。长度仅为 1～100 nm 的纳米颗粒,它们很容易进入人体细胞,与生物相容性好,以及与器官靶向能力强。

如图 4-2-8 所示,这种以聚丙烯酰胺(PAA)为核心的纳米粒子包括的主要载体物质有:

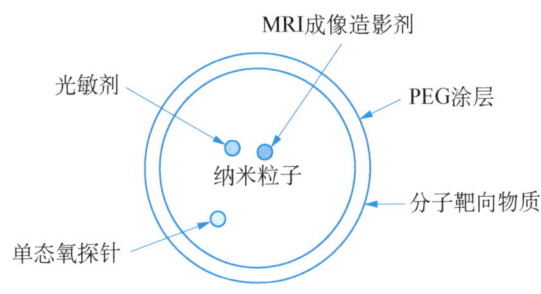

图 4-2-8　含光敏剂的多功能纳米载体

① 用于治疗肿瘤的 PDT 治疗光敏剂;
② 控制纳米粒子在血浆中滞留时间的聚乙二醇(PEG)涂层;
③ 实时检测 PDT 治疗中单态氧的探针;
④ 分子靶向物质,如利用上述提及的单克隆抗体、RGD 肽或上皮生长因子抗体等;
⑤ 用于检测 PDT 治疗过程的核磁共振成像造影剂。

更为重要的是,该纳米粒子设计成了能够直接吸附在细胞表面,从而提高 PDT 治疗效果,防止肿瘤治疗中可能引起的多重药物耐受(multidrug resistance, MDR)。已先后完成了含 Photofrin (Axcan Pharma Inc.)和亚甲基蓝(methylene blue)多功能纳米粒子的细胞和活体动物实验,结果证实了设计这种纳米粒子的可行性和它所具备的多功能性。

这种多功能纳米粒子载体光敏剂,不仅使病变组织对光敏剂的吸收具有特异性,而且还能实现对 PDT 治疗剂量的实时检测,以及治疗过程中与治疗后的疗效评估,是一种十分理想的多功能光敏剂。

(8) 其他新型光敏剂　利用原理上能够产生单态氧的纳米材料,如量子点、富勒烯(fullerenes)、TiO$_2$、ZnO、硅纳米晶体、纳米反应堆等做为新一代光敏剂的材料来源,研究开发利用这些特殊材料的生物相容性和在 PDT 治疗中作为新型光敏剂应用的可能性。

量子点是一种由Ⅱ-Ⅵ或Ⅲ-Ⅴ族元素组成的半导体纳米晶体,由于它的物理尺寸小于激子的波尔半径,从而导致了一种量子限制效应,使量子点具有独特的光学和电学性质。如图 4-2-9 所示,量子点可以通过荧光能量共振转移(FRET)将能量转移给予光敏剂 Pc4,使之激发到三重态,再与氧分子通过三重态能量转移(TET)过程产生单态氧分子。另一种可行机制是量子点在被激发到三重态后直接通过 TET 与氧分子发生能量转移,产生具有毒性反应的 ROS,或者被氧化后产生对细胞具有毒性的金属离子,实现 PDT 治疗。

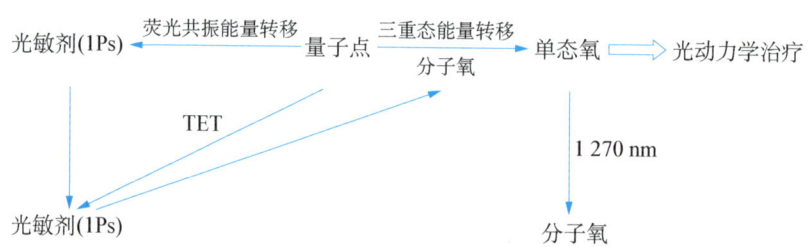

图 4-2-9　量子点在 PDT 应用中的能量转移

平均直径为 5 nm 的 CdSe 量子点在甲苯溶液中能产生对细胞具有毒性的单态氧,虽然单态氧的量子产率仅为 5%,而酞菁类光敏剂则能够高达 40%～60%,但量子点的光漂白速率比酞菁类光敏剂小得多。因此,量子点同样也能产生足够的单态氧分子。利用 CdSe 量子点与白血病细胞的特异性抗体(anti-CD90)键合,与传统光敏剂三氟啦嗪(trifluoperazine)、磺化铝酞菁染料(sulfonated aluminum phthalocyanine)相比,能够提高 PDT 治疗的效果。在不久的将来,量子点可望直接替代传统光敏剂,或者作为传统光敏剂的能量和传输载体,用于改善光敏剂的性能和提高 PDT 治疗的疗效。

富勒烯包含 60 个碳原子,是由 12 个五元环和 20 个六元环组成的中空笼状结构,具有粒径较小、比表面积大、毒性低、热稳定性高等特性和特殊的光学性质，能够被动穿过多种细胞膜，称为单态态氧分子发生器，产生大量单态氧分子和活性氧单态氧分子，产生效率高达 95%。

二 光源

合适的光源是 PDT 治疗中不可缺少的条件。光敏剂能否被激发、PDT 治疗效果的好坏与所选用的激发光的波长和剂量有密切关系。

1. 选择原则

光源的选择原则之一是有被光敏剂吸收的频谱，即采用发射光敏剂光学吸收峰附近的光辐射光源；二是要有一定的穿透深度。PDT 治疗所使用的光辐射光波长一般在 600~1 300 nm 的范围，这个波长范围刚好是 PDT 治疗技术的治疗窗口，其光谱介于血红蛋白吸收和水吸收之间的波段，从而使光辐射在生物组织结构中的穿透深度更大。

每一种光敏剂都有自己固有的光学吸收波长和辐射波长，有的吸收峰位于蓝光和紫外区，使用这个波段的光辐射便不能穿透到组织的深处。因此，临床治疗的目标是选择光波长在红外波段。对使用的光源基本要求包括：

① 发射的光辐射波长和光敏剂的吸收峰值波长相对应，最好还能够在病变组织中有较大的穿透深度。

② 有足够高的输出光功率。

③ 有与之相配套的高效光学传输系统，能把光辐射传输到被治疗的组织。

此外。其体积要小，输出性能稳定性好。

2. 常用光源

早期的治疗研究中曾采用非相干红光光源，比如白织灯和各种高压弧灯等。但这些光源在光谱结构、光功率密度、光传输系统，以及光参数精确控制等方面都存在着明显的问题。随着激光技术的快速发展，激光器已经成为 PDT 治疗的首选光源。

表 4-2-4、表 4-2-5 和表 4-2-6 分别给出了 PDT 治疗中常用的激光器、非相干光源、新型光源以及基本特性参数。半导体激光器携带方便性及其使用的简易性都是其他类型激光器所无法比拟的，而且半导体激光器输出的激光波长范围在 630~980 nm 之间，处于 PDT 治疗的治疗

窗口中,而且第二代光敏剂的光学吸收峰也正好处于这个光波段,因此,随着红光和近红外半导体激光器的出现和发展,已经成为 PDT 治疗的首选光源。

表 4-2-4 PDT 治疗常用的激光器

光源类型	波长/nm	带宽	功率密度	脉宽	传输系统
氩离子激光器	488 或 514.5	单色光	0.5～1 W/cm^2	连续	直接或光纤输出
氩离子泵浦染料激光器	500～750（取决于染料）	5～10 nm	10～200 mW/cm^2	连续	直接或光纤输出
金属蒸气激光器	紫外光或可见光（取决于金属）	单色光	～10 W/cm^2	10～50 ns 或准连续	直接或光纤输出
金属蒸气泵浦染料激光器	500～700（取决于染料）	5～10 nm	10～500 mW/cm^2	10～50 ns 或准连续	直接或光纤输出
固体激光器	1064，532，355，266	单色光	～10 W/cm^2	10～30 ns 或准连续	直接或光纤输出
固体激光泵浦染料激光器	400～750（取决于染料）	5～10 nm	10～500 mW/cm^2	10～30 ns 或准连续	直接或光纤输出
固体光学可调谐激光器	250～2000	单色光	～1 W/cm^2	10～30 ns	直接或光纤输出
半导体激光器	600～950	单色光	～500 mW/cm^2	连续	光纤输出

表 4-2-5 PDT 治疗常用的非相干光源

光源类型	波长/nm	带宽/nm	功率密度/(mW/cm^2)	传输系统
钨灯	400～1100	10～100	～250	直接或光纤输出
氙灯	300～1200	10～100	～300	直接或光纤输出
金属卤化灯	250～730	10～100	～250	直接或光纤输出
钠灯	590～670	10～80	～100	直接输出
荧光灯	400～450	30	～100	直接输出

表 4-2-6　PDT 治疗的新型光源

光源类型	波长	带宽/nm	功率密度	脉冲宽度	传输系统
固态激光器（双光子 PDT）	近红外	单色	$1\,W/5\sim10\,\mu m^2$	$0.1\sim10\,ps$	直接或扫描
LED	可见或近红外	$5\sim10$	$\sim150\,mW/cm^2$	CW	直接

光辐射一般是通过光纤耦合后照射治疗的靶组织，因此，光纤的末端一般被加工成多种形式，如切平、球形、圆柱形等，以满足对人体肺部、食道/消化道、膀胱和子宫等器官的有效治疗。图 4-2-10 给出几种不同式样的光纤。

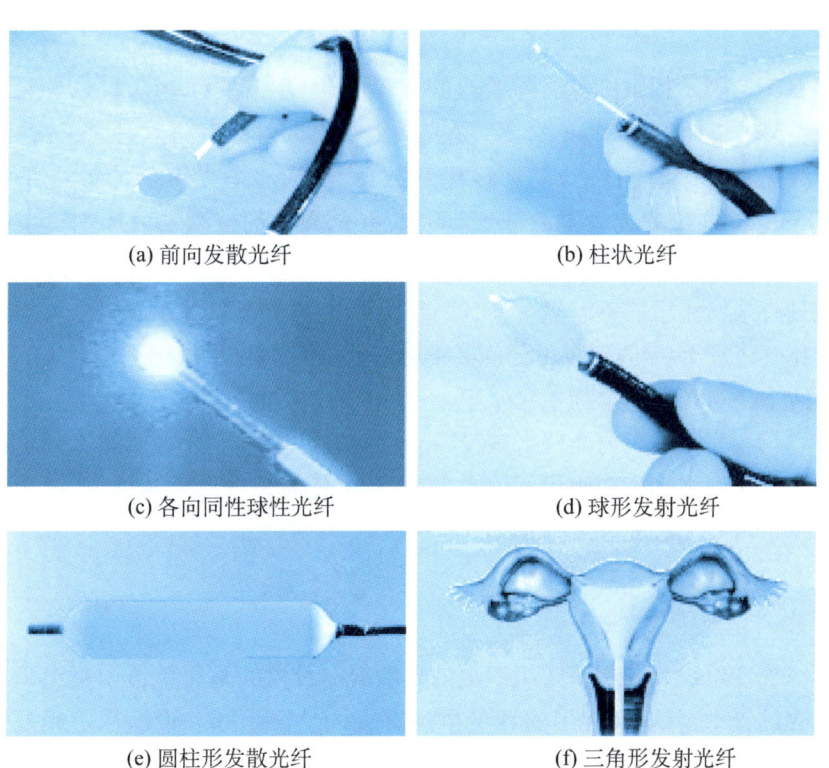

(a) 前向发散光纤　　(b) 柱状光纤

(c) 各向同性球性光纤　　(d) 球形发射光纤

(e) 圆柱形发散光纤　　(f) 三角形发射光纤

图 4-2-10　不同类型的传输光纤

4-3 治疗剂量和测量

PDT 治疗是基于光敏剂与光辐射作用下在有氧气参与时产生单态氧分子,后者对杀死细胞的功能,显然,所使用光敏剂剂量、光辐射剂量以及氧气剂量对疗效有着直接影响,它们达到适当剂量时才会显示疗效,在适当剂量时会获得最佳疗效。

阈值剂量

PDT 治疗有显效时需要的最低剂量值可以表示为

$$R_{th} = EK_s Tb\varepsilon D\Phi f, \quad (4-3-1)$$

式中,R_{th} 表示损害细胞所需要的单态氧分子 $^1O_2$ 浓度(mol);E 是受照组织表面的辐照度(W/cm²);K_s 是光从组织中散射的后向散射因子;T 是光源辐照治疗时间(s);b 是转化系数(λ/hc);ε 是光敏剂的消光系数(/cm mol);D 是光敏剂的浓度(mol);Φ 是光敏剂被激发后产生单态氧分子 $^1O_2$ 的量子产率,它与组织或细胞中的氧气分压密切相关;f 是对细胞具有杀伤作用的单态氧分子 $^1O_2$ 与所产生的单态氧分子 $^1O_2$ 总量的百分比。PDT 治疗的剂量可分为 3 部分:光敏剂剂量(D)、光剂量(E、K_s、T、b、ε)和光生物学剂量(Φ、f)。

只有当靶组织内光辐射剂量、光敏剂都达到阈值水平,单态氧分子产量才能达到损坏病变组织阈值水平,两者中任何一个低于其阈值,都会使另一个因素无法充分发挥作用。

光敏剂剂量

病变组织和周围正常组织中的光敏剂剂量指的是每单位质量组织中所含的光敏剂的量,常用的计量单位有 μg/g、mg/kg。诊断用荧光发射量和有效吸收剂量均同光敏剂浓度成正比,因此对于病变的定量诊断和治疗,有效吸收剂量和光敏剂浓度是重要的数据。

1. 光敏剂浓度要求

不同光敏剂剂量对病变细胞的杀伤能力不同，PDT 疗效将不一样。图 4-3-1 所示是在相同的光辐照剂量、不同剂量酞菁光敏剂下对 TK 人肝癌细胞光动力杀伤定量 MTT 计数的结果。图中横坐标为各组所加酞菁光敏剂的质量浓度，纵坐标为细胞存活率。当光敏剂的剂量为零，即组织内没有光敏剂时，只光照时细胞存活率在 98% 左右，而正常细胞在这样的细胞密度下死亡率也在 1%～3%。随着酞菁光敏剂的剂量浓度增加，对细胞的光动力杀伤加剧，当质量浓度在 10 μg/mL 以上时，癌细胞存活率显著降低。

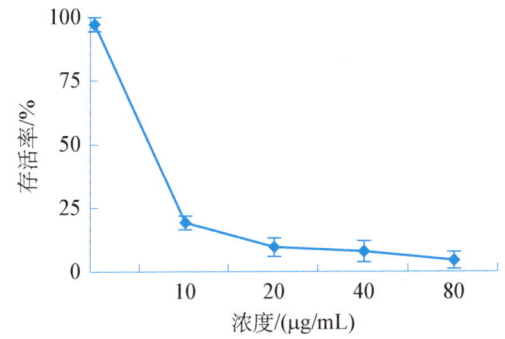

图 4-3-1　癌细胞存活率随光敏剂质量浓度变化的曲线

图 4-3-2 所示是在不同光辐射照射剂量时，白血病细胞存活率随光敏剂剂量的变化。实验选取的光辐射照射剂量有 0 μg/mL、0.2 μg/mL、0.4 μg/mL、0.8 μg/mL、1.0 g/mL、1.2 g/mL、1.4 g/mL 等 7 种剂量。在相同的光辐射照射剂量情况下，随着使用的光敏剂剂量升高，白血病细胞存活率迅速下降。不同的光辐射照射剂量，下降数量不同。不过，随着照射的光辐射剂量升高，这种差异在缩小，在光敏剂剂量达到 0.8 μg/mL 时，白血病细胞存活率实际上已经小于 1%。

在光辐射剂量为零，即没有使用光照射时，白血病细胞没有受到损伤，存活率是 100%，即使使用的光敏剂剂量达到了很高水平也是这样。随着光辐射剂量增大，白血病细胞的存活率下降，不同的光敏剂剂量，下降的速率不同，差异随着光敏剂的剂量增大而缩小，当光敏剂剂量增加达到 1.0 μg/mL 后，使用的光辐射剂量为 2.1 J/cm²，白血病细胞的存活率

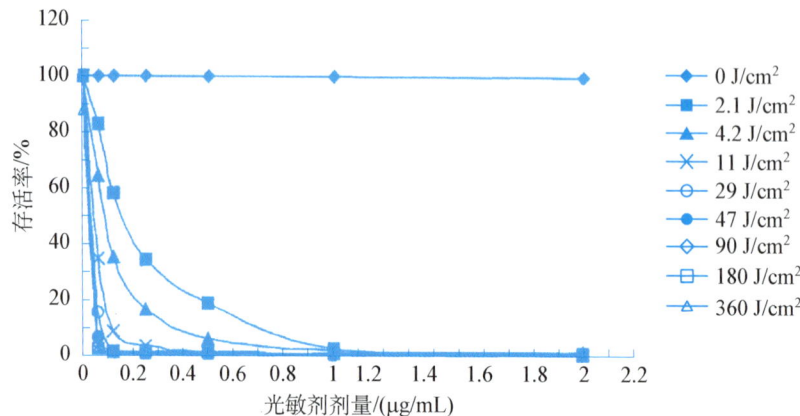

图 4-3-2　不同光敏剂浓度时白血病细胞存活率随光剂量光辐射剂量的变化

便已经降到 1% 左右。

2. 组织内光敏剂剂量分布

通常根据患者的体重或体表面积差异给出治疗所需的光敏剂剂量。受光敏剂的血药代谢、扩散(光敏剂向周围组织中扩散)以及光漂白等作用,局部组织内的光敏剂剂量在 PDT 治疗过程中不是保持恒定的。光敏剂注入人体组织后,在组织内的剂量开始增加,经过某个时间间隔后将达到最高,随后单边缓慢下降,达到峰值剂量的时间间隔以及下降速度快慢,不同体质以及不同部位组织存在着差异,比如,有的人在 5 min 时光敏剂剂量达到高峰,有的则在 15 min 甚至是 30 min 才得到高峰,如图 4-3-3 所示。不同部位,潴留在靶组织中的光敏剂剂量也有差异,差异数量可能达到 ±50%。此外,光敏剂自身的特性,如亲水性还是亲脂性;病变细胞靶向(含不同细胞器中的分布)还是血管靶向分布;光敏剂传输系统,以及靶组织的不同特性等都直接决定着光敏剂的潴留剂量和分布。

三　光照射剂量

光照射剂量是入射到组织表面元上的光能量与相应元面积的比值,使用的单位是 J/m^2,或者 J/cm^2,这里所定义的光辐射剂量并未涉及光在生物组织中的吸收以及由此所导致的生物效应,当涉及这两方面物理内容时是使用有效剂量这个概念。有效剂量是指剂量中导致产生光化学效应的那一部分,其单位同光辐射剂量的单位一样。进一步考虑获得某光

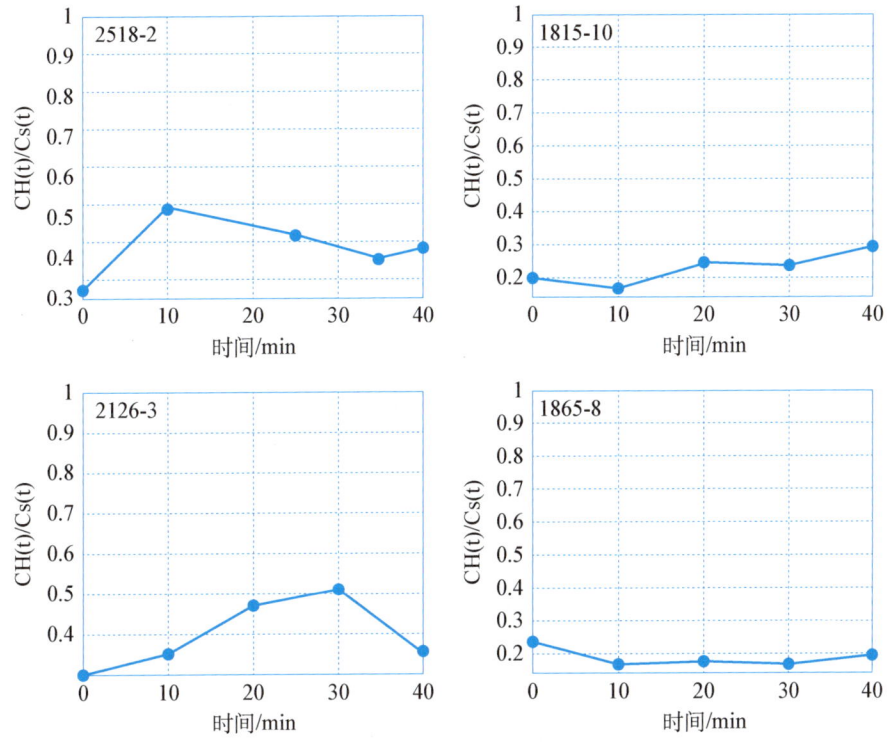

图 4-3-3　四名患者 PDT 治疗组织中光敏剂剂量变化

辐射剂量的速率,则可应用术语光辐射剂量率,它是入射到组织表面元上光辐射通量和相应元面积的比值,使用的单位是 W/m^2 或者 W/cm^2。这一概念扩展到有效剂量时就是有效剂量率,它与光辐射剂量的单位相同,都是 W/m^2 或者 W/cm^2。

1. 光照射剂量对疗效影响

光照射剂量也是决定 PDT 疗效的关键因素之一,不同的光照射剂量将获得不同的疗效。

图 4-3-4 显示光照射剂量对结肠活体肿瘤组织 PDT 治疗的疗效影响,采用的光辐射照射剂量率分别为 3.5、7、14、28、56、112、224 mW/cm^2,相应的光照射剂量分别为 0~128 J/cm^2。在光辐射照射剂量率相同时,肿瘤的治愈率随着光辐射照射剂量的增大而提高;但在相同光照射剂量情况下,肿瘤的治愈率随光辐射照射剂量率的增大而降低。光照射剂量存在一个最低作用阈值,不能无限制地减小。当光辐射照射

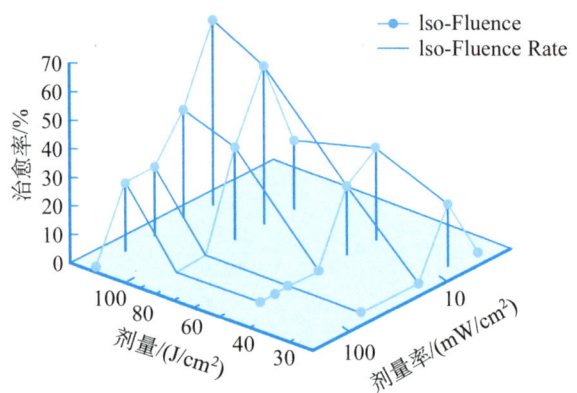

图 4-3-4　光照射剂量对活体肿瘤组织 PDT 疗效的影响

剂量率为 3.5 mW/cm² 时 PDT 治疗就没有显著疗效；光照射剂量率为 7 mW/cm² 时，疗效则仅为 22%。光照射剂量率的大小与血管的生物学响应密切相关，当光照射剂量率较高时，血管灌注率基本保持不变；当光照射剂量率较低时，容易造成血管封闭，从而影响组织氧的供给，将相应降低 PDT 治疗的疗效。

不过，当光照射剂量率较高时，生物靶组织中氧的消耗速率将会大于从周围血管通过扩散补给的速率。由于 PDT 治疗本身也是个耗氧过程，特别是在光照射剂量率过高时，甚至还可能导致生物靶组织内缺氧，限制了 PDT 治疗的疗效。因此，降低光照射剂量率可以减小氧的消耗速率，保证对组织氧的后续供给，可以提高单态氧分子 $^1O_2$ 的产量，继而提高 PDT 治疗的疗效。

光辐射在进入人体组织后的传播路径上将受到组织的吸收、散射等损失，在组织内部的光辐射剂量会越来越小，这就限制了 PDT 治疗的治疗深度。光辐射在组织内的损耗大小与组织的光学参数有关。

2. 组织基本光学参数

（1）光学吸收　光学吸收系数 μ_a 表示组织体中每单位长度上一个光子被吸收的概率（或光子在单位距离内的被吸收次数）。这里的光学吸收系数与经验得到的物质对光的吸收规律中的吸收系数是一致的，它的物理意义同样可以表述为：光束穿过每单位距离后强度的相对改变量，用数学方程表示为

$$\mu_a = -\frac{dI/I}{dx}, \qquad (4-3-2)$$

式中，I 是光强度，dx 表示光束沿 x 方向所通过组织的距离，dI 表示光束沿 x 方向所通过距离 dx 的强度变化量。由上面式子可以得到强度为 I_0 的光束在组织内传播距离 x 时的光强度为

$$I(x) = I_0 e^{-\mu_a x}. \qquad (4-3-3)$$

吸收系数 μ_a 的倒数的物理意义则是光强因吸收而减少到原来的 $1/e$ 时所穿过介质的长度。在可见光范围内，哺乳类动物组织的吸收系数 μ_a 大约在 $0.1\sim100/cm$ 范围内，典型值是 $1/cm$，平均自由程为 $1 cm$。

（2）光学散射系数　散射系数 μ_s 表示组织体中每单位长度上一个光子被散射的概率（或光子在单位距离内的被散射的次数）。在可见光范围内，哺乳类动物组织的散射系数 μ_s 在 $10\sim1\,000/cm$ 范围内，典型值是 $100/cm$，平均自由程为 $100 cm$。

（3）光穿透深度　光穿透深度可简单地看作光辐射进入生物组织后所能到达的深度。由于组织体对入射光有吸收和散射作用，所以光在组织内传输时其强度会逐渐衰减，到达一定深度后变得很微弱，以致几乎失去与物质相互作用的能力。光在组织中的穿透深度是由组织的光学特性决定的。根据漫射理论近似，连续准直宽激光束垂直入射到半无限大介质表面，远离边界和光源 z 的地方，光强度 $I(z)$ 将变为

$$I(z) = I_0 k e^{-z/\delta}, \qquad (4-3-4)$$

式中，I_0 是入射到组织边界的光强度；k 是后向散射因子，其值取决于漫反射率 R_d（漫反射率等于总的反射率减去空气和组织交界面处的镜式反射率）；δ 是穿透深度，描述组织中的辐射光强度衰减到入射光强度的 $1/e$ 时的路程长度，其值由组织的光学性质决定：

$$\delta = 3\mu_a[\mu_a + (1-g)]^{-1/2}, \qquad (4-3-5)$$

式中，g 是各向异性散射因子，当 $g=0$ 时表示各向同性散射，当 $0<g<1$ 时表示各向异性对称的前向散射。组织体内的光辐射分布具有很强的前向散射性。动物组织的 g 值一般为 $0.68\sim0.96$，平均值为 0.9，与此对应的散射偏转角为 $26'$。

式（4-3-5）表述的穿透深度是未考虑后向散射的影响，这对于透明

介质是正确的,而生物组织是混浊物质,后向散射因子 k 变得非常重要,这时辐射光强度衰减至 $1/e$ 的穿透深度需要修正为

$$\Delta z = \delta[1+\ln(k)]。 \qquad (4-3-6)$$

光束的几何形状对穿透深度也有影响,当总的光辐射能量相同时窄光束穿透较深,宽光束穿透较浅。不过,采用宽光束照射,辐照度可以提高几倍而不会因为温度过高伤害到组织,并且可以在组织内传输更多的光能量,也可以获得与窄光束相同的穿透深度,并且辐照宽度更大,因此,宽光束比窄光束更适合于 PDT 治疗。

(4) 有效吸收剂量　有效吸收剂量有别于通常考察均匀介质情况时使用的吸收剂量,模仿电离辐射疗法中使用的吸收剂量概念,它表达空间辐射通量分布对某给定点的有效贡献。有效吸收剂量 D^* 是用单位组织密度中光敏剂对光辐射能通量的吸收率来定义,使用单位是 J/kg(焦耳/千克),由下式表述:

$$D^* = \frac{\varepsilon C E_0 K t}{\rho}, \qquad (4-3-7)$$

式中,ε 表示单位浓度光敏剂的吸收系数;C 是组织中光敏剂剂量(mol);ρ 是组织密度,约 $1030\,\text{kg/m}^3$;E_0 是考察点的光通量密度(W/m^2),即辐射能流率;t 是照射时间(s);K 是相对光动力学效率,对于正常的光动力学条件 $K=1$。

在给定光源的照射条件下,光在生物组织中的分布与其光学吸收和散射特性有密切相关;更为重要的是,在 PDT 治疗过程中,生物组织的光学特性参数还会发生变化。因此,为了能更加有效地评估 PDT 治疗的疗效,临床应用中需要实时测量光照射剂量。

四　氧气剂量

在光动力反应中,组织的氧含量是影响 PDT 疗效的一个非常重要的因素,是产生光动力效应的必然要求和重要条件,是 PDT 治疗的 3 个要素之一。

1. 作用

正常人体组织中氧的含量约为 5%,有些实体肿瘤的血管通透性差,

含量可能更低,甚至有可能缺氧。血液的含氧量还决定组织对光的吸收,影响 PDT 治疗的治疗深度,限制 PDT 治疗的疗效。在 PDT 治疗中那些远离毛细血管的细胞的氧含量可能低到了不能产生足够剂量单态氧来破坏病变细胞,此时,即使有充足的光敏剂剂量和光辐射照剂量也得不到治疗效果。由于脱氧血红蛋白对波长为 600～700 nm 的红光的吸收系数比含氧血红蛋白大得多,所以在组织内氧气含量较高的情况下,光辐射在组织中的穿透深度明显增大,这就是为什么要保证组织中有足够氧含量的另外一个重要原因。

2. 含量变化

在 PDT 治疗过程中,由于光动力反应作用,被光辐射照射治疗的组织区域氧含量会出现明显降低。氧消耗的速率如果大于 6 μmol/s,组织就不能从循环系统及时补足氧气,使氧含量持续下降,导致单态氧分子的产率下降,光敏剂的杀伤病变细胞效率相应降低,PDT 治疗的疗效也相应下降。图 4-3-5 所示是不同条件下组织中氧含量的变化曲线(●代表组织的单纯氧耗曲线,○代表 50 mW/cm² 光照射下组织的氧耗曲线,▽代表 200 mW/cm² 光照射下组织的氧耗曲线)。

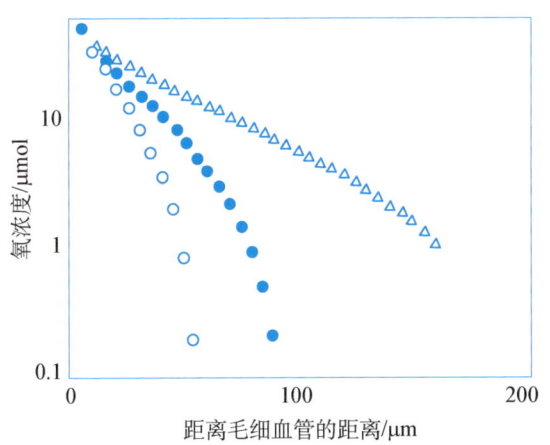

图 4-3-5　不同条件下组织中氧浓度变化曲线

为了保证 PDT 治疗过程中氧气的供给,提出了间断性 PDT 治疗和节律性 PDT 治疗两种新的治疗模式。如图 4-3-6 所示,在保持相同光辐射剂量的情况下,间断性 PDT 治疗采用间断性的光辐射照射方式,避免了组织中的氧过快耗竭。由于组织有时间补充消耗的氧,因而增强了 PDT 杀伤病变细胞效果;当 PDT 杀死一部分病变细胞后,整个组织的氧耗量也必然降低,这也提高了其他部分组织的氧含量,增强了 PDT 杀伤病变细胞能力。光辐射照射 30 s,然后间断 30 s,接着再照射,这种情况得到的疗效要明显高于连续照射光辐射得到的。

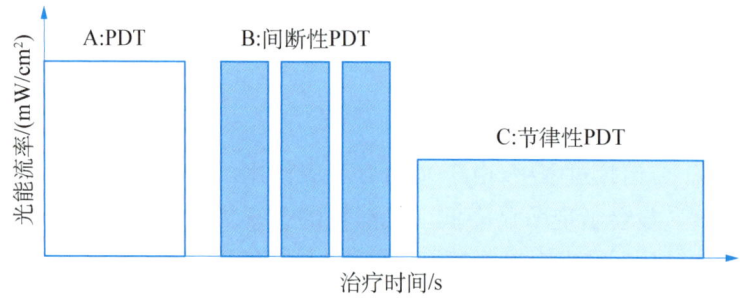

图 4-3-6　间断性和节律性 PDT 治疗

节律性 PDT 治疗是降低光功率密度,延长治疗时间,来维持组织氧含量。光辐射能量密度同为 360 J/cm^2,而功率密度分别为 50 和 200 mW/cm^2,前者的疗效优于后者,这可能是因为当功率密度大时,组织的氧消耗更为迅速,使得毛细血管的氧气运输来不及补充组织消耗去氧量的缘故。

高压氧呼吸、常压氧呼吸,以及结合低热疗法(hyperthermia)等 PDT 治疗模式也被相继提出。不过,这些 PDT 治疗模式对于不同类型光敏剂和病灶组织的有效性及其临床效果还都有待进一步研究,利用 methyl-5-aminolevulinate(MAL)作为光敏剂的实验研究结果显示,间断性 PDT 治疗模式对疗效没有显著增强效果,这是因为 aminolevulinic acid(ALA)和 MAL 所分别诱导的原卟啉 IX(Protoporphyrin IX,PpIX)具有不同亚细胞分布所致。

五　剂量测量

为了 PDT 治疗能够获得好的治疗效果,需要准确测量剂量。显式(explicit)测量法直接测量潴留在生物靶组织中的光敏剂浓度、光通量密度和组织内氧气含量,并借助一定的数学模型推算出 PDT 治疗所需相应剂量和它们对疗效的影响规律。另外,还有隐式(implicit)测量法、组织的生物效应响应测量法(生物学测量法),以及直接测量法等。

(一) 光敏剂剂量测量

使用荧光光谱法做治疗诊断时,荧光发射量和有效吸收剂量均与光敏剂剂量成正比关系。因此,对于病变组织的定量诊断和治疗,有效吸收剂量和光敏剂剂量是重要的数据。在活体中做定量测量光敏剂的剂量大体有 3 种方法,即荧光法、反射光谱学法和放射性同位素示踪法。

理想情况是能对被治疗的靶组织中光敏剂的剂量及其分布进行动态监测。在临床上对于具有荧光发射特性的光敏剂,主要通过对荧光强度的测量或成像来测定光敏剂剂量浓或其分布。如果光敏剂没有荧光发射特性,如吐开(TOOKAD)等,则测量它的漫反射(或吸收)光谱来定标其剂量。与荧光测量方法相比,这种测量方法靶组织所处的微环境对测量结果的影响较小,还可获得组织中氧气分压等重要信息。

有荧光性的光敏剂吸收光辐射能量后将发射出荧光,根据特异的荧光光谱和荧光强度,便可以测量研究组织内光敏剂的含量,并能够动态监测组织内光敏剂含量随时间的变化情况。

某一荧光物质的稀释溶液在一定波长和一定强度的入射光照射下,当液层的厚度不变时,所发生的荧光强度和该溶液的浓度成正比。测量光敏剂发射的荧光强度也就可以推算出其浓度。不过,只是在合适波长的辐射激发,以及在某个浓度范围时才遵守这个正比关系。比如,光敏剂 HMME,使用波长 532 nm 激光激发时,HMME 的浓度在 1~25 μg/mL 之间,其浓度与其荧光强度之间便具有良好的线性关系;但使用波长 405 nm 的激光激发时,光敏剂 HMME 浓度在 1~15 μg/mL 区间,其发射的荧光强度与光敏剂浓度似乎就不呈良好的线性关系,而且当光敏剂浓度超过 15 μg/mL 时,随着光敏剂浓度的增加,荧光强度反而下降,如图 4-3-7 所示。

(二) 组织内氧含量测量

描述含氧量的主要参数包括氧分压(P_{O_2})、氧浓度和血红蛋白氧饱和度等。根据测量参数的不同,测量氧含量的技术可分为直接测量和间接测量两大类,直接测量技术是检测组织中的氧分压(P_{O_2}),直接反映检测部位的氧含量;间接测量法则是分别测量血液中的含氧血红蛋白(HbO)和脱氧血红蛋白(Hb)的光谱特性,计算血红蛋白氧饱和度间接得到组织

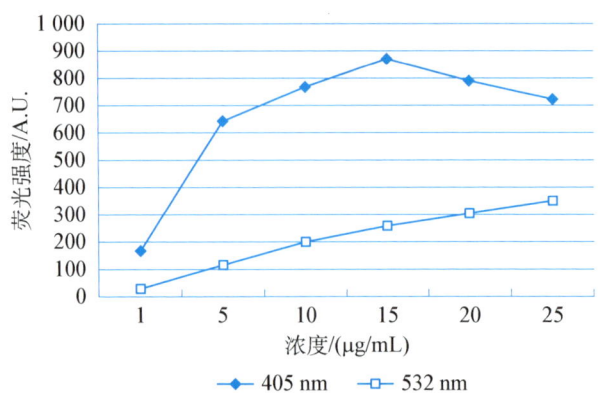

图 4-3-7　两种激发波长产生的荧光强度与光敏剂浓度关系

中的含氧量。表 4-3-1 列出了各种量测方法及其有关特性。

表 4-3-1　PDT 治疗中检测组织内氧含量方法

检测方法		是否无损	是否注射	测量对象	采集时间/s	能否在线测量	能否重复测量
直接法	氧分压组织法　极谱法	是	否	氧分压	~1.4	能	能,不是测量相同位置
	动态荧光猝灭极棒	是	否	氧分压	~1.0	否	能
	磷光探针	否	是	氧分压	~10	能	能
	电子顺磁共振成像	是	（局部）	氧分压	~30	能	能
间接法	核磁共振血氧水平依赖	否	否	总 Hb 变化量	<60	能	能
	反射光谱	否（除了介入式检测）	否	Hb,HbO Hb 饱和度	<1	能	能
	频域光子迁移光谱	否	否	Hb,HbO Hb 饱和度	<1	能	能
	傅里叶变换光谱成像	否	否	Hb,HbO Hb 饱和度	~30	能	能

1. 直接测量

直接测量技术测量的是氧分压的绝对值,目前应用较为广泛的技术包括极谱氧微电极技术、荧光淬灭技术、磷光光谱技术、电子顺磁共振成像技术和延迟荧光淬灭技术等。

(1) 极谱氧微电极技术　测量装置通常由一个气体渗透膜(聚乙烯、聚丙烯、聚四氟乙烯和聚酯薄膜)、两个电极和氯化钾电解液共同组成,其中两个电极分别为氯化银参考电极和玻璃外层包裹的铂电极。氧可以通过渗透膜扩散到含有氯化钾电解液的容器中。两个电极之间被 $-650\ mV$ 电压极化,溶解的氧会发生电化学还原反应产生氢氧离子,从而构成回路,形成电流。流过电极的电流和氧分压成正比,检测两电极之间的电流,实现对体系内氧分压的测量。但是在利用极谱氧电极测量氧分压时,由于电化学还原反应中的自身氧消耗也会造成电流信号衰减,测量结果出现较大误差。

(2) 荧光淬灭技术测量　短脉冲光沿着一根光纤探针传输至位于探针端部硅胶聚合物内的钌或芘荧光团,激发荧光团后检测其荧光寿命。由于荧光团的寿命与探针端部周围的含氧量成反比,荧光团寿命的变化反映组织的含氧量情况。但在含氧量较高时,测量误差较大,所以这种方法更适合于测量低氧含量水平时的氧分压。通常当氧分压介于 $0\sim15$ mmHg 时,荧光探针的检测灵敏度更高、更稳定。由于荧光探针不会消耗氧,可以在组织中长时间实时连续测量。这种测量技术的局限性在于在测量过程中荧光探针中的荧光物质受光照后容易产生荧光漂白和淬灭现象,同时温度的变化也会使测量信号产生漂移,影响测量的准确性。

(3) 磷光光谱技术测量　基于氧对探针化合物磷光寿命的淬灭原理,定量测量组织氧含量。适用于浅表组织的氧含量测量,一般取样深度不超过 1 mm。

(4) 电子顺磁共振成像技术测量　利用氧分子中的两个未配对电子的顺磁特性淬灭,注入组织顺磁性物质测量氧分压,已在临床中得到广泛的应用。电子顺磁共振是在静磁场中用至少一对未配对的自旋电子,产生顺磁离子或分子微波辐射共振吸收的过程。顺磁性物质通常是氮氧自由基或其他稳定的自由基,这些顺磁性物质可以很好地和组织体相容,与大多数氧化剂和还原剂不会发生反应,而对于肿瘤中缺氧状态非常敏感,因此,可以通过电子顺磁共振光谱仪在特定的位置测量肿瘤中的氧分压,测量之后磁性物质将通过新陈代谢从组织体中排除。

（5）延迟荧光淬灭技术测量　借助热振动能量激发，三重态 T_1 的光敏剂分子会通过反向 ISC 机制返回到 S_1 态，然后从 S_1 往下跃迁到 S_0 态并发射荧光，这种荧光称为延迟荧光。因为它的持续时间要延缓很多，可以与磷光相比，但与从 S_1 能态立刻跃迁返回 S_0 发射的瞬时荧光相比，荧光信号在时间上出现明显的延迟。在 PDT 治疗中光敏剂发射的延迟荧光寿命与它所在微环境的氧分压成正比，测量组织的延迟荧光强度便可以测量氧分压。这项测量技术的最大优点是易实现在组织体的无损检测；其次，由于测量的是荧光寿命，因此能够克服信号收集和组织特性差异等对测量结果的影响，在临床医学中具有广泛的应用前景。

2. 间接测量技术

测量血液中的含氧血红蛋白和脱氧血红蛋白在可见波段、红外，或近红外波段的不同光谱特性，计算血红蛋白氧饱和度可以得到组织中的氧含量。通用的测量技术包括核磁共振技术、反射光谱技术、频域光子迁移光谱技术和傅里叶变换光谱成像技术等。

（1）核磁共振技术测量法　利用血氧水平关系成像，测量血红蛋白氧饱和度，间接得到组织中的含氧量。这种测量方法不仅能够监测 PDT 治疗时肿瘤组织中的含氧量变化，而且还能对肿瘤组织中的血管分布进行成像。磁共振探针导入人体的组织以后，借助电磁波谱分析，能够判断出位于此处的氧的含量与分布情况。在临床上应用的核磁共振技术不但可以测定体内不同器官的氧分压，还能够借助图像显示局部氧分压的变化，应用前景很好。

（2）反射光谱技术测量法　利用血液中含氧血红蛋白与脱氧血红蛋白的反射光谱差异，间接反映组织中的含氧量，具有无创、快速和可重复测量等的优点。

（3）频域光子迁移光谱技术测量法　利用强度可调谐的近红外光定量测量组织的光学参数，即光学吸收系数、约化散射系数，以及组织的生理学参数，如含氧血红蛋白、脱氧血红蛋白和总血红蛋白等，获得组织氧含量的技术。

（4）傅里叶变换光谱成像技术测量法　利用干涉仪生成干涉图，经傅里叶变换获得图像上每个像元的连续光谱，可以在较大的面积测量得到含氧血红蛋白、脱氧血红蛋白在光照时的吸收和反射特性，实现对血红蛋白氧饱和度的监测,间接监测组织中的含氧量变化。

(三) 单态氧分子产额测量

单态氧分子 $^1O_2$ 可以导致病变细胞迅速氧化损伤,快速坏死,或是病变组织延时凋亡,它是实现 II 型 PDT 治疗所必需的主要细胞毒性物质。测量单态氧分子 $^1O_2$ 剂量可以预测疗效。

1. 单态氧分子 $^1O_2$ 产率

光敏剂吸收光子后发生能级跃迁,激发态光敏剂分子与其周围的氧分子发生能量交换,即可形成单态氧分子。在不考虑光敏剂的光漂白情况下,每个光敏剂分子能产生 $10^3 \sim 10^5$ 个单态氧分子。

PDT 治疗中,单态氧分子的产率与照射光功率密度和组织内氧浓度有关。在组织内氧的含量充足的条件下,随着光功率密度的增加,组织内单态氧产生速率也在迅速增加;单态氧产生速率增加,加快了光动力治疗速度,可以避免因 PDT 治疗时间过长,引起正常组织出现光敏效应,间接保护了正常组织。同一光辐射剂量下,单态氧分子 $^1O_2$ 的产率随着组织深度的增加呈现出先增加而后减小的趋势,到一定深度时产率便几乎降到零。这是由于光辐射强度随着其传输深度而减弱,这也提示选取合适光波长,减小光辐射在组织的光学损耗,可以治疗更深部的病变组织。

随着氧浓度的增加,单态氧产生速率也迅速增加;在同一氧含量下,单态氧分子产生速率随着组织深度的增加也呈现出先增加而后减小的趋势,这种深度产生率的差别,也是由于氧含量在组织中分布不均匀引起的,在组织内的氧含量是随着深度减小。

2. 单态氧分子 $^1O_2$ 产额测量

测量 PDT 治疗时在组织内的单态氧分子 $^1O_2$ 产额的方法基本上可以分为直接测量法、隐式剂量法和间接测量法。

(1) 直接测量法 测量对细胞有毒杀性的单态氧分子 $^1O_2$,特别是它在波长 1270 nm 的辐射发光,来评估 PDT 治疗的疗效。这种方法的最大优点在于,可以克服其他测量方法中光辐射、光敏剂、氧分子以及生物组织光学特性等因素之间的相互复杂影响,而且能将 PDT 治疗的疗效与单态氧分子 $^1O_2$ 的产额直接联系起来。

① 测量原理。用一个光脉冲宽度足够短的光脉冲照射组织,当光敏剂激发单重态寿命远远小于激发三重态寿命时,可以认为在光脉冲照射激发光敏剂的同时产生三重态光敏剂,于是在光脉冲照射激发后任意时

刻单态氧分子 $^1O_2$ 的浓度 $[^1O_2]$ 可表示为

$$[^1O_2](t) = N\sigma[S_0]\Phi_D \tau_D/(\tau_T - \tau_D)(e^{-t/\tau_T} - e^{-t/\tau_D}),$$

(4-3-8)

式中,N 是 $t=0$ 时刻入射到组织上每平方厘米的光子数,σ 是光敏剂基态吸收截面积(cm^2),$[S_0]$ 是基态光敏剂分子浓度,Φ_D 是单态氧分子 $^1O_2$ 的量子产率,τ_D 是激发态单态氧分子 $^1O_2$ 的寿命,τ_T 是激发态三重态光寿命。

在任意时刻 t,单态氧分子 $^1O_2$ 在单位时间内发射波长 $1270\,nm$ 的光子数密度($/cm^3$)可表示为

$$L_{1270}(t) = \frac{[^1O_2](t)}{\tau_r}$$

(4-3-9)

式中,τ_r 是单态氧分子 $^1O_2$ 在所处测量微环境中的辐射寿命。在每个光脉冲照射激发后的时间内所产生的单态氧分子 $^1O_2$ 发光光子数为

$$\int L_{1270}(t)dt = \frac{N\sigma[S_0]\Phi_D \tau_D}{\tau_r},$$

(4-3-10)

表明单态氧分子 $^1O_2$ 发光光子数将随着 $^1O_2$ 寿命 τ_D 的减小而减少。

单态氧分子 $^1O_2$ 发光的量子产率 Φ_D 与寿命 τ_D 成正比,即

$$\Phi_D = \kappa \tau_D,$$

(4-3-11)

式中,κ 是单态氧分子 $^1O_2$ 向三重态氧跃迁的辐射速率常数,且 $\kappa = 1/\tau_r$。显然,测量出在组织内发生光动力学反应生成的单态氧分子 $^1O_2$ 的寿命 τ_D 便可以获得单态氧分子 $^1O_2$ 的量子产率。根据光敏剂在离体细胞中的一些实验结果,$\kappa \approx 0.85$ 和 $\tau_D \approx 0.04\,\mu s$,由此可求得 $\Phi_D \approx 3.2 \times 10^{-8}$,即 3.1×10^7 个单态氧分子发射一个光子,这就要求利用单态氧分子发光检测其量子产率系统要有足够高的探测灵敏度。

② 测量装置　典型的测量系统如图 4-3-8 所示。检测系统采用的光源是输出波长 $523\,nm$ 的 Q 开关倍频 Nd:YLF 半导体泵浦激光器,脉冲输出的重复频率为 $10\,kHz$,脉冲宽度 $10\,ns$。输出的激光经过中心波长为 $523\,nm$、带宽为 $20\,nm$ 的带宽滤光片后照射到盛有测试样品的 $10\,mm$ 标准石英比色皿上。PDT 治疗过程中所产生的各种辐射发光主要包括样品的自体荧光、光敏剂的自体荧光和磷光、光学系统的背景荧光以及单态氧

分子 $^1O_2$ 在近红外的光辐射等,它们依次经过长波通滤光片($\geqslant 1\,000\,nm$)、光学传输系统和滤光轮(载有 5 个带宽约为 10 nm,中心波长分别为 1 210、1 240、1 270、1 300 和 1 330 nm 的窄带滤光片)后,照射到光电倍增管 H9170-45 的光电阴极上,经过光电信号转换、信号预放大和光子计数后将数据采集并存储在计算机。测量过程中,系统可以依次采集通过波长 1 210、1 240、1 270、1 300 和 1 330 nm 等 5 个滤光片的发光信号,其中波长 1 210、1 240、1 300 和 1 330 nm 滤光片主要用于鉴别单态氧分子 $^1O_2$ 在波长 1 270 nm 的光辐射。检测系统要求光电探测器件在近红外波段有较高的响应灵敏度。

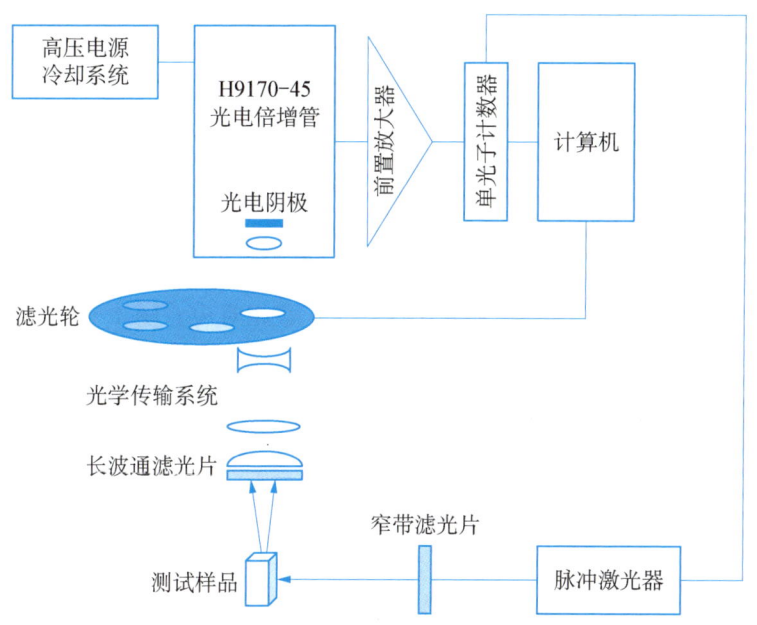

图 4-3-8 单态氧分子 $^1O_2$ 发光产额测测系统

③ 测量结果。为了获得一个完整的单态氧分子 $^1O_2$ 时间分辨光谱,激发光的脉冲间隔应为 80~100 μs,即光脉冲的脉冲重复频率为 10~12 kHz,光子计数的数据经计算机处理后获得时间分辨单态氧分子 $^1O_2$ 发光光谱,如图 4-3-9 所示。利用式(4-3-8)对单态氧分子 $^1O_2$ 发光曲线进行拟合,便可以获得单态氧分子 $^1O_2$ 寿命,不过,在含有强淬灭剂或氧浓度较低的系统中,较难确定 $^1O_2$ 的真实寿命。这种情况下可以利用激光

闪光光解技术、光敏剂磷光检测或淬灭法等技术先确定光敏剂激发态三重态的寿命,进而获得单态氧分子 $^1O_2$ 寿命。

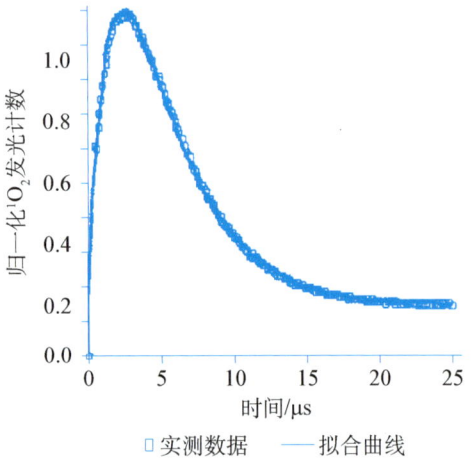

图4-3-9　单态氧分子 $^1O_2$ 时间分辨光谱

细胞的存活率与PDT治疗过程中所累积的单态氧分子 $^1O_2$ 产额相关,而单态氧分子 $^1O_2$ 产额又与其发射光子数相对应。图4-3-10给出在相同条件下单态氧分子 $^1O_2$ 发射光子数与细胞存活率的关系,实验测量单态氧分子 $^1O_2$ 的发光便也可以评估TDT治疗的疗效。

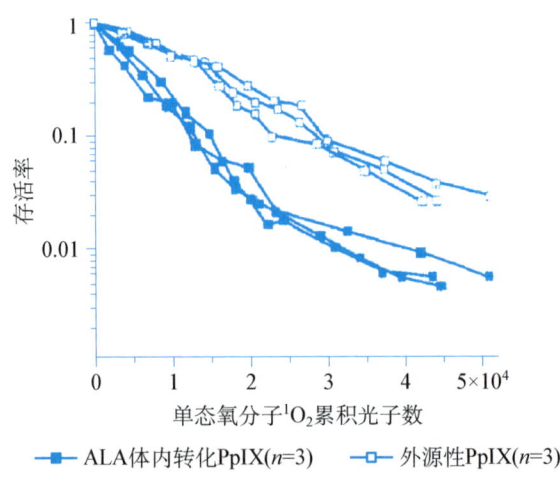

图4-3-10　细胞存活率和累积 $^1O_2$ 发光光子数关系

(2) 隐式测量法　PDT 治疗过程中所产生的单态氧分子 $^1O_2$ 除了对病变细胞产生杀伤作用外，还可能与处于基态的光敏剂分子发生自敏光氧化反应，造成其不可逆的光漂白，并产生其他光致反应产物，导致反应体系中光敏剂剂量和单态氧分子 $^1O_2$ 生成速率减小，这一反应过程可以描述如下：

$$S_0 + {}^1O_2 \longrightarrow PP。$$

如果上述的反应过程是由单态氧分 $^1O_2$ 的扩散距离所决定的，那么

$$\frac{d}{dt}[S_0] = -k_{os}[S_0][{}^1O_2]， \qquad (4-3-12)$$

式中，k_{os} 是速率常数。产生的单态氧分子 $^1O_2$ 的位置还必须足够靠近光敏剂分子，因此存在一个与光敏剂剂量无关的有限概率。为此，在方程(4-3-12)中需要增加一个 γ 项来表示有效反应的最低光敏剂剂量：

$$\frac{d}{dt}[S_0] = -k_{os}([S_0] + \gamma)[{}^1O_2]。 \qquad (4-3-13)$$

方程(4-3-13)对治疗时间 t（起始时间 $t=0$，终止时间 $t=T$）积分，就可以计算得到单态氧分子 $^1O_2$ 的总量为

$$Dose = \frac{1}{\tau_\Delta} \int_0^T [{}^1O_2] dt = \frac{1}{\tau_\Delta k_{os}} \ln \frac{[S_0]_{t=0} + \gamma}{[S]_{t=T} + \gamma}。 \qquad (4-3-14)$$

式中，τ_Δ 为单态氧分子 $^1O_2$ 的平均寿命。这种计算方法在照射光通量密度和氧气体分压发生改变的情况下仍然有效。与显式剂量方法相比，这种计算方法只需要确定 PDT 治疗前后的光敏剂剂量，以及 γ、τ_Δ 和 k_{os} 的数值。

基于以上假设，可以检测光敏剂的光漂白特性，间接评估所产生的单态氧分子 $^1O_2$ 量值，即 PDT 治疗对靶生物组织的光动力作用剂量。不同的照射光通量密度、光敏剂剂量和氧气体分压，Mat - LyLu 细胞的存活率与(4-3-14)式计算所得到的单态氧分子 $^1O_2$ 剂量都呈现出很好的相关性。不过，此后有一些研究结果也显示，在没有 $^1O_2$ 介导的缺氧条件下，光敏剂也会产生光漂白，这时上述 $S_0 + {}^1O_2 \longrightarrow PP$ 的假设不再成立，不同的漂白机制主要取决于人体中的氧气分压。

对于某些特定的光敏剂，在以单态氧分子 $^1O_2$ 介导且氧气分压足够高

的情况下,可以测量光漂白特性来定量预测 PDT 治疗的疗效。

(3) 间接测量　这是利用吸光度探针、电子自旋共振探针(ESR)、荧光探针或化学发光探针等,通过它们与单态氧分子 $^1O_2$ 发生化学反应,分别检测光学吸收光谱、ESR 谱信号、荧光或化学发光光谱,间接测定单态氧分子 $^1O_2$ 量值。虽然这些测量方法具有较高的测量灵敏度,但是这些探针自身都相当于单态氧分子 $^1O_2$ 的淬灭剂,会消耗 PDT 治疗过程中部分单态氧分子 $^1O_2$。这些间接检测技术的临床应用还取决于如何将探针选择性地和光敏剂同时输送到治疗的靶组织,所以间接法仍限于离体实验和动物实验。

(四) 疗效评估

许多无损和微创技术已被广泛应用于定性或定量评估 PDT 治疗后组织所引起的生物学响应,见表 4-3-2。这些技术大致可分为非光学技术和光学技术,它们既可以进行在线实时检测,也能完成治疗后疗效评估。监测的对象包括生物组织坏死的范围、微血管和血流速度的变化,以及细胞的存活率等。多普勒光学相干成像特别适合对血管性疾病 PDT 的疗效评估。对于在线实时监测,检测结果往往只能反映 PDT 治疗过程中的瞬时变化,而难以根据这些变化定量预测 PDT 治疗的最终疗效,还有可能无法检测出生物组织所发生的许多潜在生物学响应。

表 4-3-2　评估 PDT 治疗生物学响应的监测技术

	应用技术	测量的生物物理或生物学参数
非光学技术	X 射线 CT、MRI	组织坏死的范围(利用对比试剂)、血管损伤
	正电子发射成像	细胞新陈代谢(利用 19F-deoxyglucose)
	电阻抗光谱	细胞/组织损伤
	超声成像/高频/微泡沫对比	组织坏死的范围/细胞凋亡/血流速度
光学技术	激光多普勒光谱/成像	血管内单位体积的平均血流速度
	多普勒光学相干成像	微血管和血流速度
	近红外漫射光谱	组织的血成分,氧饱和度
	生物发光成像	细胞存活率或特殊基因表达
	荧光蛋白成像	特殊基因表达
	组织自体荧光	细胞存活率
	光声成像技术	组织损伤和微血管变化

第五章
激光照射治疗

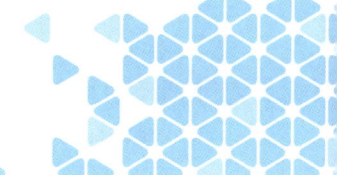

激光束照射人体组织,与生物体作用,产生多种效应,如光热效应、光压效应、光化效应、光电磁效应和光激活效应等,解除人体病痛,恢复人体健康。主要方法有血液激光照射治疗、激光气化治疗和光动力学治疗,后者在前面第四章已经做了专门介绍,这里主要介绍前者。治疗方式可分为体外照射治疗和体内治疗,前者是将激光束直接照射人体外部的治疗,后者主要是通过内窥镜、光纤传导激光束照射体内组织的治疗。

5-1　血液激光照射治疗

激光照射胸部皮肤,间接地作用于血液,发现能够治疗缺血性心脏病。此后,利用这种激光照射方法对某些疾病都能获得较好的疗效,如脑梗死、心脏供血不足、急性心肌梗死、心绞痛等缺血性心脑血管,与外周血管疾病,感染性疾病,免疫性及结缔组织疾患,神经-精神疾患,内分泌代谢疾病及急性胆囊炎,急、慢性支气管炎和肺炎等疾病,其中心脑血管疾病、感染性疾病和某些神经-精神疾病的疗效最为显著。临床应用证实,血液激光照射治疗是一种安全可靠的辅助物理疗法,是一种行之有效的非药物治疗方法。

 治疗原理

在进行激光血液照射临床治疗时,发现激光照射后血液性质发生了变化,血液蛋白溶解活性明显升高,游离肝素含量上升,红细胞和血小板的聚合性降低,速度减慢,明显地降低了血液的黏稠度。总结起来,血液激光照射治疗是激光在血液中产生几方面作用的结果。

1. 活化作用

超氧化物歧化酶(SOD)是人体自由基 O_2^- 歧化反应的催化剂,激光照射血液后可使 SOD 活性提高,加速自由基的歧化反应,达到清除体内毒素——自由基的目的。人血中的 CuZn-SOD 最强光学吸收峰在可见光范围内的红光波段,与 He-Ne 激光波长 632.8 nm(红光)相一致。其次,激光照射还可使血脂膜脂代谢正常化,激活过氧化氢酶和 NADPH 氧化酶,提高血浆铜蓝蛋白和内源性维生素 E 水平。

2. 改善血液动力学参数和组织微循环

血液动力学参数标志人体器官功能正常性、代谢性能以及组织微循环性能。微循环的功能、形态和代谢的完整是维持人体器官正常功能所不可缺少的条件。微循环不仅保证组织的正常代谢,维持机体内环境的稳定,而且还直接参与和完成脏器的特殊功能。

在红细胞数量、大小和形状不变时,红细胞处于分散状态的血液一般显示出较低的黏滞性,而红细胞处于聚集状态的血液则显示出较高的黏滞性。健康人正常血流中总存在一定的切应力,因而几乎不能形成红细胞的串状聚集。但在某些疾病患者的血液中,红细胞间的聚集力会显著增大,特别是在机体受感染时更为严重。图 5-1-1 所示是血液受激光照射前后血红细胞的变化电镜照片,照射前血红细胞聚集,肿胀,血脂高,照射后血红细胞扩散,肿胀消失,血黏度降低。

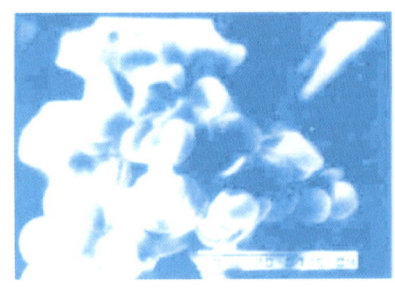
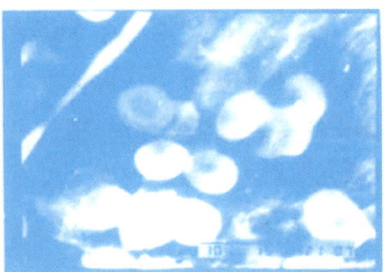

照射治疗前　　　　　　　　　　照射治疗后

图 5-1-1　血液受激光照射前后血红细胞变化电镜照片

受激光照射的血液能够使红细胞表面负电荷增加,增大其相互之间的排斥力;能够降低血浆中纤维蛋白原的浓度,降低红细胞聚集性。红细胞聚集指数下降,低切变率(低切)下的全血黏度和红细胞沉降率(血沉)将随之下降,改善患者的血液流变学性质,和组织微循环性能。将94例下肢动脉硬化闭塞症患者随机分为治疗组62例和对照组32例。均给予基础治疗,其中治疗组给予半导体激光照射治疗,伤口辅以化腐清创治疗;对照组仅给予化腐清创治疗。表5-1-1是治疗前后血液流变学指标比较($x \pm s$),治疗后治疗组血液流变学指标均较治疗前明显改善($P<0.05$),而且血液流变学指标较对照组亦明显改善,差异有统计学意义($P<0.05$)。

表5-1-1　治疗前后血液流变学指标比较($x \pm s$)

组别	时期	全血黏度/(mPa·s)	血浆黏度/(mPa·s)	血细胞比容	血小板黏附率/%
治疗组	治疗前	4.93±0.81	1.60±0.18	43.20±7.80	33.43±11.72
($n=62$)	治疗后	4.08±0.47	1.55±0.20	42.21±6.91	30.11±10.21
对照组	治疗前	4.89±0.53	1.61±0.32	42.13±7.41	34.01±14.32
($n=32$)	治疗后	4.81±0.71	1.62±0.37	41.89±7.21	32.52±12.07

血液的主要功能是将氧和营养物质输送到人体中各部分器官和组织,同时将代谢废物带走。红细胞是机体内执行上述物质交换工作的重要载体,微循环是物质交换的行进通道和工作过程。在血液流动时,在较粗的血管中红细胞的尺度比血管管径小得多,血液可认为是均匀的连续介质,因而可忽略单个红细胞的流变行为。但是在微循环系统中,血管管径与红细胞直径数量级相当或更小些,毛细血管的管径大约在3~4 μm,而人的血液中的红细胞是直径为7~8 μm的双凹圆盘状细胞。红细胞要流过毛细血管必然要发生形变,例如,在微循环中红细胞通过比它还细的毛细血管时,能变形为子弹头形、降落伞形或拖鞋形。红细胞在体内能根据流场的情况和血管的粗细来改变自己的形状,这就是红细胞的变形性。若红细胞的变形性降低,则其通过毛细血管的阻力将增加,使血液与组织

之间气体和物质的交换受阻,引起血液表观浓度升高,造成组织缺血或缺氧。因此,红细胞的变形性是直接影响机体新陈代谢的重要因素之一。

影响红细胞变形能力的因素很多,大致可分为外界因素和细胞内在因素两大类。外部因素主要指环境因素对红细胞变形的影响,包括作用力、温度、pH 值等因素。细胞的内在因素是指细胞自身结构、组成和代谢状态等,主要包括细胞膜的黏弹性、胞浆勃度(内豁度)和细胞的几何形状等 3 个方面。除了外部因素影响之外,上述 3 个方面的因素中,任何一个发生异常变化都可引起红细胞变形性降低。

激光照射提高红细胞的变形能力的主要因素是:

① 血液在激光作用下刺激红细胞膜,使红细胞的膜脂双层和膜骨架变化,改善红细胞膜的黏弹性,提高红细胞的变形能力。

② 红细胞膜黏附血红蛋白是红细胞变形能力的决定因素之一,激光照射减少了红细胞膜黏附血红蛋白含量。

③ 采用分形理论研究蛋白质的弹性模量与谱维数的标度关系显示,激光照射增加了红细胞膜中的蛋白质分子谱维数,改善了红细胞变形能力。

④ 激光照射可直接激活红细胞膜 $Na^+ - K^+ - ATP$ 酶,促进 ATP 的分解,提高红细胞的变形能力。

3. 调整改善机体的免疫功能

临床研究表明,激光照射血管会改变表征免疫系统参数,如 T 细胞亚群 CD_4 活性,CD_4/CD_8 比值,补体 C_3,免疫球蛋白 lgE 浓度,NK 细胞亚群 CD_{16}、CD_{57} 活性等发生变化。表 5-1-2 给出 T 细胞亚群、NK 细胞的变化情况($\bar{x} \pm s$)。T 淋巴细胞在免疫系统中主要介导细胞免疫反应,亚群中 CD_4 具有协助细胞免疫应答和体液免疫、增殖和扩大免疫应答的功能;CD_8 主要抑制其他 T 细胞活性,对机体免疫应答调控起作用;CD_4、CD_4/CD_8 比值反映了机体免疫力,免疫反应水平的高低。NK 细胞是一类自然杀伤细胞,是机体非特异性细胞免疫的一个重要组成部分。补体 C_3 水平与抗 G^- 菌能力有关。激光照射血管治疗后,CD_4、CD_{16}、CD_{57} 活性升高,CD_4/CD_8 比值升高,这显示 T 淋巴细胞、NK 细胞免疫功能改善,抗感染能力增强。

表 5-1-2　T 细胞亚群、NK 细胞的变化($\bar{x}\pm s$)

		照射前	照射后
T 细胞亚群	CD_4(%)	28.21±3.01	37.81±2.31*
	CD_8(%)	27.93±7.81	28.35±5.11
	CD_2(%)	78.69±6.93	79.0±7.51
	CD_4/CD_8	1.03±0.21	1.34±0.19*
NK 细胞	CD_{16}(%)	12.51±1.9	15.41±3.5*
	CD_{57}(%)	12.49±4.1	18.90±3.25*

* 显著差异($P<0.05$)

表 5-1-3 给出激光照射前后补体系统变化情况。补体合成增加,使吞噬作用、杀菌作用及趋化作用升高,改善抗感染能力并有利于清除坏死组织。

表 5-1-3　补体系统变化

	照射前	照射后
C_3(g/L)	0.70±0.09	1.10±0.18*
C_4(g/L)	0.551±0.041	0.52±0.039
C_{50}(ku/L)	120±23.5	121±18.3

激光照射还能够提高红细胞变形能力,提高红细胞的携氧能力,增强组织氧利用,还能直接激活细胞呼吸酶,从而促进能量合成,改善脑组织新陈代谢,加速损毁的皮层脑组织、下丘脑垂体等中枢性免疫器官修复,解除免疫抑制,恢复神经内分泌系统的调节作用,从而发挥全身免疫增强效应。

红细胞具有重要的免疫功能是因为其膜表面具有 Cb3 受体,借助 Cb3 受体黏附清除 CIC,阻止 CIC 沉积于组织而引起免疫病变。激光血管照射可使红细胞 Cb3 受体花环率升高,而红细胞免疫复合物花环率下降,说明激光血管照射可以起到调节机体免疫功能、消除致病因素的作用。

激光照射血液这种免疫调节刺激作用有两个特点:一是累加作用,小剂量激光照射只有达到一定次数后才开始出现疗效;二是抛物线特性,即激光刺激作用具有抛物线特征,如每天照射激光剂量一样,但反应强度不同,刺激作用从第二天逐渐增强,到第 10~17 天达到最大值,然后逐渐减弱,直到可能突然变为抑制作用。

4. 激活多种酶

激活的酶包括糖代谢及线粒体呼吸链重要酶类如琥珀酸脱氢酶、细胞色素氧化酶、NADPH 氧化酶、磷酸化酶等,提高内源性胰岛素水平,促使糖的利用和 ATP 的产生,进而恢复膜 Na^+-K^+ ATP 酶,调节离子通导功能,恢复膜内外离子平衡和膜电位,纠正糖代谢紊乱引起的酸中毒、多元醇通路、电解质紊乱,还可刺激白细胞半乳糖核苷酶的活性,促进血管内皮细胞糖的分解。

激活了的纤维蛋白溶酶原-纤维蛋白溶酶系统,将使得血浆中的纤维蛋白溶酶含量提高,溶解血浆中的纤维蛋白,减少了作为红细胞聚集桥梁的大分子——纤维蛋白,因此红细胞聚集程度下降。根据血液流变学原理,一旦红细胞聚集程度下降,血液浓度和血沉也随之下降,不易形成稳定的血纤维蛋白凝块或使凝块解体,防止形成血栓。

5. 促进能量代谢过程

红细胞对组织供氧能力下降可造成缺氧性心肌收缩不全,缺氧的原因是红细胞膜的脂质过氧化损伤,红细胞膜的氧通透性减弱,带氧能力下降,减少氧与血红蛋白的结合量,使氧饱和度、动静脉氧分压差降低。激光血液照射后,红细胞膜损伤得以修复,膜泵功能及膜稳定性得以改善。激光血液照射还可使血红蛋白与氧的亲和力下降,氧离曲线右移,增强组织氧的利用,改善组织的缺氧状态。

二 治疗方式

照射方式有激光血管内照射、激光血管外照射、激光照射离体血液再回输和激光照射口腔黏膜,疗效都较好。

1. 血液组织光学参数

激光血管内照射疗法与激光血管外照射疗法中,为获得最佳激光参数与最佳激光照射疗效,需要精确了解光在人体血管血液中的分布情况,需要知道人体血液的组织光学参数,包括血液光学吸收系数、散射系数、全衰减系数、平均散射余弦(亦称 g 因子)、有效衰减系数和穿透深度(组织内光能流率衰减 1/e 的程长)等。在给定的光照情况和边界条件下,光能流率在组织内的分布可以由有关的数学模型唯一地确定。表 5-1-4 给出中国人血液的组织光学参数。

表 5-1-4　中国人血液的组织光学参数

血型	全衰减系数/cm^{-1}	吸收系数/cm^{-1}	散射系数/cm^{-1}	穿透深度/cm	有效衰减系数/cm^{-1}	g 因子
AB	143.99	9.67	134.32	0.057	17.45	0.9938
A	167.80	5.6	162.1	0.099	10.0	0.9922
B	157.41	8.13	149.28	0.052	19.23	0.9524
O	134.20	11.8	122.3	0.047	21.0	0.9945
平均	150.85	8.83	142.01	0.063	16.96	0.9832

2. 血管内照射

这是激光直接照射血液疗法之一,一般采用能经导光纤维传输的可见光,目前多用 He-Ne 激光和半导体激光。治疗时,在导光纤维的末端耦合一光针,通过静脉插进血管内对循环血液进行照射。

(1) 激光功率　在先前的治疗中使用的激光功率是在 1.5~2 mW,每次照射时间大约 90 min。后来实验研究发现,在不引起组织细胞损伤的前提下,适当提高使用的激光功率,能够提高疗效,而且还能缩短照射时间和照射次数,提高治疗效率。表 5-1-5 和表 5-1-6 分别是对脑萎缩、脑梗死、高血压、风湿性关节炎、高脂血症等病人采用不同激光功率进

表 5-1-5　不同激光功率治疗前后血液流变学指标的平均相对变化率

指标	治疗前后的平均相对变化率/%		
	A 组	B 组	C 组
ESR/(mm/h)	−40.17	−64.38	−69.40
HCT/%	2.80	−1.78	−3.40
全血黏度(低切)/Pa·s	−15.01×10^{-3}	−29.09×10^{-3}	−35.17×10^{-3}
全血黏度(高切)/Pa·s	−3.40×10^{-3}	−7.46×10^{-3}	−10.32×10^{-3}
血纤维蛋白原/(mg/L)	−11.19	−20.79	−22.10

表 5-1-6　不同激光功率治疗前后血小板聚集率的平均相对变化率

血小板聚集率指标	治疗前后的平均相对变化率/%		
	A 组	B 组	C 组
第 1 min 聚集率	−0.25	−1.31	−1.30
第 5 min 聚集率	−4.11	−10.68	−12.60
最大聚集率	−15.84	−31.00	−36.72

行血管内照射治疗后血液流变学指标(ESR、HCT、全血黏度、血纤维蛋白原)和血小板聚集率的变化情况。使用的激光功率为 1 mW、3 mW、4 mW，并分别称为 A 组、B 组和 C 组，每组试验测量人数 15 人。

激光血管内照射能够使血沉、血液黏度、血浆纤维蛋白水平及血小板聚集率不同程度下降，而且随着照射激光功率升高，下降程度也增大。A 组的平均变化率绝对值最小，B 组和 C 组与之相比，指标平均变化率绝对值明显增大。许多疾病的临床治疗也已表明，使用较大的激光照射功率，如 5 mW 左右，不仅是安全的，而且比使用 0.5~2 mW 较小功率的治疗效果要好。

(2) 激光波长　不同波长的激光作用于生物体，会产生不同的生物学效应，可以预见，使用不同波长激光照射会有不同的治疗效果。用 5 种不同波长激光照射小鼠血液，分析研究了血清一氧化氮(NO)、一氧化氮合成酶(NOS)及 β 内啡肽(β-End)的变化。表 5-1-7 是不同波长激光血管内照射对血清 NO 含量的影响。在相同的条件下波长为 532 nm 和 632.8 nm 激光照射后，血清 NO 含量显著提高($P<0.001$ 和 $P<0.01$)，其余 3 种波长激光对血清 NO 含量均无明显影响。

表 5-1-7　不同波长激光血管内照射对血清 NO 含量的影响

波长/nm	照射功率/mW	照射时间/h	含量/(mol/L)
对照	—	1	35.0±9.5
532	3	1	59.4±8.8
632.8	3	1	53.2±8.5
650	3	1	36.0±12.2
842	3	1	34.9±10.4
1 300	3	1	32.4±14.7

表 5-1-8 给出不同波长激光血管内照射对血清 NOS 活性的影响。在同样条件下，波长为 532 nm、632.8 nm 及 650 nm 激光均明显增加血清 NOS 活性，但波长为 842 nm 和 1 300 nm 激光未引起血清 NOS 活性出现明显的改变。

表 5-1-8　不同波长激光血管内照射对血清 NOS 活性的影响

波长/nm	照射功率/mW	照射时间/h	NOS 活性/(u/mL)
对照	—	1	21.6±2.4
532	3	1	28.5±4.8
632.8	3	1	26.9±2.4
650	3	1	25.7±5.4
842	3	1	23.5±3.2
1 300	3	1	23.2±4.0

表 5-1-9 给出不同波长激光血管内照射对血清 β 内啡肽（β-End）含量的影响。血清 β 内啡肽对波长 532 nm 激光血管内照射最敏感，含量明显升高，其他 4 种波长激光均未导致含量明显改变。

表 5-1-9　不同波长激光血管内照射对 β-End 含量的影响

波长/nm	照射功率/mW	照射时间/h	β-End 含量/(pg/100 μL)
对照	—	1	2.9±2.6
532	3	1	6.3±3.4
632.8	3	1	4.6±2.8
650	3	1	3.7±1.9
842	3	1	3.4±2.4
1 300	3	1	3.5±2.7

上述的结果说明，不同性质的病症使用不同激光波长、功率和照射时间，其疗效可能会更理想些。

（3）部位选择和操作　激光血管内注射治疗是激光束通过纤针头穿入静脉血管内照射血管，静脉应以粗、直、易固定为选择原则，常取肘静脉,大隐静脉,前臂桡侧、内侧等静脉。针穿刺成功后,从导管内导入激光照射针,使针与血管平行,勿照在血管壁上,并用胶布固定,接通激光治疗仪,每次照射时间 60～90 min,一般每日或隔日 1 次,8～10 次为 1 疗程,第一疗程结束后,经 1～2 周,可行第二疗程。

(4) 留针法治疗　将激光针头通过留置针管穿入静脉血管内进行激光血管内照射。每日穿刺血管,增加了病人痛苦,而且对血管造成的损伤也大,有时还完不成预定疗程,采用留针法可以减少穿刺血管次数。先选好便于固定保留的部位,穿刺针进入血管后稍稍后退,将留置的套针继续深入血管,针头总长的 2/3 进入体内,拔除针芯,插入激光针头照射。照射完后只拔除激光针头,向留置套针内注入肝素钠补水 1 mL,左手中指和无名指适当加压,压住留置针尖端,防止血液流入套针内和盐水外流。右手将消毒的针塞塞入留置的套针针座内,用无菌纱布包扎,宽胶布固定,防止被水打湿和碰撞,次日即可用此保留的套针治疗。注意每次治疗前先用注射器作抽吸,冲洗,防止小血栓进入血液,一般可保留 5 天左右,无严重并发症。

3. 血管外照射

将激光器贴近皮肤,照射皮下静脉,即用血管外照射代替血管内照,将原有的点激光照射设计为面照射。照射系统由光会聚装置与血管定位装置组成。光会聚装置可采用光纤加上自聚焦透镜或采用其他光学透镜,使激光会聚于体表附近的血管,而血管定位装置由光电探测器与显示装置组成。它可接收从血液中反射的光能量,并根据其数值来确定照射激光是否进入血管。也可以简单地直接采用较大功率的激光照射在血管所在的区域,使其一部分或大部分能量进入血管。对于某些腔内的疾患,可以用光纤通过内镜,把光引导至局部照射,如通过支气管纤维镜把激光导入,照射治疗顽固的支气管炎,通过肠镜照射治疗慢性结肠炎等。要让激光通过较厚的散射介质照射较深部的病灶,可以用光注射器,即用一定口径的空心针经皮肤刺入至照射部位,然后激光通过单光纤,从空心针导入照射,可以避免激光在浅层组织中散射所致的能量衰减,增加了激光能量的利用率。

激光照射到皮肤和血管组织,在入射表面产生漫反射,在组织内发生散射和吸收。漫反射、散射和吸收激光能量的多少,与皮肤和血管等组织的成分、结构和表面粗糙程度等因素直接相关。漫反射、散射和吸收的差异会导致进入不同受照射组织的激光能量不同。如果组织对激光的漫反射率、吸收率比较大,则激光对该组织的透射率就比较小。

(1) 皮肤组织的光学特性　皮肤的多层结构导致其光学性质类似于高散射性的混浊介质。当光束照射皮肤时,部分光将会被皮肤表面直接反射,其余经皮肤折射穿透皮肤。直接被皮肤表面反射的光称为镜面反射光,这部分光只跟空气和皮肤的角质层的折射率相关。穿入皮肤内的光将被皮肤组织散射和吸收。光在皮肤组织内经多次散射后,部分光会重新经角质层-空气的界面而折射回空气中,这部分光称为漫反射光(或辐出度)。漫反射光的量取决于皮肤组织的散射和吸收系数,皮肤组织的吸收系数越大,漫反射的光将越小;散射系数越大,漫反射的光将越多。皮肤吸收光子后,吸收能量的分子被激发,通过下面方式迅速跃迁至更稳定的能量状态:

① 以荧光或磷光的形式辐射出能量较低的光子。
② 通过振动或转动能级弛豫产生热量。
③ 引起组织结构的永久性变化。
④ 跟相邻合适的分子相互反应。

不同皮肤层所含色基不同,而不同色基的吸收光谱也各异,图5-1-2给出了皮肤组织中主要色基的吸收光谱。

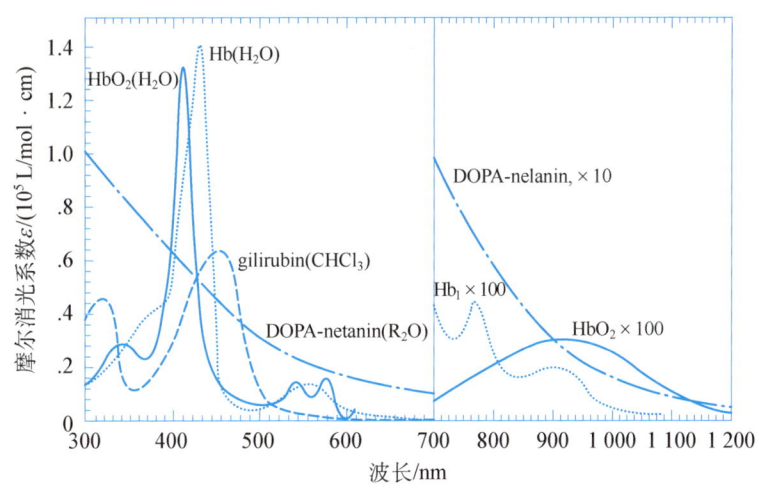

图5-1-2　皮肤内主要色基吸收光谱

含氧血红蛋白 HbO_2 ——,血红蛋白 Hb ……,胆红素 — — —,和多巴-黑色素 — · —

(2)照射部位选择　动脉和静脉对红色激光的漫反射率和透射率显著不同,动脉对红色激光的吸收系数显著大于静脉的吸收系数,动脉的散射系数也明显大于静脉的散射系数。因此,考虑激光经皮肤照射血液的治疗方法时,选择照射静脉比选择照射动脉更为有利。

治疗时应尽可能选择较为暴露的血管部位,被照射血管直径宜略大于 6 mm,以增加进入血液中的激光能量。入射光应垂直入射于人皮肤外表。

在颈部的体表有两对(颈内动静脉、颈外动静脉)大血管向脑部供血,占脑部供需血量的 90% 以上,且经这两对大血管的血流量占全身血流量的 18% 左右。这两对大血管具有距体表较近、容易进行体外定位的特点,是比较理想的体外激光照射部位。

人体表面不同部位皮肤厚度不同,而同一波长的激光对于不同厚度皮肤的透射率也不同,皮肤越薄,透射率越大。例如,波长 632.8 nm 激光对于厚度为 2.02 mm 的黄种人下肢皮肤的透射率为 9.1%,而对于厚度为 1.65 mm 皮肤的透射率则为 13.8%。成年人手背部位的皮肤厚度比较薄,约 1 mm,手背皮下静脉壁厚约 0.2 mm。手背部位皮下静脉比较贴近皮肤,也有利于激光穿透并抵达血液;手背皮下静脉相对清晰可见,便于激光器对准照射,在手背上固定激光照射装置比较容易实施和操作。

激光对皮肤的透射率与波长有关,波长为 650 nm 的激光对于手背皮肤的透射率为 20%,对静脉壁的透射率为 90%。

激光血液照射治疗是用时较长的治疗过程,为了保障治疗效果,保持治疗部位不变,需要固定照射部位。在做颈部血管照射治疗时可以选用颈托方法固定,将激光头固定在专用的颈托架上,相对固定头颈部。固定托架相当于颈椎关节治疗架,在治疗架上留有可调激光头固定位置。

 三　治疗病例

1. 治疗冠心病

对不稳定性心绞痛患者采用血液激光照射疗法可迅速制止心绞痛发作,减少发作次数。对急性心肌梗死患者能有效地控制心律不齐和期外收缩,并能成功地防止发生室颤。而且,血液激光照射疗法对心肌梗死后预防复发,减少死亡率有明显的作用。

激光血管内照射治疗 78 例冠心病,其中男性 44 例,女性 34 例;年龄 33～78 岁,平均年龄 55 岁;其中冠心病心绞痛型 45 例,心肌梗死 5 例,心力衰竭和心律失常型 28 例。

用静脉留置针穿刺上肢肘正中静脉或贵要静脉,成功后留置外套管,管内导入激光针,接通激光治疗仪照射。激光器输出率为 1.8 mW,照射时间每次 60 min。每日照射 1 次,照射 7 次为 1 个疗程。

治疗后收到了满意的效果,总有效率 92%。显效占 46%,显效是治疗后无心绞痛发作,活动后也不引起心绞痛发作。有效占 46%,有效是指一般无心绞痛发作,劳力型活动时出现胸痛,但程度轻,时间短,自发性心绞痛发作次数明显减少,每周不多于 2 次。

2. 治疗急性心肌梗死

急性心肌梗死是冠状动脉急性、持续性缺血缺氧所引起的心肌坏死。在冠状动脉粥样硬化狭窄基础上,由于某些诱因致使冠状动脉粥样斑块破裂,血小板在破裂的斑块表面聚集,形成血块(血栓),突然阻塞冠状动脉管腔,导致心肌缺血坏死。心肌耗氧量剧烈增加或冠状动脉痉挛也可诱发急性心肌梗死。目前,临床上急性心肌梗死(AMI)的病死率极高,降低病死率、提高心肌梗死患者治愈后的生活质量是临床医疗的重大课题,采用低功率氦-氖激光血管内照射与药物综合治疗是一种有发展潜力的医疗技术。

年龄 38～68 岁,平均 55.4±2.1 岁,发病后 4 h 以内入医院的无并发症的透壁性心梗 80 例分两组。基本组 50 例,采用药物疗法配合激光血管内照射治疗,氦-氖激光经光光纤插入上腔静脉,在血管内直接照射血液,动态观察心电图和血清肌酸磷酸激酶的变化。对照组 30 例,只采用常规药物疗法。两组的年龄、性别和病情相似。

病人入院时心电图 ST 段抬高总值(ΣST, mm)两组分别为(85.3±9.4)mm 和(81.2±8.9)mm,4 h 以后基本组 ΣST 下降 78%,对照组只下降 26%。8 h 以后,基本组 ΣST 为(18.5±4.9)mm,以后波动不大。而照组 ΣST 降至 22 mm 需经 20 h,并且在 12 h、36 h 和 72 h,ΣST 有升高趋势,第五天,对照组 ΣST 平均(40.5±3.4)mm,基本组只有(7.6±2.9)mm。病人入院时 ST 段抬高信息(ΠST)两组分别为 27.4±1.5 和 26.2±1.6。第五天,基本组 ΠST 减少到 9.8±1.2;而对照组为 24.3±1.4,明显高于基本组。基本组发病 16～20 h CPK 活性最高,对照组 24～25 h

CPK 活性最高,基本组 CPK 活性恢复正常比对照组较早。

急性心梗早期(发病 4 h 以内),药物治疗配合血管内氦-氖激光照射血液,能缩小心肌坏死灶周围区带,防止坏死病变区扩大,开始修复较早,因此会有良好的疗效。采用这种办法治疗 20 例 AMI 患者,取得了较好的疗效。

这 20 例患者中男性 18 例,女性 2 例;年龄 43~74 岁,平均 65.3 岁;平均住院天数 22±0.2 天。其中前壁梗死 8 例,广泛前壁梗死 4 例,下壁梗死 5 例,前间壁梗死 3 例。持续胸痛 30 min 以上,口服硝酸甘油不缓解;心电图有 2 个或 2 个以上导联 ST 段抬高,在胸导联 ST 段抬高超过 0.2 mV 或肢体导联 ST 段上抬超过 0.1 mV;发病在 6 h 以内,入院时在采用药物治疗的同时,加用氦-氖激光血管内照射治疗 1~3 个疗程,药物治疗是应用溶栓药物尿激酶 150 万单位溶入 100 mL 0.9%氯化钠注射液,30 min 内由静脉滴入。尿激酶滴完后 12 h,皮下注射肝素 7 500 单位,每隔 12 h 注射 1 次,持续 3~5 天;同时加用硝酸甘油 10 mg,生脉 30 mL 静脉滴注,每日 1 次,2 周为 1 个疗程。

治疗用激光波长 632.8 nm,激光功率 1.5 mW。患者治疗时取仰卧位,在应用溶栓药物治疗的同时,选择肘部静脉进行激光血管内照射,每日 1 次,每次 60 min,5 次为 1 个疗程,每疗程间隔 3 天。这 20 例患者中 3 例激光照射 3 个疗程,12 例激光照射 2 个疗程,5 例激光照射 1 个疗程。

治疗结果显示,自溶栓治疗开始后,早期血管再通 15 例,占 75%,2~4 h 再通 3 例,占 15%,总再通率 90%。治疗前、后患者的血液流变学指标(包括血小板聚集率、血栓形成系数、红细胞压积、微循环滞留时间),经过检验发现均有显著性差异,见表 5-1-10。

表 5-1-10　治疗前、后血液流变学指标比较($\bar{x}\pm s$)

	血小板聚集率/%	血栓形成系数	红细胞压积/%	微循环滞留时间
治疗前	57.83±15.80	1.17±0.11	58.20±5.81	34.68±3.30
治疗后	45.40±4.29	0.60±0.12	40.20±3.30	19.21±2.70

从患者开始治疗第 4 周到随后的 2 年期间中,发生心脏意外的有 8 例,其中非致命心力衰竭的 3 例,反复心绞痛的 1 例,心律失常的 1 例,非致命性 MI 的 1 例,心源性死亡的 2 例,结果比单纯使用药物治疗好许多,

在单纯相同药物治疗条件下发生心脏意外的有 14 例,其中心源性死亡的有 4 例。这表明,综合疗法不但可改善急性期预后,还可改善长期预后,降低了心肌梗死的病死率及临床事件发生率,提高了患者的生存率及生活质量。

3. 治疗感染性伤口

激光照射组织,产生光电磁效应、光激活效应及其光热效,组织内的毛细血管扩张、血流加快,改善了局部的血液供应和营养,增强了局部组织、细胞的抵抗力,提高了非特异性免疫功能,有利于根尖周组织、细胞的修复和愈合。激光也能改变血管壁的通透性,降低炎症渗出的程度,使充血、水肿消退;舒张局部血管,加速血流,促进炎症细胞浸润的消散;通过免疫增强作用,提高代谢性能,刺激蛋白质合成和成纤维细胞的形成,加速线粒体合成 ATP,促进伤口愈合。

(1) 治疗手术后或外伤性感染伤口　激光局部照射治疗外伤感染性创口是一种较好的方法。

激光照射治疗手术后或外伤性感染伤口 76 例,其中手术切口感染 16 例,软组织挫伤感染 31 例;开放性骨折创面感染 29 例,获得了良好疗效。

治疗使用半导体激光器中心波长 820 nm,照射功率密度为 75 mW/cm^2,皮肤表面光斑直径为 10 cm。治疗前常规清洗创面,每次照射 5 min,每日 1 次,10 次为 1 疗程。肉眼观察所见,治疗 5 天后,大部伤口结痂,肉芽组织生长良好,其周围无明显红肿,部分伤口中央有少量分泌物;治疗 10 天后,激光组创面全部愈合,伤口周围长出较多微小细毛,部分瘢痕中间开始有散在细毛生长。光镜下观察组织学的改变是:治疗后 5 天激光组可见新生的表皮细胞有部分连接,真皮层有炎性细胞,微血管胶原纤维丰富;治疗后 10 天上皮及真皮组织修复完整,接近或完全恢复正常组织。

创面表浅、感染时间较短、局部软组织丰富的感染创口愈合较快,一般照射 5 天即有明显的效果;创面较深、时间较长的创口所需治疗时间较长,特别是创面化脓严重或带有潜在腔隙的伤口,往往需先局部处理后再行激光照射。化脓严重的创面,先将脓性分泌物彻底洗净,对于潜在的腔隙,应用适当的刮匙将腔壁刮至有鲜血渗出再行激光照射,并尽量将激光照至腔内,才能取得较好的效果。

(2) 治疗后路腰椎内固定手术后伤口　后路是腰椎手术最常采用的手术途径,具有操作安全、显露清楚的优点。但后路手术时因视野显露和手术操作的需要,需大范围地剥离椎旁肌并给予较长时间的牵开,术后容易发生术区软组织水肿、术腔血肿、伤口愈合不良甚至感染等,处理不当会严重影响患者手术后的生活质量。

对 42 例后路腰椎内固定术后患者进行激光照射治疗,其中男性 27 例,女性 15 例,年龄 51~70 岁,平均 56.81±5.25 岁;手术节段 2~4 节,平均 2.50±0.63 节;手术时间为 110~250 min,平均(178.21±36.57)min;术中出血量为 200~800 mL,平均(371.43±169.70)mL。手术后采用激光照射预防感染,患者取侧卧位,激光束垂直照射腰椎切口处,照射的激光波长为 810 nm,激光器输出端面距离皮肤 2~3 cm,平均激光功率为 200 mW,每次照 10 min,每日 1 次,7 天为 1 个疗程。采用数字评分法(VAS)评价手术后患者疼痛缓解情况,将疼痛的程度用 0~10 共 11 个数字表示。患者根据自身疼痛程度在这 11 个数字中挑选 1 个数字代表疼痛程度,0 分,无疼痛;3 分以下,有轻微的疼痛,患者能忍受;4~6 分,患者疼痛并影响睡眠,尚能忍受,应给予临床处置;7~10 分,患者有渐强烈的疼痛,疼痛剧烈或难忍。42 例患者激光照射处理的结果显示:手术后 1 天的 VAS 值为 2.07±0.46,手术后 2 天为 1.12±0.59,手术后 3 天为 0.71±0.60。也就是说,使用激光照射配合,手术后 1 天患者只感觉有轻微的疼痛,3 天后几乎没有疼痛。

4. 治疗脑梗死

脑梗死又称缺血性卒中,中医称之为卒中或中风,是由各种原因所致的局部脑组织区域血液供应障碍,导致脑组织缺血缺氧性病变坏死,进而产生临床上对应的神经功能缺失表现。脑梗死依据发病机制的不同分为脑血栓形成、脑栓塞和腔隙性脑梗死等主要类型。脑血栓形成是脑梗死最常见的类型,约占全部脑梗死的 60%,因而通常所说的脑梗死实际上指的是脑血栓形成。脑梗死是一常见的多发病,多发 50~60 岁的中、老年人。发病急,多在休息或睡眠中发病,其临床症状在发病后数小时或 1~2 天达到高峰。

利用激光血管内照射治疗脑梗死恢复期患者 20 例,男性 14 例,女性 6 例,平均年龄 61 岁。治疗时患者平卧位,将 2~2.5 mW 功率的 He-Ne 激光针经套管引入留置于患者上肢肘正中静脉或贵要静脉内,从导管内导入激光照射针,每日照射 1 次,每次 1 h,照射 5 次为 1 疗程,可连续进行 2 个疗程。

根据疗效评定标准:神经功能缺损评分的分数降低 90% 以上的为基

本痊愈;降低 46%～89% 的为显著进步;降低 18%～45% 的为有进步;降低小于 18% 的为无变化。激光照射治疗后的神经功能缺损评分是 13.64±1.06,治疗前为 26.15±1.14,降低大约 49%,亦即激光照射治疗取得了较好疗效。

利用激光血管内照射治 200 例疗脑梗死患者,男性 156 例,女性 44 例,年龄 28～78 岁,其中脑血栓形成 192 例,脑栓塞 8 例。根据患者临床神经功能缺损程度评分标准,分为轻、中、重度三度,其中轻度 90 例,中度 102 例,重度 8 例。激光功率为 1.5～2.5 mW,激光波长 632.80 nm,每日照射 1 次,每次 60～90 min,15～10 次为 1 个疗程,治疗 1～2 个疗程。照射治疗结果是,基本痊愈 40 例,显效 106 例,有效 47 例,无效 7 例。

5. 治疗精神分裂症

精神分裂症为临床常见病,其发病机制目前还不完全清楚。尤其是慢性精神分裂症,目前尚无特效疗法,药物治疗效果欠佳,易出现药物抵抗或复发。精神分裂症患者存在免疫系统紊乱、血液流变学性质异常、微循环障碍以及脑内生物胺代谢紊乱,血浆中具有嗜精神-神经毒性的 MMS 含量的升高。

对 223 例精神分裂症患者进行了激光照射治疗,其中男性 74 例,女性 149 例,年龄 18～81 岁,病程 1～25 年,所有患者均为常规疗法效果不佳或反复发作。

激光波长为 632.8 nm,激光功率为 1.0～2.0 mW,一次连续照射 60～90 min,每日 1 次,5～10 次为一疗程,一般治疗 1～3 个疗程,疗程间隔为 1 周。

治疗结果是,治愈 11 例(4.9%),显效 56 例(24.9%),好转 108 例(49.6%),总有效率为 79.4%,仅 48 例无效(20.6%)。其中对精神分裂症偏执型的疗效最好,总有效率超过 90%,尤其在消除幻觉、幻听等症状方面有独特的效果。对慢性精神分裂症的疗效较差,总有效率在 50% 以下。

5-2 激光照射消融治疗

激光照射生物组织发生的各种消融效应,去除各种病变组织,消除病痛。激光消融技术在各临床领域具有广泛的应用前景,先后出现了激光血管成形术、激光心肌消融术和激光角膜成形术等。在激光整形美容外科领域也获得了广泛的应用。

概述

1. 激光组织消融和消融阈值

激光组织消融是指激光作用生物组织时,除了会对组织加热和热损伤外,还可能发生组织气化、熔融、喷射和高温分解等现象,导致生物组织的去除和丢失。消融阈值可简单表述为能有效去除待消融生物组织所需的最小激光照射剂量,但从严格意义还没有十分确切的定义,一般认为消融的机制不同,阈值的定义有不同的表述。以光热消融为代表,生物组织消融阈值可描述为:生物组织单位体积内沉积的、能引起受照射组织达到消融所需温度的总激光剂量。

分子动力学模拟和实验研究结果表明:当激光剂量低于消融阈值时,组织主要发生热解吸附作用过程,组织被加热、变性;当激光剂量大于消融阈值时,会引起大块分子的喷射,产生组织消融。对于软组织,激光消融主要是要破坏组织体的细胞外物质(extracellular matrix)。

2. 选择性消融

消融病变组织而不损伤周边其他组织,必须控制消融。早期试图通过组织间内在不同的光学特性来实现这种选择性消融,目前认为这个方法难以实现。现在主要探索各种在线监测技术和反馈技术来区分不同类型组织和控制激光,从而获得选择性消融效果。例如,在肿瘤治疗中,很难区分肿瘤组织与正常组织的界面,尤其在脑神经外科等对激光消融的精确度要求很高。

3. 消融机制

(1) 光热消融　在可见和近红外波段,组织或色素吸收光能而使局部瞬时加热,导致组织气化。该机制的主要不足是,还不足以计算诸如消融阈值之类的关键参数,还无法成为与实验进行定量比较的平台。

(2) 光化学消融　高能量光子的紫外波段激光照射到组织后直接将组织内的分子键打断,导致组织碎裂,干净、精确地去除组织,没有产生凝结或气化等热损伤。起先人们认为紫外光的光化学消融过程是完全区别于光热消融过程,认为只有光化学消融才可能获得如此精确的消融效果。

最近的研究显示,当消融过程发生的时间与激光脉冲持续时间(~20 ns)可比拟时,热扩散非常小,穿透深度也足够小,其热损伤也很小,光化学消融与光热消融效果基本没什么区别。紫外波段激光对组织消融的产物(细屑)也存在很高的温度,热的作用也存在。现在普遍认为,紫外激光的消融应该是光化学消融与光热消融共同作用的结果(光化学主要起光分解作用,光热主要在细屑中起作用)。组织的光化学消融在波长 200 nm 附近起主要作用,对于某些组织,波长 248 nm 处的光化学消融作用也很明显。

（3）等离子体介质消融　高强度短脉冲激光会引起组织局部电离而形成等离子体区,消融就是由这种等离子体的电离作用产生的,可以得到没有任何热损伤和机械损伤的、光滑而又轮廓清晰的组织去除。短脉冲激光作用于生物组织时不会形成显著的光吸收,而其产生的强电磁场诱导产生的等离子体是引起消融的主要原因,该机制可解释在可见光和近红外波段纳秒脉冲激光对眼部组织的消融。等离子体诱导消融最关键的参数是局部激光电场强度 E,它决定着是否发生光致击穿。E 同样也存在一个阈值,超过这一阈值击穿就会发生。

等离子体也会对靶组织起屏蔽作用,但由于等离子体只有在辐射强度超过一定阈值的区域内产生,这可以通过激光束聚焦等方式来加以控制,使得等离子体可以在近似透明的物质中产生,可以在透明或低吸收物质内部提供能量沉积,实现细胞内、组织体乃至整个器官的无损去除。临床上激光角膜屈光矫正和龋齿的治疗,可由这种机制获得解释。

（4）光致机械力消融　把组织看成由两种成分构成,即体液和周边非吸收弹性介质,体液局限于这种弹性介质的微小球形空穴中。体液吸收激光辐射能量后变为气态,内压力增大,当内压力超过组织体的张力时,就会出现爆破现象,产生消融。临床上利用 Q 开关 Nd:YAG 激光治疗皮肤太田痣、文身和其他一些真皮水平的色素性病变,治疗眼睛膜性白内障或后发障,以及激光碎石术等,可以利用这一机制获得解释。

主要治疗技术

1. 激光血管成形

激光血管成形是应用激光的能量,使狭窄或甚至闭塞的血管恢复通畅，包括两种方法：一种是直视下进行狭窄处动脉硬化斑块消融去除，主要应用于颈动脉粥样斑块及其内膜去除，属于开放式激光血管成形；另一种是应用导管技术，经皮穿刺将激光导管送至狭窄的血管部位，如冠状动脉、髂动脉、股动脉、腘动脉等，包括对成形后并应用了支架再狭窄的血管进行激光再成形。目前，血管腔内成形主要应用的是氯化氙（XeCl）准分子激光器，它还可应用于冠状动脉球囊成形及支架成形后再狭窄的成形。

开放式动脉内膜切除术多用于颈动脉粥样硬化狭窄的治疗。纵向切开阻断的动脉，激光能量沿血管壁中的内弹力纤维层下的自然劈裂平面，将导致血管狭窄的粥样斑块连同覆盖的内膜一并切除。内膜的切端用激光融合，以免出现剥离而导致的血管闭塞并发症。

2. 激光心脏瓣膜成形

对于增厚狭窄病变的心脏瓣膜（二尖瓣或主动脉瓣），应用激光能量削薄增厚的瓣膜，打开融合的瓣膜交界，使之恢复正常功能，免除瓣膜置换以及因此而带来的手术后终身抗凝等并发症。

适用于心脏瓣膜成形的激光器主要是 Er:YAG、Er:YSGG 等脉冲激光器。这主要是因为狭窄瓣膜中所含的无机钙盐及有机质对此激光的吸收最好，利用其机械性作用，即所谓冲击波效应。选用 Er:YSGG 激光，最适宜能量是 0.2J，能量过高，组织的热损伤显著增加，并明显增加瓣膜穿孔机会。与其他瓣膜成形方法，如机械方法、超声刀方法等一样，影响激光瓣膜成形的远期效果的主要因素是，成形后的瓣膜因纤维增生以及因此而导致的瓣膜挛缩，关闭不全，激光具有一定的防止成形后瓣膜纤维化作用。

3. 激光眼屈光矫正术

用激光角膜成形术（PRK）改变角膜曲率必须将角膜前弹力层去除。准分子激光属紫外激光，单个光子能量高，可直接打开组织分子中的共价键而无热效应，对周围组织几乎无损伤。波长为 193 nm 的 ArF 准分子激光，每一个光子具有 6.4 eV 的能量，超过结合分子碳和碳键的结合能量 3.5 eV，因此激光脉冲可以打断组织分子之间的结合键，使组织分子气化。准分子激光的脉冲宽度为 $10\sim20~\mu s$，激光吸收范围极小，介于 $3.7\sim3.9~\mu m$ 之间，可以认为对被照射部位相邻的组织不产生热效应。每一激光脉冲可以消融 $0.2~\mu m$ 厚度的生物组织，输出稳定的激光器各次激光脉冲之间的一致性好,因此,切削深度与激光发射脉冲数目成正比,凭借这种准确的消融过程,在计算机控制下切削角膜,可以把人眼角膜精确地一层一层地除去,切削精度高,是以往任何一种屈光手术所不能媲美的,而且对角膜的构造无不良的影响。

4. 经皮激光消融技术

纤维、可弯曲的光纤或特殊设计的内部水冷光纤,在影像引导下插入组织,组织吸收激光后通过热效应、压强效应、光化学效应及电磁效应产生热量,气化组织。随着激光技术和相关的影像引导技术的发展,经皮激光消融技术已经能够治疗许多疾病,如肺部肿瘤经皮激光消融治疗、肾脏肿瘤经皮激光消融治疗、甲状旁腺肿瘤经皮激光消融治疗、偶发甲状腺微小肿瘤经皮激光消融治疗、乳头状甲状腺肿瘤淋巴转移等。

(1) 甲状腺节激光消融治疗　甲状腺节是一种高发疾病,发病率约为 7%,以中年女性多见。治疗方法有长期服药、手术切除、酒精消融治疗等,其中酒精消融相对安全,也是损伤最小的治疗手段,但需要反复多次治疗,较为麻烦。由于甲状腺体积较小,甲状腺结节通常是以内的占位,因而射频和微波在甲状腺结节的消融治疗上无用武之地。激光消融可安全确切地消融甲状腺结节,不损伤过多正常组织及甲状腺附近重要的喉返神经。因此,经皮激光消融治疗将是最优选择。

(2) 高危占位激光热消融治疗　在肝脏占位病变中约有 25% 占位属于介入消融治疗的高危结节。高危结节就是靠近重要结构的占位,如位于肝被膜下、肝外生长、肝门附近的占位等。高危病灶在微波及射频消融时经常会引发危险的并发症,甚至治疗失败。传统的解决方法是人工腹水,但依然存在很大的风险。经皮激光消融治疗可在这类高危结节的消融上发挥重要作用,同时还可以和化疗一起混合治疗。现有的临床经验表明,经皮激光消融在高危结节的治疗上具有疗效确切、并发症少的优势。

(3) 腰椎间盘突出症激光气化减压治疗　经皮穿刺腰椎间盘激光气化减压术(PLDD)是继化学溶核术、经皮间盘切除和关节镜下显微椎间盘切除术之后,椎间盘突出症微创治疗领域的又一项新进展。

通过针导入一根细小纤维,并发射激光,激光热量可使髓核气化,形成空洞,使间盘内压力降低、突出的间盘组织回缩,从而减轻或解除神经的受压,缓解症状。由于激光气化是在纤维环内进行,只要没有穿刺错误,不会引起周围组织及神经损伤。

保持光导纤维离开穿刺针尖端 1~1.5 mm,并以多次、短时间使用激光,可以减轻或消除患者腰部胀痛或向下肢传导疼痛。穿刺针必须从上、下终板中间置入髓核,且平行于间盘轴,激光烧灼时不会损伤上、下终板及纤维环。照射结束拔除光导纤维,留置穿刺针 10 s,以排出蒸散压、蒸散热。通过穿刺针注入 1%利多卡因及水溶性类固醇约 2 mL,以抑制椎间盘炎的发生。拔除穿刺针,纱布压迫 1 min,确认无出血后,敷料封闭伤口。激光照射剂量在 500~710 J 之间,疗效确切安全。

三 治疗病例

1. 气化术治疗表浅膀胱癌

膀胱癌的发病率在泌尿系统肿瘤中居首位,随着对无痛性血尿症状的重视,以及 B 超、CT、膀胱镜等检查的普及,表浅性膀胱癌的早期诊断率显著提高。

采用绿色激光气化术治疗表浅膀胱癌 22 例患者,其中男性 16 例,女性 6 例,年龄在 38~84 岁,平均年龄 52.6 岁。膀胱肿瘤数目 39 个,肿瘤单发 15 例,多发 7 例。18 例临床表现为无痛性肉眼血尿,4 例为反复镜下血尿或伴尿路刺激症状。全部病例均经术前膀胱镜及取活组织病理学检查确诊。病理诊断按国际抗癌协会分期(1987)标准:22 例中 39 个肿瘤为膀胱移行细胞癌 Ta~T$_2$ 期、病理分级为Ⅰ~Ⅱ级。39 个肿瘤位于膀胱三角区的 19 个,侧壁的 6 个,顶部的 3 个,后壁的 11 个。肿瘤直径 0.6~2.2 cm,为菜花样或绒毛样生长。

治疗使用的是 KTP 晶体(磷酸钛氧钾)倍频 Nd:YAG 激光,波长为 532 nm。激光通过光纤经膀胱镜引入膀胱照射肿瘤,并精确地使病变基底及周围 2 cm 范围的黏膜及下层产生气化,直至肌层。肌层内的毛细血管和毛细淋巴管被激光凝固而封闭,避免癌细胞经血流和淋巴扩散。该波长激光组织穿透浅,仅 0.8 mm,高能量激光在表浅的组织中产生有效的气化作用,并引起气化层下产生 1~2 mm 的组织凝层。治疗均是一次气化治疗成功,治疗过程中无出血,视野清晰,历时 5~25 min,没有出现闭孔神经反射和继发出血。治疗后经 6~12 个月随访,1 例 12 个月肿瘤异位复发(1/22),总复发率 4.5%。疗效满意。

2. 激光气化治疗食管癌

采用外科手术治疗早期食管癌,创伤大,而且并发症及死亡率较高,手术并发症发生率为20%~50%,死亡率为3%,尤其是70岁以上的老年患者,死亡率更高,达11%。

激光照射气化治疗了7例早期食管癌患者,获得了很好的疗效,这7例患者中男性3例,女性4例,年龄56~76岁,平均66岁。全部均经胃镜病理和超声胃镜检查证实为食管癌患者,其中食管上段癌4例,中段1例,下段2例。高分化鳞癌4例,高分化腺癌2例,局灶癌变1例。胃镜下分型为表浅隆起型(Ⅱa型)3例和表浅平坦型(Ⅱb型)4例。超声胃镜(EUS)检查示病灶均局限于黏膜层。其中6例患者因合并其他重要脏器功能障碍无法行外科手术,1例患者拒绝外科手术。

在胃镜下进行激光气化切除治疗,波长为 $2.1\,\mu m$、脉宽为 $250\,\mu s$ 的钬激光通过光纤经胃镜活检管道插入食管腔内,对病灶进行非接触(距病灶 $0.5\,cm$ 以上)照射,激光功率为 $10\,W$,脉冲重复频率为 $10\,Hz$,脉冲能量为 $1.0\,J$。照射范围超出病灶周边约 $0.5\,cm$。气化去除病灶,凝固创面。病灶被气化产生较多烟雾,需要不断吸引以保证视野清晰。

治疗结果显示,全部病灶均气化去除,治疗中及治疗后未出现任何并发症。治疗后1~3个月全部患者做胃镜复查,在原病灶部位及周围黏膜多处取活检做组织病理学检查,均未发现病灶残留。治疗后胃镜随访38~56个月均未发现肿瘤复发。

钬激光不但穿透深度浅,其热损伤带宽度也只有 0.4~$0.8\,mm$,因而非常安全、不易发生穿孔;其次,钬激光的止血效果也非常可靠,治疗过程中创面凝固发白,无1例出血。

3. 激光气化治疗阴道上皮内瘤变

阴道上皮内瘤变是指局限于阴道上皮内层的不同程度的不典型增生病灶,是阴道浸润性癌的癌前病变阶段,常发生在50~60岁绝经后妇女。长期以来因该病无明显临床症状而未受到患者及临床医师的重视,导致延误治疗。近年来,由于细胞学检测技术的革新、阴道镜检查技术的完善,该病的检出率逐年升高,而且有年轻化的趋势。

采用 CO_2 激光气化治疗108例患者,患者年龄32~62岁,平均年龄 41.2 ± 9.5 岁。因异常阴道流血或接触性出血就诊的27例(25.0%),阴道分泌物异常就诊的23例(21.3%),无特异症状体检发现的58例

(53.7%)。患阴道低级别鳞状上皮内病变 39 例(36.1%),高级别鳞状上皮内病变 69 例(63.9%)。25 例患者合并宫颈上皮内瘤样病变,17 例患者合并外阴上皮内瘤样病变,68 例患者病变局限于阴道上 1/3,其余 40 例患者病变位于阴道中、下 1/3 段或为整个阴道弥漫性病灶。38 例(35.2%)为单发病灶,70 例(64.8%)为多发病灶(2 处以上),病灶中位数为 3。

治疗使用波长为 10.6 μm 的 CO_2 激光。根据患者年龄、病灶部位、病变范围选择激光功率,一般控制在 15 W,如病人耐受力差,可下调至 10 W。激光束光斑对准病灶区,逐层气化,深度控制在 2~3 mm,宽度超越病变区 5 mm。单发性病灶采用单次激光治疗。对于广泛的阴道病变,为预防术后阴道黏连,根据情况选择分次治疗,间隔时间 1~2 个月。外阴及宫颈合并上皮内瘤变的患者可同时根据病变严重程度选择相应的手术切除或破坏病灶的处理方案。单次平均激光照射时间 8~18 min。根据病灶分布情况,初始激光治疗次数为 1~4 次。

治疗结果显示,初始治愈率为 85.2%。在半年后的随访过程中复发 9 例,复发率为 8.3%,复发患者治疗前 8 例为阴道高级别上皮内病变患者,1 例为低级别上皮内病变患者。

4. 激光气化治疗脑瘤

对于某些颅内肿瘤如胶质瘤,传统的治疗手段是手术切除、化疗和放疗。

CO_2 激光气化方法治疗 30 例大脑半球肿瘤患者,获得较好的疗效。这 30 例中男性 19 例,女性 11 例,其中胶质瘤 20 例,脑膜瘤 5 例,脑转移癌 4 例,血管畸形 1 例。

先按常规方法暴露肿瘤,再酌情选采用以下方法治疗:

① 肿瘤血供不丰富且部位表浅者,直接激光气化。

② 瘤体巨大者,先按常规方法切除大部分肿瘤后,再用激光气化部位较为深的残瘤,尽可能彻底去除。

③ 瘤体有囊变者,先抽去囊液,再气化囊内之瘤结节或含瘤组织之囊壁。

④ 颅底脑膜瘤,先按常规方法切除瘤体后,再激光气化与颅底黏连之残余瘤组织。

激光气化治疗时间一般为 2~10 min。治疗结果显示,激光气化大脑后,邻近组织的温升平均为 0.8℃,而且组织学检查表明对周围组织的损害宽度在 260 μm 左右,其中凝固带宽度仅 70 μm 左右,明显轻于电凝脑组织后的相应变化;均未发现脑部或其他不良反应。生存最长的 1 例,男性,42 岁,右颖星形细胞瘤 I 级,先按常规方法切除大部肿瘤,再用激光气化残瘤,达肉眼全切除,治疗后恢复顺利,随访 39 个月 11 天,仍参加正常轻工作。

5-3 激光美容技术

激光美容应用范围涉及以下几个方面:
① 血管性损伤,如血管瘤、毛细血管扩张、鲜红斑痣等。
② 色素性损伤,如太田痣、咖啡斑、日光着色斑、去文身、去文眉等。
③ 除去人体各部位的多余毛发。
④ 去皱纹,包括去除面部、手部、颈部等部位的皱纹。
⑤ 整形美容手术,如双睑成形、下眼袋去除、内窥镜上额提升。
⑥ 激光头发移植。用激光在需要植发部位打孔,将自体毛囊移植在孔中,使毛发重新生长。

激光治疗血管性损伤、色素性损伤和去毛发都是利用激光的选择性热解原理,即某些色素对特定波长激光有特异性吸收(强烈吸收),而相对于其他色素吸收率较小,无损伤地透过表皮去除(或凝固)靶组织。其作用效果依赖于激光波长、能量和脉宽等 3 大要素。例如,激光治疗太田痣需用波长 695 nm、775 nm 或 1 064 nm,能量密度 $5\sim 8$ J/cm^2,脉宽 $10\sim 40$ ns 的激光。激光去皱是利用组织中的水对激光的强烈吸收,达到消融浅表组织,而不损伤真皮组织的效果。激光整形手术和植发手术是利用超脉冲激光的高能对组织的切割或气化作用。这些手术具有传统手术无法实现的效果或者具有更加显著的效果,因而得到了广泛的应用。

 一 主要美容技术

1. 激光换肤技术

当选用 2.95 μm 和 5.4 μm 波长的脉冲激光照射时,表皮中的水分子强烈吸收激光的能量,瞬间气化,分子键断裂,组织爆破。表皮吸热气化但不伤其真皮。激光脉冲宽度很窄,与皮肤的相互作用时间很短,一般为 $90\sim350\,\mu s$,小于组织的热弛豫时间(即组织的热扩散时间),所以对周边组织不会产生过热损伤,也不会形成碳化,其热损伤深度小于 $100\,\mu m$。但是,其热影响深度大于 $100\,\mu m$,可达到真皮层。激光在剥脱表皮的同时,对真皮的热影响可使胶原纤维发生收缩,真皮乳头层中的弹性纤维发生改变,胶原增厚,皮肤产生绷紧的效果。为了保证均匀的消融,设计了一种专用闪光扫描器。由计算机控制的图形发生器(CCPG)将激光光束自动均匀而快速地扫描在组织上,保证了皮肤消融均匀。

激光换肤技术与传统换肤方法相比,具有不出血、剥脱均匀、不留疤痕、红斑期短、新生皮肤生长快、表皮各种色素斑同时去除等优点。东方人存在的问题是,皮肤中存在不同程度的色素沉着,因此术前和术后需要专业护理。常用的激光器有超脉冲 CO_2 激光和铒激光,也有将这两种波长集成在同一台设备上,采用混频输出或单波长输出以达到更理想的效果。

2. 激光嫩肤技术

人长期暴露于紫外线辐射环境中累积作用的结果,表现为由浅到深的皮肤皱纹、皮肤松弛、皮革样皮肤、肤质粗糙。皮肤光损害严重时,可以看到皮肤变薄、干燥、粗糙、皮肤色素异常、毛细血管扩张和皮肤脆性增加。

激光嫩肤是在不消融破坏皮肤表皮层和正常组织的前提下,热诱导变性并促使新组织的反应性合成,改善各种皮肤瑕疵,如毛细血管扩张,细小皱纹,皮肤红斑,色素改变和毛孔粗大等,达到增强皮肤弹性以及显著改变面部皮肤状况等医学美容效果,这是一项无需破坏皮肤完整性而能改善光损皮肤结构的新治疗技术。

基于选择性光热解效应,即选择适当的脉冲光辐照参数,如波长、脉宽和光剂量,能使皮肤真皮病损目标组织有效吸收光能,刺激真皮内的胶原细胞活化以产生更多的胶原纤维,使肤色及皮肤质地得到进一步改善,从而达到局部性换肤效果。

脉冲光辐射波长不仅与病损组织的吸收有关,还决定了光在组织中的作用深度。光学穿透深度表征组织体中光能流率减少到入射组织体表面能流率的 $1/e$ 时光传输的距离,其值 δ 可以由下述公式

$$\delta = \frac{1}{\sqrt{3\mu_a[(1-g)\mu_s + \mu_a]}} \quad (5-3-1)$$

计算出。式中，μ_a 是组织的光学吸收系数，μ_s 是光学散射系数，g 是平均散射余弦。

光子嫩肤术通常将处于真皮层内或真皮层与表皮层连接处的离散生色团，及皮肤组织中的水分作为吸收介质。波长为 585 nm 的脉冲染料激光器选择血色素和黑色素作为目标靶组织，皮肤中的穿透深度接近 400 μm；波长为 980 nm 的半导体激光器以血色素、黑色素和水作为目标靶组织；波长为 1 064 nm 的 Nd：YAG 激光器的光辐射穿透深度可达 5～10 mm，主要以皮肤中的血红素和黑色素为目标靶组织；而 1 450 nm 的半导体激光器和 1 540 nm 的铒玻璃激光器的目标靶组织主要是水，它的光辐射穿透深度可达到 0.4～2.0 mm。

辐射波长范围为 500～1 200 nm 的宽光谱强脉冲光也是目前广泛研究的一种非消融性光源，利用滤光片，可将更短的波长光辐射滤掉。由于使用了滤波片，皮肤目标组织如血色素、黑色素及水对透射波段的吸收会有一定程度的波动，但相比红外激光而言，再术后患者的感觉更舒适。

脉冲光的脉宽必须小于目标病损靶组织的热弛豫时间。脉宽小于目标病损靶组织的热弛豫时间，可以使热能相对集中于病损靶组织内，形成病损组织和正常组织间的温度差异，不损伤表皮层和正常组织前提下对病损靶组织形成特异性的热破坏。目标靶组织的热弛豫时间可用公式

$$\tau = \frac{l^2}{4\alpha} \quad (5-3-2)$$

近似估计。其中，l 是目标靶组织大小，α 是组织的热扩散系数。

通常光子嫩肤中脉冲光的总脉宽在几个毫秒到几十个毫秒，可使用单个脉冲或多个脉冲。使用多个脉冲时，脉冲间的时间间隔必须足以保证皮肤表皮和正常组织温度降至常温附近。

冷却技术是光子嫩肤的必然选择。由于在激光治疗中，皮肤表皮层的黑色素是明显的光学屏障，为让靶组织的热损伤达到最大，而表皮不损伤，必须有选择地冷却皮肤表层，防止因表皮层黑色素吸收光辐射而产生热损伤，并减少术后的疼痛感及水肿。

皮肤冷却可以采用接触冷却、制冷剂喷雾冷却和强风冷却几种方式。接触冷却通常采用像蓝宝石一样具有高热导率的材料作为冷却介质,并且其温度恒定($-10 \sim +4$℃)。但是在实际操作中,皮肤与冷却片之间的热阻抗不可避免地削弱了接触冷却的效率,而且其冷却的空间选择性不佳。

制冷剂喷雾冷却法是一种具有较好空间选择性的冷却方式,制冷剂是四氟乙烷(R-134a)。四氟乙烷在大气压下的沸点是-26℃,它是目前美国食品药品管理局唯一批准的可用于医学治疗的制冷剂。这种制冷剂不易燃烧、无毒且不破坏环境,是一种氟里昂的替代品。通常液态的制冷剂被雾化成细微的颗粒并喷向皮肤表面。

温度低至-30℃的强风也是皮肤冷却的一种方式。由于空气冷却的传热系数非常小,其冷却效率非常低,只能使作用区域皮肤整体冷却,而缺乏冷却所必需的良好的空间选择性。

光子嫩肤的生物效应有多种假设,即光热作用促使纤维原细胞活化、胶原质重塑及随后胶原质的增加、皮肤病学的衰退或血管的活化使内皮细胞分裂并促进胶原质重塑。

光子嫩肤的医学适应证大致总结为表皮和真皮的适应证。表皮适应证包括血管异常、毛囊皮脂腺变化和色素性皮肤改变。真皮适应证包括真皮层与皮下层胶原质的老化。

非消融性光子嫩肤技术对于色素沉着、血管性病变及皱纹等的改善要在3~6个月后再有显著效果。而且这项技术对预防老化的作用大于对年轻化的作用,为了有持续好的效果,每年做一两次的治疗是很有必要的。

目前主要从患者术前和术后的照片来比较光子嫩肤的疗效。这是一种无损、宏观的方法。光子嫩肤过程中的疗效主要采用组织学的分析方法。组织学分析方法表明光子嫩肤使真皮乳状层中的胶原质纤维排列更为紧密,及真皮与表皮的结合处及表皮基底层中的黑色素减少。光子嫩肤治疗前的组织切片活检中可以看到淋巴细胞渗透到毛囊的皮脂腺里,治疗后离体样品组织切片活检显示了细胞反应减弱并发现衰老的器官发生了凝固现象。

定量分析光老化皮肤非消融性光疗过程热损伤程度是目前光子嫩肤研究的重点,有助于选择最优化的光辐照参数,提高治疗的效果。多光子激光共聚焦显微镜和 OCT 是近年来出现的有望实现皮肤光治疗过程热损伤程度活体监测的两项重要技术。多光子激光共聚焦显微镜使用点状激发源，图像具有较高的对比度；并且有限的激发体可减少全面的样品损伤；近红外激发光子较少被组织成分吸收和散射，可以获得较深的样品成像深度。而 OCT 技术具有较深的检测深度，具有比超声成像高得多的分辨率，纵向分辨率高达 $3\sim5\,\mu m$，横向分辨率也能达到 $10\,\mu m$ 以内，并且是一种无损检测技术。多光子激光共聚焦显微镜和 OCT 技术的这些优点，使其在皮肤组织结构的细微变化并定量化其热损伤程度方面具有潜在的应用价值。

非消融性光子嫩肤术是一种诱人的理念，原则上可以实现刺激胶原质的合成或者是重塑，达到嫩肤的效果，而不会出现激光换肤所导致的并发症。然而，目前各种研究采用不同的设计、设备、参数以及评估方法，很难直接评估这些技术的优劣。如果采用了不恰当的技术或是避光措施不够充分，术后也会出现相应的副作用。

但是，随着对生物组织选择性光热解作用及特异性热破坏后的生物组织修复机理的深入探讨，鉴于强脉冲光操作简单、相对安全的特点，光子嫩肤术可以也必将成为美容技术的一种有效手段，在医疗美容领域具有美好的应用前景。

3. 激光祛斑技术

色素性皮肤病临床常见，影响美观。皮肤色素增加性疾病主要包括太田痣、颧部褐青色痣、脂溢性角化症、黄褐斑、伊藤痣、点状色素斑、咖啡斑、雀斑、文身、炎症后色素沉着、意外粉粒沉着症等。

氧合血红蛋白在波长 542 nm 和 578 nm 处有两个吸收峰，还原血红蛋白在波长 560 nm 处有一吸收峰，用对应于峰值吸收波长的光辐射照射，便可以治疗皮肤血管性疾病，比如由于真皮毛细血管不正常集聚形成的鲜红斑痣等。用聚焦的激光束对准色素痣的部位，$1\sim2\,min$ 色素痣便被气化，大约经过一周时间，结疤脱落，色素痣被去除，并且不留一点痕迹，图 5-3-1 是激光照射治疗鲜红斑痣前后的效果照片。

4. 激光脱毛技术

在皮肤中吸收激光的物质为色基。色基有两类：一类为内源性色基，如黑素、血红蛋白和含铁血黄素等；另一类为外源性色基，如文身墨水、石墨、沥青、补骨酯和血卟啉衍生物等。黑素是毛囊中的天然色基，可吸收

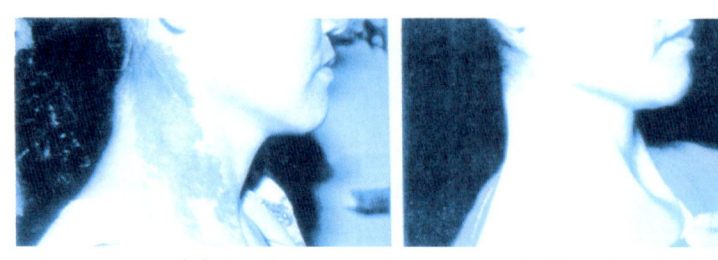

| 治疗前照片 | 治疗后照片 |

图5-3-1 激光治疗鲜红斑痣效果

一定波长范围的光,而表皮基底部的黑素,也可大量吸收一定波长的激光。

在激光照射下外源性色基吸收能量,破坏毛囊,温度急剧升高,从而破坏周围毛囊组织将毛发去除。这种方法可永久去除不同部位毛发,疗效显著,治疗区域无色素沉着、色素减退及瘢痕形成。

毛发生长周期分为3个阶段,包括生长期、退化期和静止期,只有在生长期的毛发含有大量黑色素,最适宜激光脱毛。治疗常用波长为694 nm的红宝石激光、波长为755 nm的紫翠绿宝石激光、波长为800 nm的半导体和1 064 nm Nd:YAG激光。对比波长为810 nm的半导体激光与波长为755 nm的翠绿宝石激光脱毛效果,结果显示,它们治疗在唇部、发际、腋部、四肢部位脱毛效果差别不大,但两者的不良反应程度有所不同,波长810 nm半导体激光脱毛的不良反应比波长755 nm翠绿宝石激光发生低。

除了选择适当的激光吸收波段外,还需考虑合适的激光脉冲宽度、激光能量密度。脉冲宽度根据组织对能量的吸收特性而定,在激光能量密度不变时,黑色素产生热能的峰值和脉冲宽度成反比。每个脉冲宽度的治疗时间应等于或小于靶目标的热弛豫时间。毛囊的热弛豫时间取决于毛囊的直径,一般在几十毫秒左右的范围,因此,使用的激光器需要有一定范围的脉宽,才能够选择性地损伤不同直径的毛囊。皮肤组织中的毛囊与毛杆黑色素含量最多,表皮也含有少量黑色素,毛杆热弛豫时间是40 ms~100 ms,表皮的热弛豫时间是9 ms。所以,为尽量减少表皮热损伤,激光脱毛最理想的脉冲持续时间是在表皮的热弛豫时间(3~10 ms)与毛囊热弛豫时间(40~100 ms)之间。

5. 激光移植头发技术

绝大多数患者的脱发都发生在头顶部,两侧及后部一圈的头发很好,这是由于毛囊的结构不同所造成的。由于头顶部的毛囊具有结构上的先天性缺陷,受后天各种因素,如内分泌失调、环境因素、精神压力等影响而会发生变性、坏死,毛囊坏死的头皮区域不能再生存头发。两颞侧及后枕部的毛囊结构正常,不受后天各种脱发因素的影响,基本上不会发生变性坏死。

头发移植就是将患者自己在有发区的头发及毛囊取出,将其移植到秃发区,毛囊存活后便会生长出健康的新发,而且保持原有头发的一切生物学特性,不会再次脱落或坏死。传统的移植手术主要是用打孔器和手术刀完成。采用激光完成这种手术能够得到更好的效果,如图5-3-2所示。

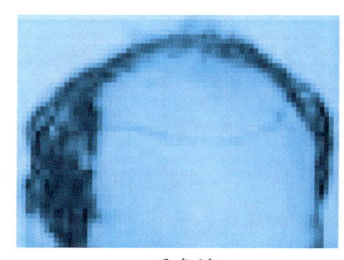
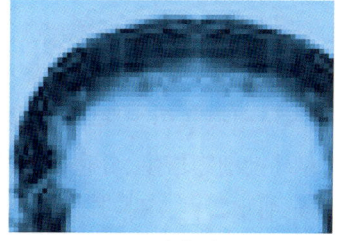

手术前　　　　　　　手术后

图5-3-2　激光移植头发效果

激光束在计算机的驱动下,根据秃发的部位及毛发生长的方向,打出一定排列密度均匀的圆孔或者切割出均匀一致的线段,从患者其他地方取来的头发及毛囊就放置在这里。提供头发及毛囊的主要区域是在头的枕部及颞部,在局部麻醉下,利用激光刀切割,并把它们取出,嵌植入受植区的切割线内。移植块成活后,秃发区域就可长出毛发。激光移植头发最显著的优点是手术时出血少,手术后水肿及疼痛轻。由于移植块较小,手术后从美观的角度讲,与周围秃发或疏发区以及各移植块之间的反差较小,显得自然。

6. 激光治疗美容技术

利用激光修复人体创伤,如太田痣、伊藤痣、颧部褐青色痣,以及各种文身等,采用物理磨削术、化学剥脱术、烧灼、冷冻,彻底去除真皮增多的色素而不留瘢痕。

(1) 治疗美容机理　其工作机制目前还不十分清楚,大致有如下几个方面

① 激光祛除创伤组织:组织在吸收一定能量的激光后会产生光热效应,温度升高。当温度升高到100~400℃时,组织液沸腾,蛋白炭化,刺激炎症修复;当温度升高到530℃以上时,可使组织瞬间燃烧、气化,皮肤表面突起不平的地方迅速变平整。

② 抑制纤维组织生成和过度增生:纤维组织过度增生、沉积是病理性皮肤损伤的主要病理特点。Nd:YAG激光能选择性抑制瘢痕成纤维细胞胶原合成和Ⅰ型前胶原基因表达。波长585 nm的激光能抑制Ⅰ、Ⅲ型前胶原基因表达;较低激光能量时抑制Ⅰ型胶原基因,较高激光能量时抑制Ⅲ型胶原基因表达。应用激光和光动力疗法可以抑制成纤维细胞增殖能力,破坏前胶原蛋白合成的场所,减少胶原蛋白合成与分泌。

③ 促进创伤内成纤维细胞增生、胶原再生与重建:扁平瘢痕或者面部痤疮、水痘等感染性疾病所致的瘢痕往往外观凹凸不平,凸起部分并无明显增生,凹陷部位瘢痕或组织薄,无明显纤维结缔组织增生。多种类型激光能刺激真皮成纤维细胞增生、分化,胶原组织再生,或使胶原重建修复病损。

④ 诱导细胞凋亡:细胞凋亡是由于某种因素导致的细胞程序性死亡过程。细胞凋亡不足或延迟不仅促使增生性皮肤损伤的形成,而且还阻碍增生性皮肤损伤消退。有多种激光可以诱导成纤维细胞进入凋亡途径。

二 激光波长选择

(1) 红光　波长为635 nm的红光能提高细胞的活性,促进细胞新陈代谢,使皮肤大量分泌胶原蛋白与纤维组织来自身填充。适合各种肌肤,促进血液轮回,使胶原蛋白再生,从而使肌肤更光滑。

(2) 蓝光　波长为415 nm激光具有快速抑制炎症的功效,在痤疮的形成过程中,主要是丙酸杆菌在起作用,而蓝光可以在对皮肤组织毫无损伤的情况下,高效破坏这种细菌,最大限度地减少痤疮的形成,并可在短时间内使炎症期的痤疮明显减少且愈合。适合敏锐性、油性以及暗疮肌肤,消减痤杆菌,以达到去修粉刺、芳华痘的目的,促进蛋白质及骨胶原合成,活化肌肤,收紧松弛肌肤、怀胎纹。

（3）紫光　这是红光和绿光的双频光，结合了两种光的功效，尤其在治疗痤疮和祛痤疮方面有疗效。可除去或者抑制身体各部位毛发的生长。

（4）黄光　波长为 590 nm 激光配合红色激光，对过敏性皮肤病的缓解和治疗有明显的疗效。淡化斑点，抑制黑色素增加，削除斑点。

（6）绿光　波长为 560 nm 的绿光主要用于控制油脂的分泌，改善肌肤，紧缩粗大毛孔。

三　治疗病例

1. 治疗皮损

激光美容治疗 458 例皮损患者，其中男性 198 例，女性 260 例，年龄 9～67 岁，平均 36.4 岁；病程 3 个月～10 年，平均 4.6 年。雀斑、异物文身等色素障碍性皮肤病 97 例，扁平疣等病毒性皮肤病 158 例，皮赘、色素痣等良性肿瘤 203 例。458 例患者共有 594 处皮损部位，主要分布位置为面部和颈部，其次为胸背部、双上肢。

采用 CO_2 激光，激光功率据病灶的大小与深度而定，病灶大的选用大功率及大光斑，在病灶快清除干净时再调整成小功率及小光斑。术后 1～2 个月内定时跟踪复查，评价治疗效果。症状完全消失定为痊愈；症状明显减少或缩小超过 50% 的定为显效；症状有所减少或缩小小于 50% 的定为有效；症状无变化，或治疗后 1～2 个月复发的定为无效。

治疗结果显示，458 例患者 594 处皮损部位有 578 处（97.31%）痊愈，其中病毒性皮肤病的 176 处（29.63%），良性肿瘤的 294 处（49.49%），色素障碍的 108 处（18.18%）；其余 16 处均为显效。表 5-3-1 给出皮肤损伤深度、激光功率密度和皮肤恢复状况之间的关系。

表 5-3-1　皮肤损伤深度、激光功率密度和皮肤恢复的关系

皮肤损伤深度/mm	激光功率密度/(W/mm²)	愈合期/天	皮肤恢复状况
0.5	350.5	21～30	50%以下皮肤萎缩或增生
0.4	324.4	14～21	50%以上皮肤萎缩或轻度增生
0.3	278.6	10～14	50%以上皮肤恢复完整
0.2	257.4	7～10	皮肤恢复完整

2. 治疗色素性疾病

色素性疾病是由于黑素细胞和黑素生成异常导致，是一种常见和多发的皮肤病。常见的色素性疾病有黄褐斑、雀斑及色素痣等，对患者面部美观影响很大。

激光美容治疗 78 例，其中男性 17 例，女性 61 例；年龄 9～71 岁，平均 35.04±8.02 岁；病程 2～10 年，平均 4.5 年。患黄褐斑的 27 例，雀斑的 24 例，色素痣的 14 例，色素性毛表皮痣的 4 例，太田痣 4 例，鲜红斑痣 3 例，文身的 2 例。发病部位主要集中在面部、上肢、胸背部及颈部等。使用 CO_2 激光，根据患者的皮肤类型及损伤程度设定参数，垂直对准病变处，按照由外到内的顺序扫描治疗，治疗产生的焦化物及时清理，在患者病变全部清除干净后停止治疗。

疗效评价标准如下。痊愈：所有症状消失，皮肤恢复正常，患者非常满意；显效：外观症状 60% 以上修复，患者满意；有效：外观症状 30%～60% 改善，患者可以接受；无效：患者外观症状改善低于 30% 或无改变，甚至加重，患者不满意；总有效率＝(痊愈＋显效＋有效)/总例数×100%。治疗结果，痊愈、显效、有效、无效和总有效率分别为 66.67%、17.94%、11.54%、1.28% 和 96.15%，显示采用激光美容治疗色素性疾病能够获得很好效果。

3. 治疗颧部褐青色痣

采用倍频 Q 开关 Nd:YAG 532 nm 激光治疗了 179 例颧部褐青色痣患者，全为女性，年龄为 14～49 岁，平均(28.99±7.14)岁。皮损分布是：双侧颧部 110 例(61.45%)，合并额颞部、上眼睑 63 例(35.20%)，合并鼻翼 6 例(3.35%)。皮损颜色为青褐色 82 例(45.8%)，灰褐色 9 例(54.2%)。其中治疗 1 次的 81 例，治疗 2 次的 61 例，≥3 次的 37 例，总有效率分别为 24.7%、57.4%、91.9%，显示激光治疗颧部褐青色痣安全有效。

4. 激光去除眼睑缘色痣

眼睑缘色痣约有粟粒至绿豆大小，一方面影响视力，另一方面，由于泪水刺激，或洗脸磨擦损伤，易痒痛或呈增大趋势，易发生恶变。除了眼科手术切除外，可用激光祛除，手术迅速快捷，不用缝线、拆线，而且不会出血。眼睑板一般不会缺损，保持了较完整的眼缘。

5. 激光治疗老年疣

很多老年人的头面部出现多数针头至黄豆大或更大的淡棕色、暗褐色或黑色的扁平丘疹,这就是老年疣,亦称脂溢性角化病(俗称老年斑)。一般无需治疗,但散发在头面部,尤其是较黑、较大的斑块,有碍于容貌,时有瘙痒。如抓破发炎,偶可恶变成基底细胞癌。激光去除老年疣,手术操作简单,不用缝线。瞬间就可露出光洁平整的创面,3～5天后,创面结痂,7～10天脱痂愈合。愈合后一般不会留下瘢痕。

四 并发症

激光美容效果很好,但是还是产生了一系列的并发症,比如疤痕增生、色素沉淀、色素减退、即刻起泡、毛发减少等。180位激光美容患者中,有100例出现并发症,大约占56%,其中发生色素沉淀20例,色素减退25例,疤痕增生30例,即刻起泡的20例,毛发减少5例。

1. 色素沉淀

色素沉淀是激光治疗比较常见的并发症。激光美容手术前,要认真了解患者情况,选择合适激光工作条件,把握好时机,术后做好护理,可以降低色素沉淀并发症的发生概率。

2. 疤痕增生

术前要充分了解患者,包括询问检查等方面,了解是否为易留疤痕的体质。对于疤痕体质患者,要结合实际情况,选用合适的激光美容仪器与美容手法。二氧化碳激光对深度有很高的要求,若是一次切割过深,很容易造成增生性瘢痕,应由经验丰富的医生操作。手术前需要告知,包括可能出现的增生性瘢痕情况;手术后还需告诫谨遵医嘱,注意创面的保护,如避免长时间照射阳光,避免创面接触水和其他物质造成创面感染,对后续恢复带来不利影响。要谨慎护理,保持皮肤清洁,消毒,防止感染。

3. 即刻起泡

即刻起泡比较普遍,发生原因还不确定,无法按照规则避免。使用的激光能量过高,激光脉宽的太长,更容易导致术后水疱,选用适当的脉冲频率可以在一定程度上避免这种情况。术前长时间受紫外线照射会导致术后水疱并发症概率大大增加。因此,应该在术前与患者沟通,了解其生活环境、生活习惯,对症下药,优化美容手术方案。长期接受紫外线照射者,建议隔一段时间再来手术,或者在多次诊疗之间间隔较长的时间。

4. 色素减退

色素减退的主要诱因是贫血痣、晕痣。术前要检查色素减退的情况。在手术过程中如果出现色素减退症状，应及时减缓手术进程，严重时可中止手术。色素细胞拥有自我吸收和排除的能力。停止治疗一段时间后可重新评估，若达到手术标准，可重新开始手术。

5. 毛发减少

该并发症不多见，主要出现在激光去除纹眉或者纹眼线中，这是因为纹身的色素与毛囊颜色在同一水平，甚至毛囊已经受到破坏。

此外，激光美容手术还会出现小范围肿胀，一般会在3~5天内自行消失，不需任何处理。可以用芦荟胶涂抹，帮助缩短肿胀时间。

五 护理技术

护理技术直接影响激光美容质量和效果，特别是使用激光去老年角化斑、睑黄瘤、痘痕、YAG激光去纹身、太田痣、除疣、治疗血管性皮肤病等激光治疗容易对正常皮肤结构造成一定影响，不仅影响皮肤的生理功能，也会对信心信心产生影响。因此，积极有效的护理方法至关重要，一方面是为了提高美容效果，另一方面是满足患者治疗需求。例如，激光祛文身，术后需要注意：

（1）防晒　激光照射过后的皮肤较为脆弱且敏感，紫外线易造成皮肤过敏、色素沉淀等，术后1个月内建议积极防晒。

（2）注意饮食　1个月内不宜多吃深色食物，如咖啡、巧克力、酱油等。因为在伤口愈合恢复期吃深色的食物，会导致色素的沉淀，出现伤痕。

（3）不碰碱性物质　比洗发水、沐浴露、肥皂、洗涤剂等，都可能刺激伤口发炎。可以用保鲜膜包裹住伤口，再洗澡。

（4）使用药物　对小面积皮损，治疗后涂抹促表皮生长因子药膏或红霉素等抗生素软膏，防止创面感染；对大面积皮损，及时涂抹烫伤湿润膏，用含有胶原蛋白的面膜冷湿敷，防止起水疱，并能缓解水肿及疼痛感，3天内避免沾水。护理人员定时检查患者伤口，对突然性或是异常事件需及时告知医师，并配合处理。

激光美容术较为隐私，对医院环境以及诊疗手段存在不信任心理。

部分激光美容术集中于面部,患者对于医院水平和医生能力的担心也尤为严重,导致焦虑、不安等。少数还会产生自卑心理。心理疏导是防止并发症的重要手段之一。首先要采取以人为本的原则,充分了解患患者心理,进行有效的沟通。出现焦虑不安者,可以安排专人疏导和调节,引导她们对风险有合理的认知,呵护她们的心理健康。做好隐私保护,使患者放下心理负担,,避免因焦虑、紧张等情绪而导致美容手术并发症。

第六章
激光诊断技术

治疗和诊断是临床医学的两个基本任务,而诊断的主要任务是查明疾病的病理形态变化,了解病理状态下的机能变化以及找出致病因素。显然,治疗疾病的成功率与诊断准确性有密切关系。

近年来,随着激光技术的发展并与计算机技术相结合,出现了许多令人瞩目的新诊断方法及诊断仪器,如激光扫描细胞光度计、激光散斑血流图分析图、激光闪烁细胞计及激光干涉断层成像术等。

激光诊断技术开辟了非侵入性、微量化、自动化及实时快速诊断疾病新途径。将光纤与内窥镜结合,利用激光荧光光谱法实时诊断体腔内肿瘤;利用激光多普勒技术测量人体组织微血管的血流速度和血流量;激光反射光谱分析法可非侵入性地测量人体血流成分;激光微区光谱分析法可获取 10^{-6} g 微量组织样品成分含量信息。近年来发展的激光诊断技术与计算机相结合,具有自动、快速获取诊断生物组织信息功能,如激光流式细胞光度计可快速测量及分析细胞,分析细胞速度达每秒 5 000 个以上;类似于 B 超的激光干涉断层成像术,其空间分辨率小于 10 μm,并且有很高的信号灵敏度,可探测到入射光的 $1/10^{10}$ 反射光信号。

激光诊断的应用遍及眼科、肿瘤科、外科、内科、皮肤科、妇产科、耳鼻喉科等各科。并且不断涌现新方法、新技术。就激光在眼科检查方法来说,除激光全息术和激光拉曼光谱法外,还有激光干涉条纹视力测定法、激光视觉对比敏感度测量法、激光散斑测屈光不正、激光扫描检眼镜、激光散斑血流图像分析法、激光干涉断层成像法及激光多普勒视网膜血流计等。

6-1 激光光谱诊断

疾病总是在组织或体液分子成分发生变化之后发生,光谱技术是了解生物组织发生这些变化最灵敏的技术。发生病变组织与正常组织的光谱特征不同,根据这个特征,光谱医学病诊断技术能更早、更精确地诊断各种疾病。

一 激光光谱学

激光光谱学是研究激光辐射本身光谱特性和采用激光器做光源研究其他物质光谱特性的光谱学,其内容十分丰富,在科学研究和生产实践方面有重大应用价值。

激光光谱学包含线性激光光谱学和非线性激光光谱学。前者采用激光器做光源获得物质光谱,其光谱分辨率和分析灵敏度较之传统光谱技术获得大幅度提高,进行物质成分分析只需微量样品(微克量级),比传统光谱分析需要的样品量(最低几毫克)少得多,而且可以不需要预先制备样品,消除了处理样品过程中引进的干扰。利用超短激光脉冲做光源建立的激光皮秒光谱技术,包括皮秒衍射光谱、皮秒荧光光谱、皮秒吸收光谱、皮秒拉曼光谱、串级跃迁皮秒光谱等,能够研究物质变化瞬态过程,测量研究各种量子系统的弛豫过程、激发能量转移过程等。综合所得到不同瞬间的光谱资料,可揭示有关微观过程的动态学规律。

非线性光谱学是基于激光与物质相互作用的光学非线性现象建立的新型光谱技术,它是激光光谱学特有的内容,是光谱学的新发展、新飞跃,现代光谱学发展的新标志。属于高分辨率光谱技术的有激光饱和吸收光谱技术和双光子吸收光谱等,前者是利用激光与物质相互作用发生的光学饱和吸收效应,后者是利用激光与物质相互作用发生的双光子吸收效应,它们消除了多普勒效应给光谱线展宽的影响,从而提高光谱分辨率,原则上可达10^{15},比先前最高的光谱分辨率还高了100万倍到亿倍,因此,有可能观察和研究构成物质的单个原子或分子结构。

属于高灵敏度非线性激光光谱技术的主要有激光分子双共振光谱、激光光电流光谱、激光声光光谱、相干反斯托克斯拉曼光谱、激光微区发射光谱、激光原子荧光光谱、腔内激光吸收光谱、量子拍光谱等。它们是基于激光的高亮度或者高相干性，或者激光与物质相互作用发生的光电流效应、声光效应、受激拉曼散射效应建立的，它们的测量灵敏度比传统光谱技术提高了上百万倍。

二 激光荧光光谱诊断

激光照射物质后，受照物质中的原子或分子吸收光能被激发到激发态。停止激光照射后，处于激发态的原子或分子通过弛豫过程返回基态时所发出的光称为激光诱导荧光。这是物质在激光作用下发射的荧光光谱。利用物质的激光诱导荧光光谱可以诊断许多疾病，而且比较简单，与普通光荧光光谱分析法比较，大大提高了光谱分辨率、灵敏度和精密度，因而诊断准确性比较高。

1. 激光原子荧光光谱

这是原子吸收激光能量跃迁到高能态，然后从高能态跃迁回基态或低能态时发射的荧光光谱，它又有3种类型：共振荧光光谱、非共振荧光光谱和多光子荧光光谱。

（1）激光共振荧光光谱　由原子吸收特定激光波长跃迁到高能态，然后跃迁回基态时产生的荧光光谱，产生的荧光波长与激发发光的激光波长相同。

（2）激光非共振荧光光谱　它又分两类：斯托克斯(Stokes)荧光光谱和反斯托克斯(Anti-Stokes)荧光光谱，前者是原子被激光激发到高能态后，跃迁回基态的过程中，或者由高能态弛豫到低能态后再跃迁到基态产生荧光发射，此荧光波长比激发的激光波长长。后者是处于激发态的原子吸收了激光能量之后跃迁到更高的能态，随后跃迁回基态产生的荧光光谱，荧光波长比激发的激光波长短。

（3）多光子荧光光谱　原子一次同时吸收两个以上激光光子跃迁至高能态，随后跃迁回基态或低能态时产生的荧光光谱。所用的激发光波长是单光子吸收的2倍或者多倍，由样品产生的瑞利散射光强度相应地低1个数量级以上，大大提高了荧光测量信噪比。用红外或者可见光激发就可获得紫外波段荧光光谱,可以避开缺少优质紫外光学元件给这个波段的光谱分析带来的困难。

2. 激光分子荧光光谱

分子吸收了激光能量之后,由基态跃迁至电子激发态上各个振-转能级,然后弛豫至第一电子激发态最低振-转能级,由这个能级跃迁至基态不同振-转能级时产生的荧光光谱。分子荧光光谱与激发波长无关,只与物质的能级结构有关。

3. 皮秒荧光光谱

这是一种时间分辨荧光光谱,测量的基本原理大多也是基于泵浦-探测技术,即用一束激光泵浦激发样品发射荧光,用另一束激光监视荧光衰变过程。具体的泵浦和探测方式多种多样,最主要的区别是探测技术和数据处理方法的不同。通常采用3种工作方式。一种是以另一超短脉冲激光作为选取皮秒荧光信号的手段。例如,利用这一脉冲激光"开启"超快速光学克尔(Kerr)开关,用摄谱法记录此瞬间透过的荧光信号。光克尔盒开关有好的时间分辨率,可达1 ps,但灵敏度低,精确度低,动态范围为10。另一种方法是用条纹照相机直接记录荧光信号(用另一超短脉冲激光触发)。条纹相机最高时间分辨率已达0.5 ps,动态范围可达2 000,而同步条纹相机与连续锁模染料激光器配合,动态范围可达10^6,可以探测5 600光子/秒。还有一种是时间相关单光子计数技术,与同步泵浦染料激光器配合,采用具有微通道板的光电倍增管,时间分辨率可达10 ps,动态范围超过10^4,可以探测$10^9 \sim 10^{11}$光子/脉冲。

这种光谱技术主要应用于研究激发分子中、分子间的能量传递过程。此外,也可用于研究影响这类能量传递过程的各种因素及其作用本质。一个典型的例子是,利用这一皮秒光谱技术揭示某些有机分子(如二甲胺对腈基苯DMAB)双重荧光现象的机理。双重荧光现象是指某些分子在特定的溶剂中可以产生附加的荧光谱带。例如,在波数大约为3 000 cm^{-1}的光辐射作用下,DMAB溶于非极性溶液中时可产生其谱带峰处于29 000 cm^{-1}附近的荧光(b带荧光)。在极性溶剂中,则除b带荧光外,还可出现另一波长的荧光(a带荧光),后者的峰值波长位置在19 000~26 000 cm^{-1}范围内,且随溶剂极性增大而向长波方向移动,但a带荧光的位移更为显著。关于这种双重荧光,特别是a带荧光的产生机理,曾引起人们的普遍兴趣,并提出了种种相互矛盾的揣测。利用皮秒荧光光谱技术测量这些荧光谱带的出现及其衰变时间的结果,令人信服地证明 b 带荧光是 DMAB 被激发到 S_2 态(第二电子激发态)后、弛豫到 S_1 态(第一电极激发态)而产生的,而 a 带荧光则是偶极矩更大的 S_2 态 DMAB 和溶剂相互作用而生成的 $S'_{2'}$ 态所产生的,后者的激发态能甚至比 S_1 态还要低,因而其波长大于 b 带的荧光辐射。现在皮秒荧光光谱已成为揭示光合作用原初过程的能量传递机理的重要技术。

4. 激光荧光光谱诊断

人体正常组织和发生病变组织或体液,在一定波长激光激发下发出不同的波长荧光。荧光通过光导纤维送入单色仪自动分光,由扫描记录仪绘出光谱曲线。分析光谱图的形态和强度,可以区分正常组织或者病变组织。例如,正常组织的荧光谱波形对称性好,病变组织的对称性差;正常组织和病变组织的荧光谱峰值波长位置、谱半宽度等不同,病变组织的荧光谱峰值波长较短,而半宽度较大;正常组织和病变组织的荧光光谱精细结构也有明显的差异,如病变组织的荧光谱有几处明显的小峰,即精细结构峰,而在正常组织的光谱图上则没有这些精细结构峰。

根据被检测组织的荧光物质来源,又将荧光光谱诊断技术分为两类,一类称作敏化荧光法,另外一类称作自体荧光法。

(1) 激光敏化荧光谱诊断　某些荧光物质(光敏剂)与病变组织有较强亲和力,比在正常组织中滞留能力大。把光敏剂注入人体后,在病变组织将聚集较高浓度的光敏剂,正常组织与发生病变组织内的荧光物质浓度形成较大差别。用适当波长(一般是红光或者近红外光)照射人体时,在有病变组织的地方便发射出较强的荧光,据此便可以判断人体出现了病变组织;根据产生的荧光光谱特征,可以判断是患了什么类型疾病。

激光敏化荧光光谱方法常用于诊断癌症,灵敏度较高。因为用于显示癌症的荧光物质光谱是已知的,而且其光谱特征明显,容易识别,又有较高的荧光效率,探测灵敏度比较高。不过,由于被诊断检测者必须注射光敏药物,而目前大多数光敏药物都有一定的副作用,还需要研制性能更好、对正常组织无毒副作用的光敏剂。

(2) 激光自体荧光光谱诊断　根据病变组织与正常组织自体荧荧光光谱的差别实现诊断,不需要注入任何光敏药物。生物组织中某些生物分子被激发后产生荧光,这些能够产生荧光的物质又叫荧光团或生荧团,例如胶原蛋白(荧光光谱峰值位置在波长 390 nm)、弹性蛋白(荧光光谱峰值位置在波长 400 nm)、还原型辅酶 I(荧光光谱峰值位置在波长 460 nm)、黄素腺嘌呤二核苷酸(荧光光谱峰值位置在波长 520 nm)。荧光团广泛存在于人的组织和体液中,在正常组织和病变组织中,所含有的这些荧光团种类和浓度存在差异,因此,在受到同样条件的激光照射时正常组织和病变组织所产生的自体荧光光谱形状和强度-波长曲线不同,根据荧光光谱特征差异性,可以诊断病变组织。

(3)激光荧光光谱诊断仪 如图 6-1-1 所示,激光荧光光谱诊断仪包括激光器、传输光纤、采样光纤及荧光检测记录系统 4 部分。

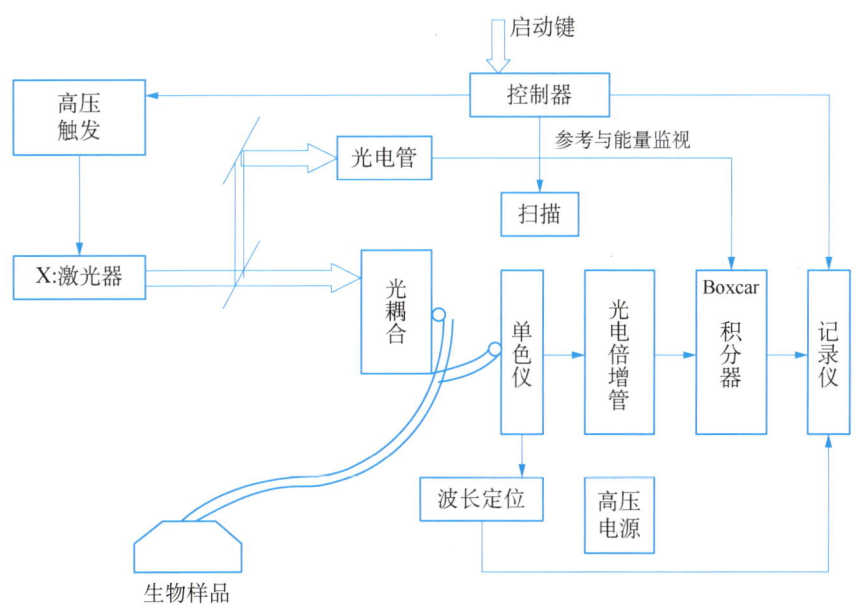

图 6-1-1 激光荧光光谱诊断仪结构示意图

传输、采样光纤是连接激光器、病灶测量点及荧光分析系统的纽带,荧光采样光纤末端装有定位罩,以固定荧光采集的立体角,利于对不同位置测得结果的对比,在其出口端将光纤排成长条状,使之与单色仪入射缝相匹配,提高荧光接收效率。用透镜将激光聚焦,进入传输光纤(耦合角小于 40°),并用五维调节架把光纤定位在透镜的焦点上。由光纤采集的荧光送至单色仪后,由光电倍增管接收,信号经 Boxcar 积分平均后送入记录仪,显示荧光光谱。扫描及记录由控制系统自动完成,它是以一路输入、多路输出去控制激光的重复频率、单色仪扫描、记录仪的走纸和停机复位。

5. 诊断例举

(1) 诊断癌症　癌肿病变区的荧光光谱中出现正常组织所没有的、与癌细胞生长过程的物质代谢特性有关的特征。图 6-1-2 是癌组织和正常组织激光荧光光谱,癌组织的激光荧光光谱出现波长 630 和 690 nm 荧光峰,而正常组织的光谱不出现。根据患者的激光荧光光谱就可判定是否患有癌症,对近百例口腔肿瘤患者临床诊断,其符合率达 89%;11 例皮肤肿瘤患者检测,有 10 例与病理切片报告结果相符合。对于一些特征不很明显的肿瘤可用这种技术指示活检,以提高诊断的准确性和发现微小的隐性癌。与石英光纤相结合,可用于检测手术切缘,看是否有癌症残余存在。

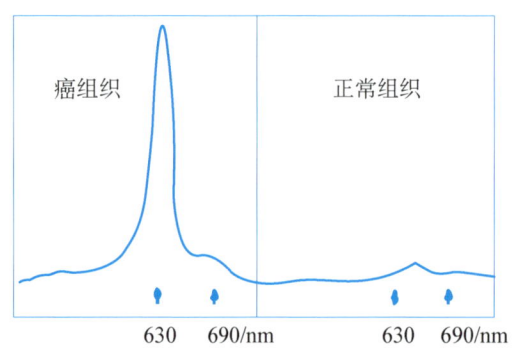

图 6-1-2　癌组织和正常组织荧光光谱

利用激光自体荧光光谱也能够诊断乳腺癌、宫颈癌、卵巢癌和子宫癌等。用波长为 300 nm 的紫外激光照射可疑组织,获得其荧光发射谱,谱峰位于 340 nm 处。计算波长为 340 与 440 nm 处的荧光强度之比,发现肿瘤组织与良性瘤或正常组织有明显的区别,这为诊断妇科瘤提供了一种新方法。

(2) 诊断血管疾病　正常血管内膜荧光光谱的两个峰值波长分别为 396 nm 和 450 nm,规一化峰值强度为 0.69±0.03 和 1±0.03,而出现异常的血管,比如血管内有纤维斑块,其荧光光谱的两个峰值波长分别为

393 nm 和 439 nm,规一化峰值强度为 1 ± 0.2 和 0.97 ± 0.02。比如,荧光谱有峰值波长 396 nm、荧光强度在 0.69 ± 0.03 范围内的血管,即为正常血管的概率为 0.95。荧光光谱技术诊断的优点在于,光纤传输激光能量,分析、鉴别血管内膜或粥样斑块荧光光谱,诊断后,即可进行激光治疗,使检测和治疗一次完成,简便、易行,病人痛苦少。

三 激光拉曼光谱诊断

激光拉曼(Raman)光谱技术用于生物医学研究是 20 世纪 70 年代后极为活跃的一个领域,这主要是因为 20 世纪五六十年代采用生化分析与 x 射线结构分析法,弄清了许多生物分子化学结构以及它们的空间构象。

1. 激光拉曼光谱

拉曼光谱是基于拉曼效应的光谱,属于散射光谱。

(1) 拉曼光谱　拉曼散射是光通过介质时,由于入射光与分子相互作用而发生光频率变化的散射。拉曼光谱有如下几个特点:

① 光谱中每条原始入射激发光频率 ω_0 谱线两侧对称地出现频率为 $\omega_0\pm\omega_n(n=1、2、3、\cdots)$ 的光谱线,在频率比 ω_0 低一侧的光谱线称红伴线或斯托克斯线,在频率比 ω_0 高一侧的光谱线称为紫伴线或反斯托克斯线。频率 ω_n 也称拉曼频移,它的值与入射光频率 ω_0 无关,由散射物质的性质决定。每种散射物质都有自己特定的频拉曼频移,有些频移与介质的红外吸收频率一致,显示物质有自己的特征拉曼光谱,可以作为物质的"标记"。

② 拉曼光谱出现是瞬时的,即入射激发光消失时,拉曼光谱同时消失;而荧光光谱则在入射光消失后还有,这段时间称为荧光寿命。

③ 拉曼谱线频率一般是分子内部振动频率,有时与红外吸收谱所得的频率部分重合,频率范围也相同;谱线波数由几个 cm^{-1} 到约 $3\,800\,cm^{-1}$;谱线宽度一般较窄。

④ 拉曼谱线的强度和偏振性质,对于各条谱线是不同的。

拉曼光谱与红外光谱一样,同属于分子的振动和转动光谱,也都广泛用于分子结构的鉴定和成分分析,但产生光谱的原理和实验技术不同。红外光谱是吸收光谱,工作在红外波段;拉曼光谱是散射光谱,在可见波段,同一分子的各条振动谱带在两种光谱中出现的概率不同。因此,红外光谱和拉曼光谱是相互补充的两种光谱分析方法。

(2) 激光拉曼光谱　激光拉曼光谱实际上就是以激光器作为激发光源所得的拉曼光谱。使用普通光源产生的拉曼散射光很弱,大约只有入射光强度的万分之一,因而获得拉曼光谱需要花比较长的时间,即使用发光强度很高的汞灯激发,一般也需要连续照射几小时,在照相干板上才能显示出拉曼散射光谱。使用激光器做光源激发,产生的拉曼散射强度大大增强,在比较短的时间内,甚至是瞬间就可以获得拉曼光谱。

(3) 共振激光拉曼光谱　拉曼效应的产生要经过中间态,这个中间态通常不是分子中的固有能态,所以散射光的强度很小。如以分子中实际存在的能态作为中间态,则可以得到很强的散射,光强度可以提高若干数量级。甚至还未真正到这个态,而是接近这个态,散射光强度即有增加,这就是共振拉曼光谱。

共振激光拉曼光谱常用于直接测定若干微量成分,聚焦至一极小的微区,还可以进行成分分布测定。由于共振拉曼光谱强度极高,不仅能够显示低次振动跃迁光谱,还能够显示高次振动跃迁拉曼光谱,获得类似于电子光谱的结果,即在电子基态中的各振动能级的分布,从而可以得到分子振动非谐振常数等一系列分子常数。然而,共振拉曼并不是对所有的振动频率同样加强,而是有选择性,对某些振动跃迁的光强度显著加强,而对另一些则甚少加强。利用可调频率激光激发物质的共振拉曼效应就非常理想。不同频率激光激发得到某一拉曼光谱线的强度变化,作图可以得到这一频率的激发曲线,而它是和分子内部电子运动和振动运动的相互作用有关,由此可以得到有关的信息。在两个吸收谱重叠时,这一方法也有用途。由于共振拉曼有非常高的灵敏度,所以也可以应用于吸附态分子的研究。

(4) 相干反斯托克斯拉曼光谱　通常将它简写成 CARS 光谱,是基于介质的相干反斯托克斯拉曼散射效应建立的光谱技术。用两束频率分别为 ω_1 和 ω_2 的激光同时入射到样品上,其中一束光的频率(比如 ω_1)可调谐。当这两束激光的频率差 $\omega_1-\omega_2$ 刚好等于分子的某个特征振动频率时,样品便发射出一束强度很强的相干反斯托克斯拉曼散射光。连续调谐频率 ω_1 就获得了样品的 CARS 光谱。这种光谱技术不需要光谱仪,因而可以消除由光谱仪带来的光谱分辨率的限制,获得比普通拉曼光谱更高的光谱分辨率(约高一个数量级)。普通拉曼光谱技术都是基于探测斯托克斯辐射,而对于有强荧光辐射的生物分子和有机分子,斯托克斯辐射往往被淹没在强荧光背景中。CARS 是探测反斯托克斯辐射,它把光谱信号向紫移,离开了荧光辐射的频谱区。因此,对于强荧光物质采用 CARS 光谱技术分析有明显的优势。

(5) 激光拉曼光谱仪　如图 6-1-3 所示,典型激光拉曼光谱仪主要组成部分有:激光器、90°偏振转向器与偏振滤光器、样品室和拉曼散射光收集光学系统、双单色器、光电检测器和记录系统。双单色器要求光电分辨率小于 $2/\mathrm{cm}^{-1}$,尽可能减少杂散光的干扰。光电检测器包括光电倍增管、直流放大器及光子计数器。

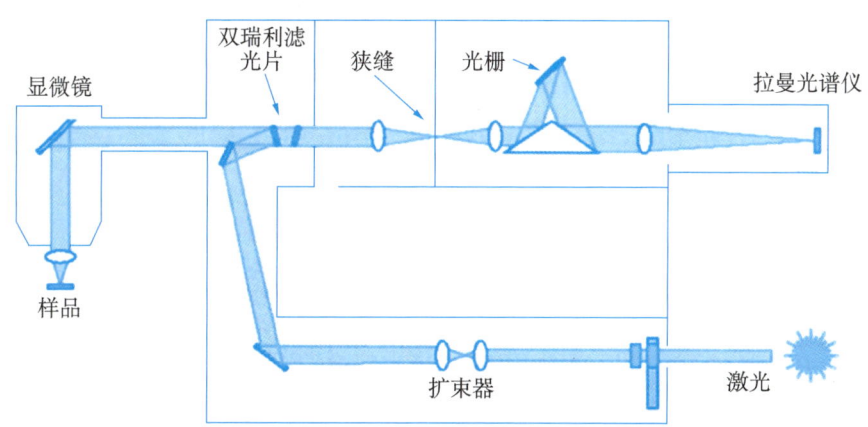

图 6-1-3　激光拉曼光谱仪主要组成部分光路

激光束照射到样品上产生拉曼散射光,由复合反光镜和大孔径聚光透镜收集微弱的散射光,再投至双单色仪入口狭缝处;经分光后再投射到光电倍增管光电阴极,由直流放大器和光子接收器将微弱的电信号放大、处理后输入到记录仪,最后记录仪描出散射光强随频率变化的拉曼光谱图。

2. 诊断原理

水的激光拉曼光谱信号在一般感兴趣的范围内非常微弱。许多生物样品包含有能产生激光共振拉曼光谱的色素。激光共振拉曼光谱不仅大大加强了微弱的拉曼信号(通常是非共振信号的万倍以上),而且选择性地加强分子结构中具吸收光的部分的振动模式。这些吸收光的部分通常就是分子中具有显著生物学特征的部分,比如化学反应中心。激光拉曼光谱能够适应用于激发和信号收集的各种光导纤维。

正常组织和发生病变组织的拉曼光谱存在差别,图6-1-4是正常乳房组织和乳房病变组织的拉曼光谱,正常乳房组织的拉曼光谱由脂类谱带组成,而病变乳房组织的拉曼光谱主要是由蛋白质的谱带组成。谱中波数1600、1451和1262 cm^{-1} 的带分别是蛋白质中的酰胺Ⅰ、CH_2弯曲振动和酰胺Ⅲ振动谱带,在1004 cm^{-1} 的谱带是苯丙氨酸振动模,在951和870 cm^{-1} 的谱峰是脯氨酸和羟脯氨酸振动模。酰胺Ⅰ的位置和强脯氨酸与羟脯氨酸的存在提示,乳房病变组织中蛋白质的主要成分是胶原。正常乳房组织和病变乳房组织的拉曼光谱存在明显区别:正常乳房组织在1657 cm^{-1} 的脂类的C=C谱带比病变乳房组织中在1660 cm^{-1} 的蛋白质的酰胺Ⅰ带更尖锐,与CH_2弯曲模的强度比要小得多。在病变乳房组织的拉曼光谱中观察到的1004^{-1}的苯丙氨酸振动模的谱带,和951 cm^{-1} 的脯氨酸谱带,在正常乳房组织中几乎不出现。

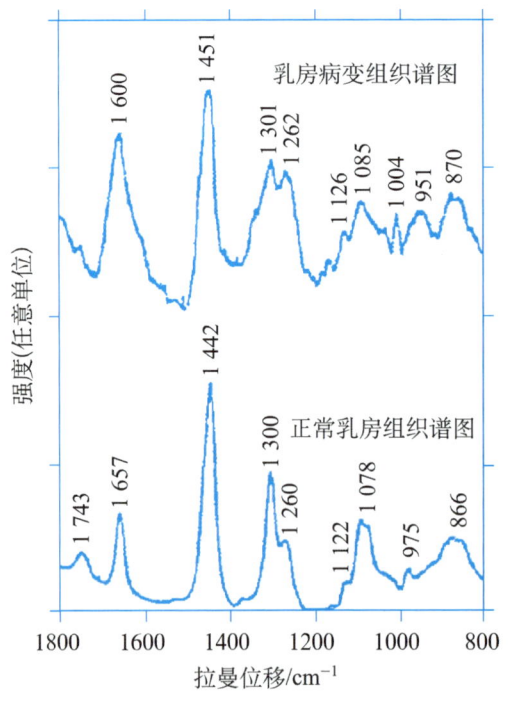

图6-1-4 正常乳房组织和乳房病变组织的激光拉曼光谱

图 6-1-5 是正常肺组织与病变肺组织的激光拉曼光谱,其中 a 和 b 曲线是病变肺组织的谱图,曲线 c 是正常肺组织的谱图。肺组织虽然没有显示特征拉曼光谱带,但正常组织与病变组织在光谱强度上有显著区别,正常组织 c 的强度比癌组织 a、b 的大得多,而癌组织的光谱 a、b 很相似,强度差异不大。

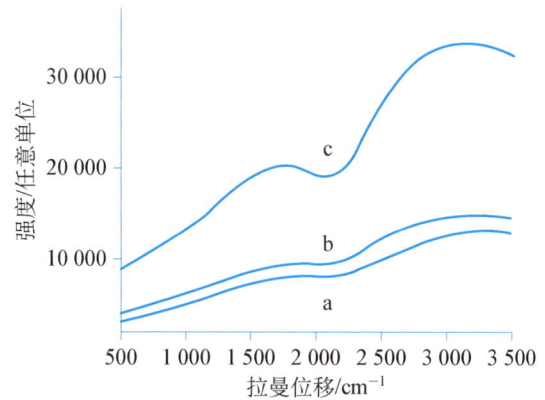

图 6-1-5　正常肺组织与病变肺组织的激光拉曼光谱

通过一定数量器官病变组织和正常的器官组织的拉曼光谱的对比研究,从二者的差异能找出反映病变组织的特征标志光谱,获得诊断的信息和数据。

3. 诊断病例

(1) 诊断乳腺癌　近年来,我国乳腺癌的发病率呈明显上升趋势,在女性恶性肿瘤中位居首位。目前临床虽可结合多种方法诊断肿瘤,但最终确定肿瘤性质、良、恶性程度等还是要依靠病理学诊断。然而,非量化的病理学诊断操作过程极其烦琐,且常受人为因素影响。

乳腺病理切片标本共 23 例,经病理检验,确定为良性瘤 14 例,乳腺癌 9 例。把病理切片置于显微镜下,用 20 倍的目镜观察切片,并使焦点聚集到病理切片进行光谱扫描。激发拉曼光谱的光源为波长 633 nm 的 He-Ne 激光器,功率为 5 mW,扫描时间为 20 s。为提高光谱测量的准确性,对每个病理切片,激光照射细胞间质、细胞质、细胞核等不同部位,各扫描 2~3 次,产生拉曼光谱的发光基团大部分都在细胞核内。

激光拉曼光谱显示,14 例正常细胞的光谱强度峰位源数分别为 854、

848、838、840、841、845、860、865、851、849、855、858、854、854 cm^{-1}，9例癌细胞的光谱峰位分别为865、862、869、864、866、863、865、859、865 cm^{-1}。可以看出，癌细胞的拉曼光谱谱峰有明显的蓝移，平均蓝移十几个波数。以谱线859 cm^{-1}为域值来判断是否癌变，得出正常细胞的符合率为85.71%，癌细胞的符合率为100%。

正常细胞与恶性肿瘤细胞在光谱频率510 cm^{-1}附近、1525 cm^{-1}附近和1610 cm^{-1}附近都有光谱强度峰值，虽然光谱峰位都基本相同，但是峰-峰比却有显著差异。在14例正常的细胞谱线中，谱线1610 cm^{-1}附近的峰值与谱线1525 cm^{-1}附近的峰值之比大于1.015的有11例，而在9例肿瘤细胞的谱线中，谱线1610 cm^{-1}附近的峰值与谱线1525 cm^{-1}附近的峰值之比小于1.015有7例。如果把这一比值是否大于1.015作为判断是否癌变的标准，正常细胞的符合率为78.57%，癌细胞的符合率为77.78%。

(2) 诊断高级别脑胶质瘤　激光拉曼光谱可以辅助病理诊断，特别是取材小、细胞混合的病理组织。通过激光拉曼谱带的测量和拉曼特征峰位移的差异分析，可初步诊断脑胶质瘤，并能区分高级别脑胶质瘤。

收集14例初治或复发的脑胶质瘤患者手术新鲜组织标本，全部病理诊断为Ⅲ、Ⅵ级脑胶质瘤，离体后48 h内制作冰冻切片，制作后2 h内拍摄激光拉曼光谱，同时拍摄了1例正常脑组织的激光拉曼光谱。采用人工寻谱峰和自动寻谱峰相结合的方法，找出典型的拉曼光谱特征谱峰，联合应用绝对峰位移比较、相对峰值比较，找出正常脑组织、Ⅲ级和Ⅵ级胶质瘤之间的特征峰及其差异，分析谱峰位代表的分子键的变化。

分析研究发现，正常脑组织在1 064、1 297、1 437、1 664、2 552、2 853和2 932 cm^{-1}谱峰表现出典型的胆固醇键和脂键，谱峰1 005 cm^{-1}表现出苯基丙氨酸，与高级别脑胶质瘤病变组织相比，在谱峰1 664、2 852、2 882和2 930 cm^{-1}存在明显的拉曼位移差异。由于Ⅲ级和Ⅳ级脑胶质瘤细胞内核酸、脂类、蛋白质、糖类等组分的差异，会导致细胞拉曼特征位移的差异。

研究发现，Ⅲ、Ⅳ级脑胶质瘤组织的激光拉曼光谱在频率565、717、1 001、1 103、1 205、1 340、1 394、1 440、2 725、2 850、2 872、2 898、2 930、3 011和3 060 cm^{-1}处有相同谱峰，而在频率1 235、1 260、1 311、1 360、1 583、1 660、3 160和3 300^{-1}处出现有差异的拉曼特征谱峰。分析谱峰位和谱峰强度进一步得出，利用激光拉曼光谱判别脑胶质瘤Ⅲ级

和Ⅵ级分期准确率可达86%,修正分级后达100%。

(3) 诊断慢性阻塞性肺疾病　慢性阻塞性肺疾病简称慢阻肺,是一种破坏性的肺部疾病,患病人数多,病死率高。

利用血清激光拉曼光谱诊断慢性阻塞性肺疾病。用激光共聚焦拉曼光谱仪获取13例慢性阻塞性肺疾病患者和17例健康人的外周静脉血血清激光拉曼光谱,13名患者其按慢性阻塞性肺疾病全球创意(GOLD)分级标准,其中C级5例,D级8例;每个血清样品测5个点,将同一样品的5条光谱平均,以此代表该样品的血清拉曼光谱信号。

结果显示,慢性阻塞性肺疾病患者血清激光拉曼谱中多数拉曼谱峰强度均弱于健康对照组,波数为825、848、1 202及1 266 cm^{-1}等谱峰强度最弱;但1 083、1 103 cm^{-1}的谱峰其强度则高于健康对照组,差异有统计学意义($P<0.05$)。慢性阻塞性肺疾病患者血清激光拉曼谱峰强度与健康者的拉曼谱这种差别,显示患者血清多种氨基酸、蛋白质、多糖及脂类均较健康人减少,符合临床上患者呈现出的消耗性状态及营养不良状态。

激光拉曼光谱的数据量巨大,通过主成分分析(principal component analysis,PCA)处理数据,可以减少变量或冗余信息以简化原始数据。通过PCA处理数据,并进行线性判别分析(LDA)、交叉验证及计算ROC曲线下面积,结果证明采用血清激光拉曼光谱能够有效地诊断慢性阻塞性肺疾病患者,灵敏度、特异度及准确性均较高。

(4) 诊断肺癌　肺癌早期症状不明显,很难及时发现,且现行的常规组织病理学诊断方法很难检测病变组织、细胞早期所发生的异常变化。

唾液检测与血液检测相比具有无创、无疼痛及操作简便等优点,与尿液检测相比具有样本容易得到,取样方便的优点。唾液中约1/3的蛋白质与血液中所含蛋白质相同,其中许多蛋白质可用于临床疾病诊断。

选取已确诊、尚未接受任何治疗的肺癌患者唾液样本19例,其中全身无明显症状Ⅰ期2例,Ⅱ期6例,Ⅲ期11例。采用表面增强激光拉曼光谱数据与45名正常人的唾液拉曼光谱数据对比分析,结果显示,肺癌患者唾液和正常人唾液的激光拉曼光谱有显著的差异性,如图6-1-6所示,正常人的谱峰波数平均为758 cm^{-1},肺癌患者为751^{-1},患者比正常人向低频方向波移动了7 cm^{-1}。

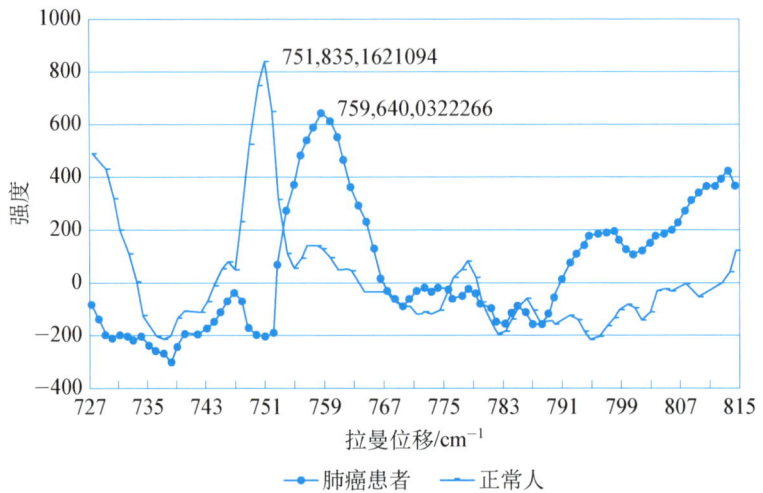

图 6-1-6 正常人唾液与肺癌唾液的激光拉曼光谱对比

6-2 激光流式细胞诊断

这是集计算机技术、激光技术、流体力学、细胞化学、细胞免疫学于一体,对快速直线运动状态中的细胞、生物颗粒或液体中的大分子物质进行多参数、快速的定量分析和分选的一种技术。它能高速分析上万个细胞,并能同时从一个细胞中测得多个参数,可测量细胞大小、内部颗粒的性状;可检测细胞表面和细胞浆抗原,细胞内 DNA、RNA 含量等;可分析群体细胞在单细胞水平,并能在短时间内检测分析大量细胞,以及收集、储存和处理数据,进行多参数定量分析;能够分类收集(分选)某一亚群细胞,分选纯度超过 95%。

激光流式细胞诊断技术是诊断各种血液病、肿瘤和遗传疾病,以及评估人体细胞免疫功能的重要技术。

一 激光流式细胞计原理

将待测标本制成单细胞悬液,经特异性荧光染料染色后放入样品管中,在气体的压力下进入充满流动的鞘液;当鞘液压力和样品压力的压力差达到一定程度时,在鞘液的约束下,细胞排成单列,由流动室的喷嘴喷出,形成细胞柱,经过激光聚焦区,与入射的激光束垂直相交;经特异性荧光染料染色的细胞被激光激发,产生特定波长的荧光。因为细胞内某种被测物质和其染色后的荧光强度成正比,计算机计算分析后,就可以得到检测成分的积分含量,如细胞的 DNA、RAN、总蛋白质、膜结合钙离子含量以及染色体的结构等信息。光探测器探测到的小角度(0.5°～20°)光散射信号与细胞大小相关,90°光散射信号反映细胞结构方面的信息,如体积、形状等定量参数。

如图 6-2-1 所示,激光流式细胞计基本上由 5 部分构成:流动室及

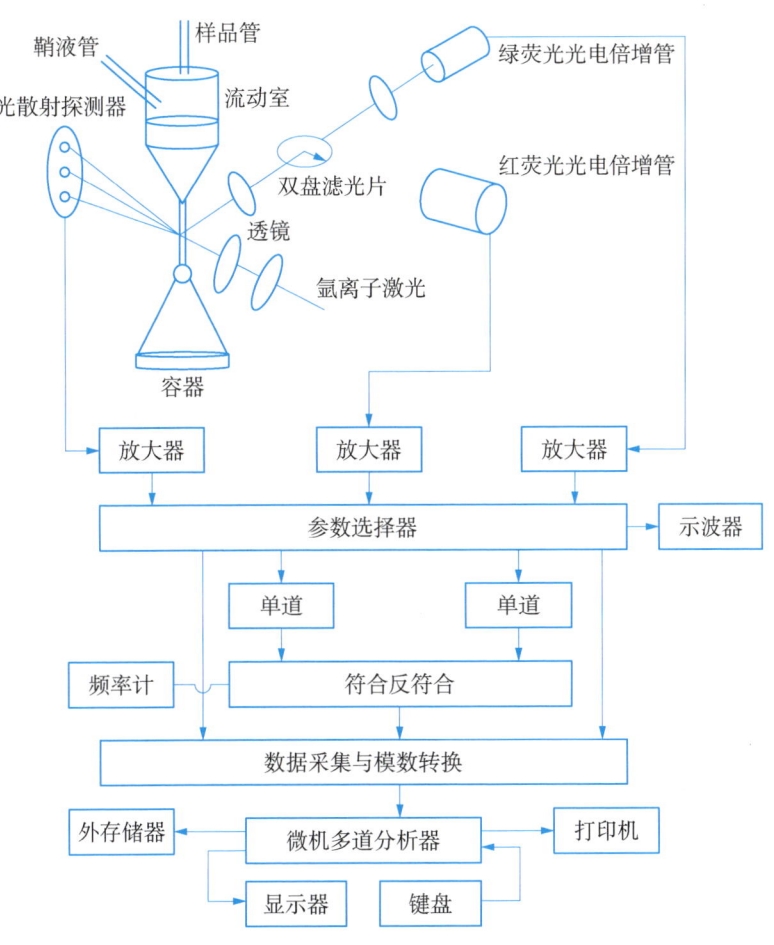

图 6-2-1 激光流式细胞计结构原理

液流驱动系统,激光光源及光束形成系统,光学系统,信号检测与存储、显示、分析系统,细胞分选系统等。其主要技术指标有分析速度、荧光检测灵敏度、前向角散射(FSC)光检测灵敏度、分辨率、分选速度等。

二 诊断原理

细胞是生命有机结构与生命活动的基本单位,测定激光照射细胞产生的荧光和散射光,快速定量分析细胞的化学成分和物理性质,便能够实施医学诊断。组织细胞在病变的早期,在形态学表现异常以前,细胞内DNA、RNA含量以及细胞周期时相分布已发生改变。正常膀胱上皮细胞核内DNA含量呈周期性分布,大致分为3个水平:G_1/G期为2cDNA含量,G_2/M期为4cDNA含量,S期DNA含量介于2c～4c之间。细胞病变后,染色体的改变导致DNA含量及细胞周期时相分布改变。用激光流式细胞术可精确测量DNA含量及细胞周期时相分布改变,结果中如果符合下面两个条件,便可判定为病变组织:出现明显的非整倍体细胞峰(干细胞系);有4c峰,而且大于2c的细胞数占15%以下。如果结果是下面这种情况,便可判定为怀疑病变组织:没有非整倍体细胞峰,但大于2c的细胞数占10%以上;或有4c峰,而大于2c的细胞占10%～15%。

在组织发生病变早期,不但细胞内DNA含量发生变化,而且RNA含量也发生变化。有些病变组织还出现RNA变异在先,所以测定细胞内RNA含量及细胞周期时相分布变化,也能判定病变细胞。正常细胞内RNA表现为单一峰,呈高斯型分布。如果测量结果是下面情况之一,便可以判定为病变组织:RNA峰不对称或有额外峰出现;RNA含量值高于正常细胞RNA含量值上限的细胞超过10%。

组织病变为低度,细胞增殖不活跃,或者病变早期DNA含量接近正常,单独测定细胞内DNA含量往往假阴性率过高,如果加用RNA作为第二参数则很有意义。

对48例膀胱乳头状瘤病人做诊断的结果显示,在20例结构规整的病人中,DNA参数检测诊断阳性者6例,检出率30%,加用RNA作第二参数检测诊断阳性者16例,检出率80%。在组织结构不规整的28例病人中,DNA单参数检测诊断阳性者16例,检出率为57%,加用RNA作第二参数,检测诊断阳性者24例,检出率为86%;而且DNA检测为阳性者,

RNA 参数亦全部阳性。

DNA 含量高并不一定是病变细胞,还可从激光流动细胞光度计测得的细胞核荧光强弱来作进一步鉴别,异常细胞有强得多的核荧光。如果 DNA 含量高,且细胞核荧光也强,则确诊为异常细胞的可信度就比较高;如尚不能确诊,还可用激光流动细胞光度计进行小角度光散射强度的测量。因为向前小角光散射的强弱可以确定细胞和细胞核体积尺寸的大小。例如,异常鳞状细胞有较高的核直径(N)与细胞直径(C)之比值 N/C,而正常细胞的比值则比较低。

病人治疗结束后可以用该流式细胞计随访检查,如果波形逐渐接近于治疗前,则有复发的可能性,应及时采取补救措施。

机体免疫状态是机体是否罹患疾病的重要指标,其中最重要的指标之一是 T、B 和 NK 淋巴细胞的水平,采用流式细胞术可以监测这些细胞,因而也就可以诊断机体的免疫状态,诊断人体健康水平。测定细胞的多种参数,以正确地判断出该细胞的属性,便可以诊断疾病。利用激光流式细胞术,采用各种抗血细胞表面分化抗原的单克隆抗体,借助于各种荧光染料可以测定一个细胞的多种参数。

三 诊断病例

1. 诊断癌症

肿瘤的发生经历由正常细胞到癌前期病变,而使细胞由正常表现转化成癌性表现,包括 DNA 含量增多、异常分化和过度自主异常增生等。这些特异性变化反映在激光流式细胞术检测的 DNA 含量参数上,如特异性的 DI 值增大或减小、DNA 倍体类型改变、DNA 克隆数量增加和非特异性的细胞凋亡及 S 期细胞比率检出率的变化等。

从外科住院治疗患者中选择 2 504 例初诊癌症患者,均未接受放射治疗、化学治疗或免疫治疗,临床病理学和医学影像学均未发现肿瘤转移。外科手术的同时,从肿瘤组织生长旺盛处取材,于手术切缘外 10 cm 左右的地方取同源组织、对侧器官组织或异体良性疾病患者的同源组织,并取 340 例作为正常对照组织。取材后立即采用筛网法制成单细胞悬液,使用激光流式细胞术对样品细胞进行 DNA 含量检测分析,包括 DNA 指数(DNA index, DI);DNA 倍体分类,二倍体(diqloidy, D)、近二倍体

(near-diploidy,ND)、四倍体(tetroploidy,T)、非整倍体(aneuploidy,AN)、多异倍体(malyploidy,M),样品细胞中出现后4种倍体类型之一者均为DNA异倍体(heteroploidy,H)。检查结果显示,恶性肿瘤患者肿瘤组织细胞DI值、DNA异倍体检出率和s期细胞比率均显著高于正常组织($P<0.01$);而细胞凋亡显著低于正常组织($P<0.01$);肿瘤患者DNA异倍体检出率为81.11%(2031/2504);DNA倍体异质体检出率为45.99%(235/511)。实验检测结果进一步证实细胞DNA含量可以作为癌症前期诊断依据,也显示恶性肿瘤组织细胞凋亡表达水平越低、s期细胞比率检出率越高,该肿瘤的恶性度就越高,预后就越差,反之则肿瘤恶性度较低,预后也较好。

2. 诊断肺血栓栓塞症

血栓是一种常见而复杂的病理现象,涉及血管、血流和血液成分等多个方面。血小板的活化在血栓形成,特别是动脉血栓形成中具有关键作用。正常情况下,血小板以静止状态存在血管,当血管损伤时,血小板被激活后才参与血栓形成,检测血小板的活化状态可辅助诊断和监控血栓性疾病。

以凝血因子Ⅰ受体(FIB-R)、P-选择素(CD62P)作为分子标志物,利用激光流式细胞计检测了36例急性肺血栓栓塞症(PTE)患者和20例健康对照者的FIB-R、CD62P血小板表面阳性表达的百分率,比较患者治疗前后FIB-R、CD62P在血小板表面阳性表达的变化。排除脑梗死、缺血性心脏病、糖尿病、恶性肿瘤、空气、羊水或脂肪栓塞,且在实验前2周均未服用阿司匹林、肝素等可能影响血小板功能的药物,实验前12 h内禁服安眠药,禁饮酒、茶及咖啡等。激光流式细胞计使用的激光光源为氩离子激光器,波长488 nm。荧光检测经对数放大,检测10 000个血小板,血小板2种膜糖蛋白含量均以阳性血小板(被单抗标记阳性的血小板)百分率表示。

测量结果显示,患者血小板表面活性标志蛋白FIB-R、CD62P阳性率分别为$(18.30\pm12.23)\%$和$(12.07\pm6.54)\%$,均显著高于对照组$(1.81\pm0.88)\%$、$(2.18\pm1.50)\%$,$P<0.01$。经过治疗后临床症状明显好转,血小板膜表面FIB-R、CD62P阳性表达率呈下降趋势,尤以溶栓治疗后1个月时下降明显($P<0.01$)。

3. 诊断贫血症

网织红细胞是介于幼红细胞与成熟红细胞之间尚未完全成熟的红细

胞。因为细胞浆内含有多少不等的嗜碱物质 RNA,经煌焦油蓝等染色而成网状结构。根据网织红细胞百分比(RET%)、网织红细胞计数绝对值(RET♯)、网织红细胞平均体积(MRV)、未成熟网织红细胞组分(IRF)、高散射光强度网织红细胞百分比(HLR%)等参数,能够诊断贫血类型疾病以及监测化疗和放疗、骨髓移植效果。

激光束可进入细胞内,因而可进行红细胞内容物的分析,网织红细胞浆内含有一定量的 RNA,经染色后可显示网织结构,且其形式与 RNA 含量有关。

根据这一原理检测 42 例贫血患者和 31 名健康人组网织红细胞内 RNA 含量,并根据荧光强度差异测定了 5 项网织红细胞参数。测量结果显示:溶血性贫血(HA)组 RET%、RET♯、HLR%、IRF 和 MRV 均比健康人的显著增高。再生障碍性贫血(AA)组除 IRF 外,RET%、RET♯ 和 HLR% 三项参数则均显著高于健康人;慢性肾功能不全(CRF)组的 RET%、MRV 和 HLR% 显著高于健康人的(但 RET♯ 与健康人的无显著差异)。

采用激光流式细胞计检测,测量结果不受主观因素影响,可灵敏、准确地反映红细胞的生成状况,而且在细胞计数过程中可随时、有选择地分析网织红细胞,具有快速、准确、线性好、稳定性好、重复性较好等优点。

6-3 激光多普勒诊断

向着光源运动时接收到光波频率增大,而离开光源运动时接收到光频率降低,这就是光学谱勒效应基于这个效应开发了激光多普勒计量技术。

一 诊断原理

当一束激光入射到一个运动的微粒时,在其表面的反射光或散射光频率将偏离入射光的频率,其频移量的大小和微粒的运动速度有关。假定微粒的运动速度为 u,λ 为激光波长,θ 为激光的入射角,β 为散射角,根据多普勒效应,产生的频移 Δf 由下面式子计算:

$$\Delta f \approx u(\cos\theta + \cos\beta)/\lambda 。 \qquad (6-3-1)$$

在激光的入射角 θ 和散射角 β 相等时,则有

$$\Delta f \approx 2u\cos\theta/\lambda 。 \qquad (6-3-2)$$

测量出激光束从微粒反射的或者散射的激光频移 Δf,也就知道微粒的运动速度。如果这微粒是生物细胞,就可以测量人体中的细胞运动速度;如果这微粒是血管里的血液,能够测量血管里的血液流动速度。人体的细胞运动参数、血液流动参数与健康状况有联系,测量这些参数,也就可以诊断人体的疾病。激光多普勒测量仪能够实时有效地检测出组织微循环的血流量、血流速度、移动血红细胞浓度、相对血黏度等,在临床上协助医生诊断疾病。测量具有良好的空间和时间分辨能力,测量动态范围大,可测 1～100 m/s 的流速。

二、激光多普勒测量仪

1. 仪器结构原理

如图 6-3-1 所示,探头中的激光器通过会聚透镜、光纤,发射激光到被测组织上,并从组织反射。散射的光信号再由探头接收并进行光电转换和混频处理,输出电信号,经信号放大和处理后送到计算机作进一步处理。计算机的控制命令传送、转换和输出,由显示器和打印机显示测量结果。

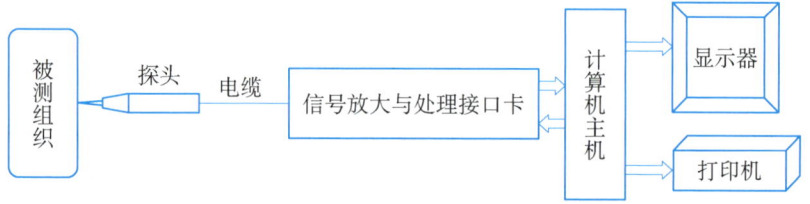

图 6-3-1 激光多普勒测量仪结构方框图

2. 激光多普勒图像诊断系统

这是采用激光器替代超声波发生器的多普勒图像诊断系统,是一种对组织微血管血流灌注、微循环进行定位、定量检测的新型设备。测量精度高,不需要与被检表面接触,不需要造影剂和示踪元素。

利用计算机技术和超声波与血流的多普勒效应,已经制成了彩色多普勒成像系统(彩超)。然而,由于超声频率(或波长)的限制,人体最表浅

部位,如皮肤将存在检测的盲区。超声波的传播要求密贴被检表面并需要加耦合剂,在某些场合下(例如烧伤部位)这是不允许的。激光多普勒仪器可以弥补这些不足,几乎没有测量盲区,而且激光束的传播不需要介质,不必接触被检测表面。

激光多普勒图像诊断系统的工作原理与通常的彩色超声多普勒诊断仪很相似。单色的激光束与血中运动的血细胞等相互作用,根据多普勒效应,反射光频率改变,此频率的增减和改变量的大小与血流方向及流速(正比于单位时间内通过某血管截面的血细胞的数量)有关。测量系统扫描头上的探测器能够检测到光频率这些微小变化,并在系统中存储、分析处理,最后合成反映血流情况的彩色图像。

系统的硬件由激光扫描头、光学隔离器、扫描伸缩臂、光学隔离电缆、A/D转换板、计算机系统等构成。激光照射被检测组织上,血流发生多普勒效应,反射回的多普勒信号送达检测器,再送到信号处理系统分析处理。在微机的控制下,垂直和水平偏转镜使激光束在检测区域扫描,并可扫描不同大小的面积。扫描部位和角度的选择根据需要由扫描伸缩臂来完成。

除了硬件之外,系统还配备图像处理分析软件、多功能分析诊断软件和医学图像分析处理软件。图像处理分析软件任意选取感兴趣的区域;可进行平均值、标准差、最大值、最小值以及面积的计算和统计学处理;可从多个方向进行三维立体观测,并可反转图像;可对图像进行任意线性切割。分析诊断软件可对皮肤红斑、变态反应、斑贴试验、烧伤程度、皮肤护理产品的效果和安全性进行精确的量化分析,并给出报告。

3. 激光多普勒微循环血流仪

微循环是指循环系统中微动脉和微静脉之间毛细血管中的血液循环。测量人体各部微循环状况能为诊断末梢血管疾病、循环系统疾病提供重要依据;许多急性、慢性病的发生、发展和转变,能及早预防。在基础医学方面,分析微循环变化,能较全面地了解药物的疗效,判断药物作用的时间,研究疾病发生和治愈的机理。在临床医学上,了解微循环供血状况对护理休克病人,估计烧伤病人的严重程度,观察整形修复手术后组织的成活情况等都有极大的参考价值。

(1) 工作原理　　照射在运动红细胞上的激光,其散射光将产生多普勒频移,照射在静止结构上的激光,其散射光不发生频移。这两部分散射光经多次与组织层作用后穿出组织表面,一起被光纤采集,送入光电探测器进行光电转换。由于它们之间的差拍作用,在光电探测器上能得到与红细胞运动有关的多普勒频移信号。光纤采集到的信号光包含了大量在各个方向上运动并经多次散射后的散射光,因此,从光电探测器输出的信号并不是单一的多普勒频移,而是有一定频率分布。不同的微循环条件有不同的频率分布曲线,它们代表了一定范围内红细胞运动的平均速度。该信号经功率谱加权均方根处理后,便可以获得与红细胞运动速度相关的血流参数,它反映了微循环的动态特性,能够作定性、定量分析。

(2) 仪器结构 如图6-3-2所示,He-Ne激光器输出的激光经透镜聚焦后耦合到传输光纤中,在其另一端出射到被测组织上。散射光被另两路光纤收集,并送到各自的光电探测器上,得到两路多普勒频移信号输出,送入处理电路放大和运算后,得到血流参数输出,结果由显示电路平均后给出数据,光电平电路用来监测两通道的工作情况并指示光强的大小。为提高信噪比,有效地抑制各种干扰,在光信号的拾取和光电转换的设计上,采用了双通道差动系统,并用线性度和灵敏度极佳的光电倍增管进行光电信号转换。

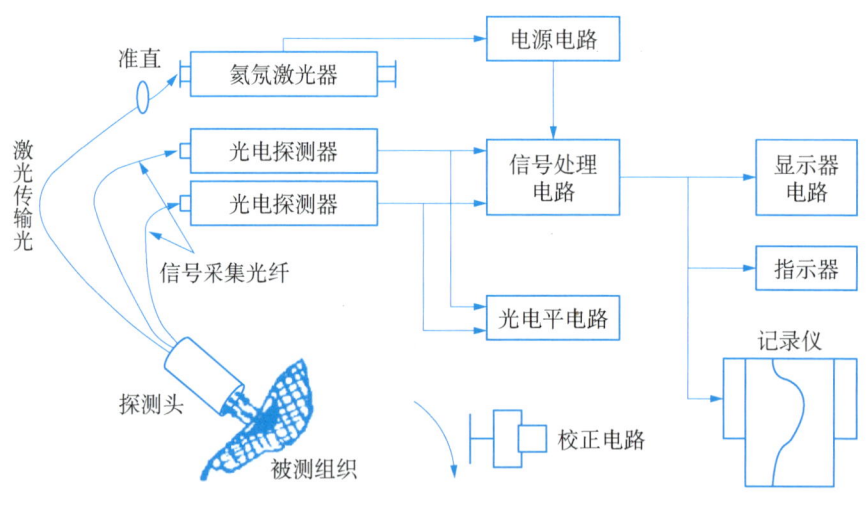

图6-3-2 激光多普勒微循环血流仪结构

4. 激光多普勒显微镜

这是激光多普勒测速技术和显微镜技术结合在一起的测量仪器,具有很高的空间分辨率,能测量单一血管红细胞流动信息、血流速度、血流脉动性及长时流速变化,在电视屏幕上可以显示血管管径的变化,能无创伤检测心血管疾病患者微循环的动态变化。激光多普勒显微镜由显微镜和激光多普勒测速仪组成,分为差分型和参考光束型,其工作原理分别如图(6-3-3)和图(6-3-4)所示。

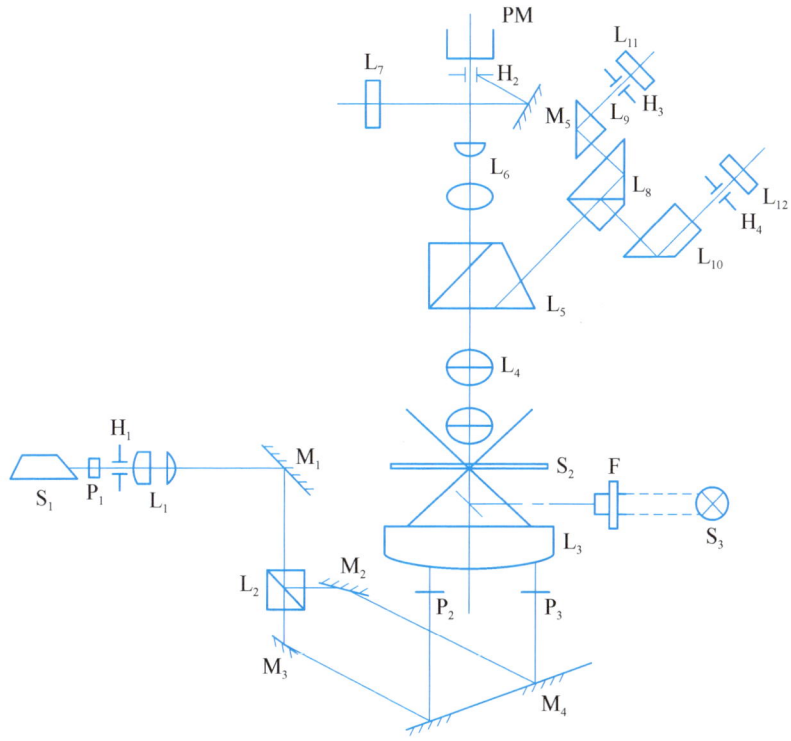

6-3-3 差分型激光多普勒显微镜原理图

差分型光学系统中,线偏振激光 S_1 经 $\lambda/4$ 波片 P_1 变成圆偏振光,经扩束器 L_1 及分光棱镜 L_2 分为两束等光强平行光束,再经过两块 $\lambda/2$ 波片 P_2、P_3,使其偏振方向一致,由 L_3 会聚于被测样品。显微镜 L_4、L_5、L_8、$L_{9\sim12}$、H_3、H_4 收集激光的散射光与冷光源 S_3 的照明光,在目镜 L_{11}、L_{12} 中能清晰看到被测对象。散射激光通过透镜 L_6 会聚于光阑 H_2,并进入光电倍增管 PM。PM 将光信号经光外差后转化为声频范围的电信号,进入信号处理系统。

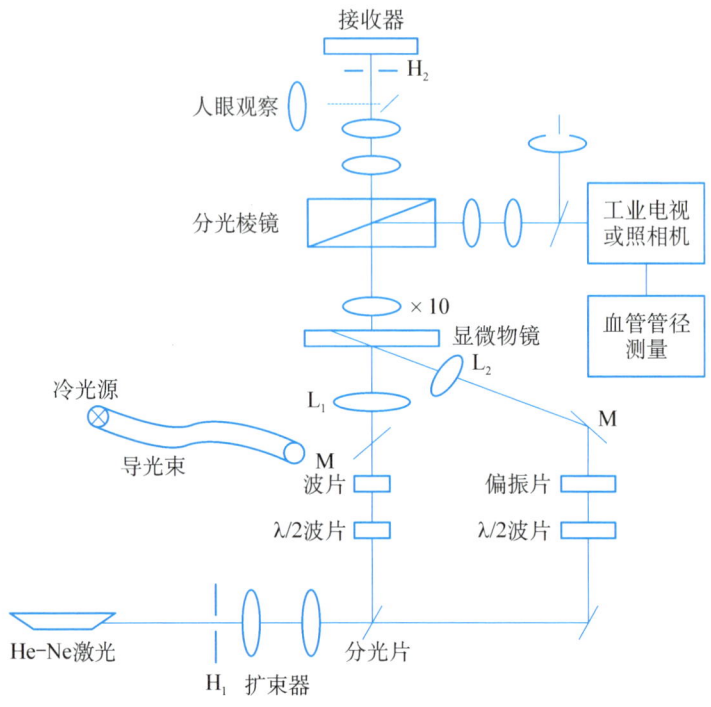

图 6-6-4　参考光型激光多普勒显微镜原理图

参考光束型的光学系统中玻璃 M 作为分光片，分出大约 4% 的激光作为参考光，两束激光的偏振面靠调整 $\lambda/2$ 波片实现，其显微镜部分与双散射型基本一致，对多普勒信号的处理通常采用频谱仪法、光子相干法、计数型处理法和频率跟踪法等。

三　诊断病例

1. 诊断早期下肢动脉硬化闭塞症

下肢动脉硬化闭塞症是发生在周围动脉的粥样硬化性疾病，可以导致周围动脉硬化狭窄和闭塞，进而导致四肢缺血、营养障碍、肢体溃烂、坏死，如不及时治疗，下肢主要供血血管完全闭塞后，则需行截肢治疗，严重影响患者的生活质量。下肢动脉闭塞性病变分 4 级，但在临床上，目前诊断患者以Ⅲ～Ⅳ级为主。Ⅰ～Ⅱ级由于多数患者无明显临床表现，少数患者可以表现为患肢酸痛、胀痛、下肢厥冷等，但多数情况下可通过物理方式缓解，不会对患者的正常生活造成影响，常被临床医生忽视。

采用经皮血氧分压激光多普勒血流系统诊断 134 例可疑下肢动脉硬化闭塞症患者。使用下肢动脉造影检测属Ⅰ级(轻度狭窄)的 29 例,Ⅱ级(中度狭窄)的 37 例,Ⅲ级(重度狭窄)22 例,Ⅳ级(闭塞)18 例。经皮血氧分压激光多普勒技术检测其准确度、敏感度、特异度、阳性预测值、阴性预测值分别为 94.0%、95.3%、89.3%、97.1%和 83.3%,均比单纯使用多普勒超声技术诊断要高,且差异具有统计学意义($P<0.05$)。

2. 诊断心血管症

测量血细胞流动速度可以诊断血液循环系统疾病,以及评估药物治疗效果。

利用激光多普勒血流计测量了有确定性冠状动脉狭窄患者 32 例、充血性心肌病 8 例、系统性红斑狼疮 8 例的微循环血流速度。32 例冠状动脉狭窄患者中一支狭窄的 8 例;2 支狭窄的 8 例;3 支狭窄的 8 例;心肌梗死的 8 例,肌梗死病程在 1~3 个月之间,临床上无心功能不全征象;另外有 8 例作为对照,他们经冠状动脉造影证实无冠状动脉狭窄。所有病例 3 个月内无高血压,高脂血症,检查前 2 日内未服用任何影响微循环的药物。此外,也测量了冠状动脉狭窄例服用丹参后的血流速度动态变化。

测量结果显示,血流速度值(mm/s)($x\pm s$)分别为:对照组的为 0.55±0.12;一支狭窄的为 0.40±0.1;2 支狭窄的为 0.32±0.12;3 支狭窄的为 0.26±0.11;心肌梗死的为 0.22±0.09,充血性心肌的为 0.20±0.08;红斑狼疮的为 0.19±0.07。

随着冠状动脉狭窄支数增多,其微血管血流速度也在减慢,说明冠状动脉狭窄支数愈多,其微循环障碍也愈明显。服用丹参,随着冠状动脉狭窄支数的增多,微循环对药物起反应的时间和血流速度增加的幅度也显著不同,冠状动脉狭窄支数愈多,对丹参的反应性愈差,提示微血管扩张贮备能力下降愈明显。

3. 诊断脑瘤

脑瘤及周围脑组织血流量不一样,测量组织血流量,可以诊断脑瘤。

激光多普勒血流仪测量了 18 例脑瘤病人的脑瘤组织及周围脑组织的血流量,这 18 例患者中脑膜瘤的 6 例,胶质瘤的 6 例,听神经瘤的 4 例,皮样囊肿的 2 例;肿瘤部位为额叶的 2 例,颞叶的 2 例,顶枕叶的 4 例,脑桥小脑角的 5 例,小脑蚓部的 2 例,小脑半球的 2 例,大脑纵裂的 1 例。激光束通过光纤探头照射到被测组织表面,测量体积为半径 1 mm 的半球体。

测量结果显示,不同类型脑肿瘤的血流量不同,脑膜瘤血流量最高,胶质瘤次之,听神经瘤和皮样囊肿最低。脑肿瘤组织与周围脑组织血流量有差别,脑膜瘤明显高于周围脑组织($P<0.01$),胶质瘤差别不明显($P>0.05$),听神经瘤和皮样囊肿则低于周围脑组织血流量($P<0.01$)。不同类型肿瘤周围脑组织血流量也有差别:脑膜瘤附近组织的比胶质瘤的低($P<0.01$),胶质瘤附近组织的比其他肿瘤附近组织的低($P<0.01$),说明脑膜瘤对周围脑组织灌注影响较大,可能与肿瘤血供丰富,对周围组织产生盗血有关;胶质瘤近肿瘤处血流量低,可能是肿瘤造成脑水肿明显的原因。

6-4　激光散斑诊断

当激光从粗糙表面反射,或者从含散射粒子的媒介内部后向散射或透射的时候,就会形成随机分布的斑点状图样,称为散斑,如图6-4-1所示。一窄激光束照射在相对粗糙的物体表面,成像在远处显示屏上,产生的散斑图像叫做远场散斑;由被激光照亮的物体通过诸如电荷耦合摄像器件,或者人眼成像产生的颗粒状或斑纹状图样,叫做像面散斑。

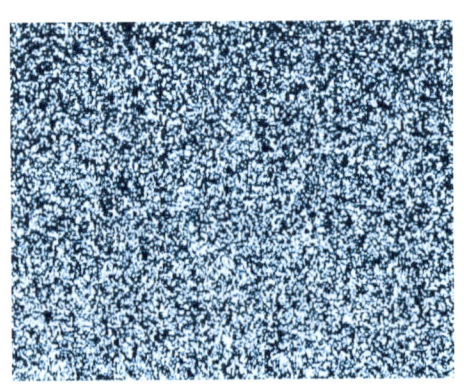

图6-4-1　典型散斑图样

散斑图样的统计特性主要取决于无规表面或媒介的特性,动态散斑图样可以表征散射表面的运动参数信息。激光散斑已被广泛应用于信息处理、地理天文、工业测量以及生命科学等领域。例如，利用散斑的多次曝光存储信息，测量物体表面的粗糙程度、振动、变形等材料特性；在医学领域已被应用于血管血流速度测量，观察淋巴结构以及脑血流特征。

激光散斑衬比成像

激光散斑衬比成像可以同时测量血管管径、血管密度、血液流速和血流灌注量等微循环参数；可以展现皮肤、视网膜、视神经以及肠系膜等组织器官的表层血流特征，以及中风、动脉粥样硬化、脑瘤等病理状况下脑血流的变化特征。

1. 工作原理

激光均匀照射在粗糙物体表面上时，由于存在光程差，到达接收面的后向散射光之间，形成随机分布的干涉图案，即散斑。当散射粒子运动时，干涉图案会随时间变化，由成像系统在一定时间内采集到的散斑图像会由于时间积分效应而模糊，其模糊程度由散斑衬比反映出来。散斑衬比是散斑强度的标准方差与平均强度的比值，也表示为散斑强度波动的调制深度，描述的是散斑图像光强相对于其平均值的变化情况。散斑衬比值在 0～1 之间，当散射粒子静止时，不存在散斑模糊效应，散斑衬比为 1；散斑衬比度接近于 0 时，表明散射粒子在快速运动，造成了散斑图样模糊。因此，散斑衬比包含了散射粒子的运动信息。利用计算机处理分析散斑图像得到散斑衬比，并经数字处理便得到散射粒子的相对运动速度；散斑图像空间和时间变化的统计分析可以得到二维组织血流分布图。分析散斑图像空间统计特性，可获得成像区域组织血流参数信息。在血流速度分布图像的分析中，与一般的白光灰度图相比，激光散斑流速图的血管与背景有很强的对比度，可以方便快速地计算出血管管径的变化。

2. 激光散斑衬比成像系统

如图 6-4-2 所示，典型的激光散斑衬比成像系统主要由激光器、CCD 相机、图像采集卡、计算机处理系统等组成。激光的波长对应的激光照射组织应表现为高散射低吸收特性，通常选择可见光波长的氦-氖激光器（输出激光波长 632.8 nm）和近红外光激光器，激光功率为 1～50 mW，以保证激光散射光不使探测器饱和。激光束可以通过准直透镜直接照射到生物组织，也可以通过光纤和准直透镜组合照射。光纤在一定程度上

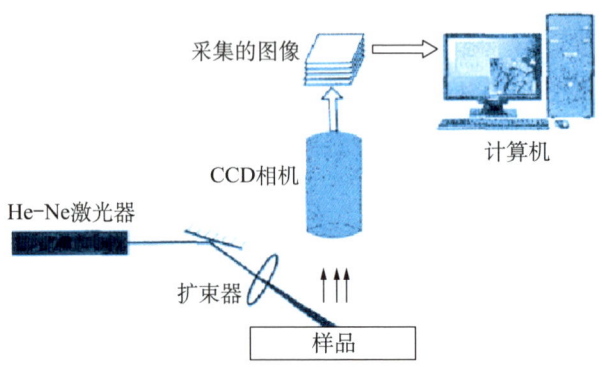

图 6-4-2 激光散斑衬比成像系统

会引起激光传输损耗和色散现象,同时也会带来相干光的多次散射问题,影响成像质量。

CCD 相机具有高分辨的图像采集能力,宽光谱高灵敏的动态范围,直接数字化的信号处理,可以实现快速低噪的信号成像和处理。CCD 相机收集物组织的散斑图像信号,传输到计算机处理,最终获得二维流速(血流)分布图像。为了保证图像的实时采集,必须解决大数据量的数据快速存储问题。另外可以选择的一种探测器是互补金属氧化物半导体相机。

二 诊断病例

1. 评估中医理疗功效

针灸、火罐、艾灸、推拿等中医理疗法需要一种量化评估手段,中医理疗法也需要一种理疗功效评估方法,以帮助普通人控制理疗效果。

临床和实验发现,皮肤微循环和中医经络的气血理疗密切相关,因此,利用激光散斑成像技术,检测人体经络的微循环特性,能够评估理疗效果。不同针刺方法刺激合谷穴对面部微循环的调节作用存在差异,刺络疗法对神经根型颈椎病患者,治疗前后颈椎皮肤血流灌注量存在差异。激光散斑成像技术在艾灸效果评估方面也显示出其应用价值。

利用激光散斑成像技术检测了 10 名健康志愿者的内关穴或外关穴艾灸血流灌注指数,结果显示,在艾灸点所在经络上的穴位血流灌注指数增加,比其他穴位点高 20%。这种生理作用与经络理论中的通经络、行气血极为相似。这意味着通过检测人体经络的微循环特性,可以对理疗效果进行有效的评估。

2. 诊断瘢痕

瘢痕不同于正常皮肤组织,存在病变的可能。病理性瘢痕主要分为增生性瘢痕和瘢痕疙瘩,二者均伴随有大量血管增生,引发病变部位增厚变色,通常采用脉冲激光照射引发血管热凝固作用以抑制其增生。目前临床上往往通过主观判断定性瘢痕,缺乏客观依据,不利于病理性瘢痕的及早发现和制订治疗方案。采用激光散斑血流成像技术定量测量血流,能及早发现病变瘢痕及客观评价瘢痕病理阶段,对及治疗效果具有重要意义。图6-4-3所示是瘢痕病灶形态及其相应激光散斑衬比成像的照片。

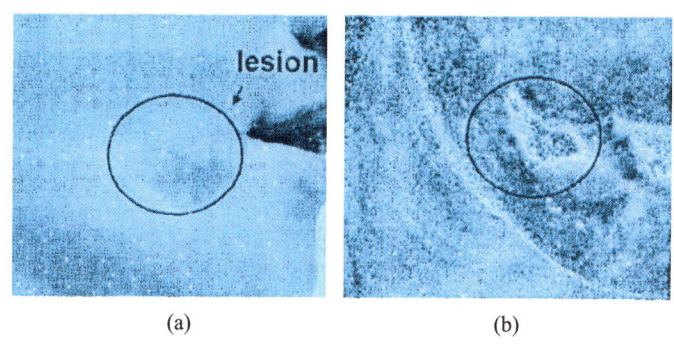

图6-4-3 瘢痕病灶形态及其相应激光散斑衬比成像

患者唇部右侧皮损愈合区域颜色深于正常皮肤,结合其激光散斑衬比的血流图像,可断定此处颜色加重并非仅来源于皮损愈合时的色素沉着,其皮下血流高于正常皮肤组织,说明瘢痕仍处于增生阶段,需持续监测并治疗,以预防该处瘢痕的进一步病变、增厚。

3. 诊断脑栓塞

缺血性中风是脑血管内有血栓形成,也可以是血液的内有栓子,在流动过程中把相应管径的血管阻塞,阻滞了血供,致使脑的局部缺血,造成缺血性脑梗死。当缺血性中风发生时,脑部血梗死的核心区病变不可逆,其周围边缘地带即所谓缺血半暗区及其周围水肿带部分的病变可逆。恢复血管氧供血供,可恢复部分生理功能,减少梗死区域。实时监测脑缺血区域血流的空间和时间变化,可以为溶栓治疗提供合适的治疗方法。利用激光散斑衬比成像系统可以获得脑缺血及再灌注过程中不同区域血管血流和管径的变化图像,获得脑血流的时间和空间信息。正常脑皮层血流表现为连续的非均匀分布的血流灌注,半侧局灶性脑缺血会引起栓塞一侧脑皮层血流灌注量的降低。

4. 诊断鲜红斑痣

治疗鲜红斑痣时,通常通过目测病灶的颜色和厚度将其分为粉红型、紫红型和增厚型,针对不同类型的病灶采取不同的治疗方法。由于鲜红斑痣的个体差异大,且病灶处扩张血管的直径和深度都不同,根据目测和经验主观判断,缺乏客观有效的依据,会导致治愈率低,复发率高。利用激光散斑血流成像系统对鲜红斑痣进行治疗前、治疗中、治疗后的血流成像,制订因个体、深度、部位、年龄而异的治疗方案,根据手术后反应及时调整治疗方案,都能够提高疗效。图6-4-4是鲜红斑痣病灶及其利用激光散斑血流成像系统获得的血流像,患者病灶处血流高于周围正常皮肤。鲜红斑痣多发病于真皮浅层毛细血管网的后微静脉,由于红细胞数量增多引发布朗运动增强(此处血流本身定向流速很低),所以病灶处血流应高于正常组织。

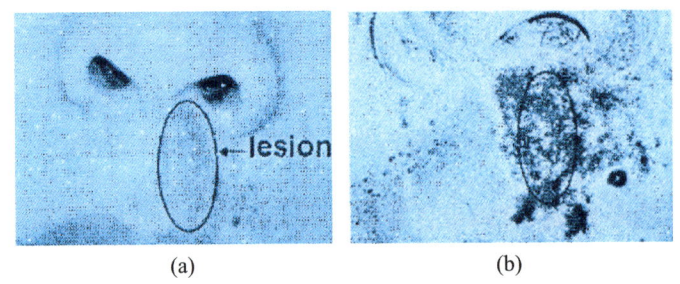

图6-4-4 鲜红斑痣病灶及其相应的血流像

6-5 激光动力学诊断

一 诊断原理

某些对机体无毒的荧光物质(如光敏剂)对病变组织有特异的亲和性,服用或者注射入体内后,在肿瘤组织中选择性积集。以特定波长(参照荧光剂药物的吸收峰值波长)激光照射机体,肿瘤组织会发出药物的荧光,而正常组织则没有,可指示出肿瘤组织的位置。利用激光荧光光谱技术则可以了解肿瘤组织的性质,诊断出肿瘤所属类型、大小等。因为用于光动力学诊断的激光波长受到两方面的制约,诊断正确率为 60%～70%。制约因素之一是自体荧光干扰。一般地说,为了使激发光波长落入光敏剂的吸收主峰以提高激发效率,用于光动力学诊断激光,容易激发正常组织而产生自体荧光。所以光动力学诊断中作为信号的药物荧光总是建立在非常复杂的自体荧光的背景噪声之上,因此诊断灵敏度大大受限。另外一个因素是激发效率低。由于光动力学诊断所选用的激发光波长往往是穿透生物组织能力很差,基本上只能实现在光照射面上对光敏剂的激发。

利用激光诱发光敏剂在病变组织产生的单态氧,再利用生物光子学成像技术来检测单态氧的产率和空间分布,达到诊断的目的。某些药物在吸收激光能量发出荧光的同时,还可以与周围的氧分子发生能量交换,产生大量的单态氧分子($^1O_2$)。单个单态氧分子($^1O_2$),分子退激发时产生的是红外辐射,两个单态氧分子($^1O_2$)复合体退激发时则发出红光(波长 634 nm 和 730 nm),而且此发光效率很低,强度很弱,离直接作成像诊断还有一定的差距。如果用一种高效率的荧光剂将单线态氧的能量置换出来,将化学能转变为光能,将产生较强的化学荧光,再利用超高灵敏度的探测器来检测此发光的二维分布,可实现肿瘤的早期定位诊断。这种方法使用的激发光波长是红光,而探测的信号则是荧光剂与单态氧分子反应产生的生物化学发光,其光谱峰值波长在可见光,避免了激发生物组织产生自体荧光。红光对生物组织的穿透能力相对较强,能实现相对较深的体激发,可以提高诊断效率。这种激光动力学诊断又称辅助光动力学诊断。

二 诊断病例

1. 诊断早期膀胱癌

膀胱癌患者的生存率与发现时肿瘤分级、分期密切相关,而且膀胱癌具有多中心性和切除后易复发的特点,第一次手术后复发率可达到 75%。所以,提高膀胱癌早期诊断率以及早期诊断复发的微小癌灶,对于膀胱癌的预后意义重大。

采用光动力学诊断技术可以诊断早期膀胱癌。先排空膀胱,将光敏剂溶液通过导尿管灌注入膀胱,让患者不断变换体位,使光敏剂均匀作用于膀胱壁。当膀胱壁无皱折时,变换白光及荧光近距离垂直位观察膀胱壁。一般 2 h 后,可以进行荧光膀胱镜检查术,对荧光下发现的红色区域(荧光阳性)进行活检,对白光下肉眼观察有异常但变换荧光后未显红色的区域(荧光阴性)进行活检。对于有膀胱激惹征的患者,可以在光敏剂灌注液里加 2% 的利多卡因,降低膀胱的敏感性。

以 5-氨基乙酰丙酸(5-ALA)为光敏剂,采用激光动力学诊断技术诊断 25 例疑似膀胱癌患者,不典型增生的诊断率达 78.9%(15/19),原位癌诊断率为 81.8%(9/11),47 个乳头状病灶诊断敏感度为 100%。正常膀胱黏膜发出荧光误诊为病变的假阳性率为 17.9%(5/28),结果令人满意。

2. 诊断肺癌

激光光动力学诊断 10 位疑为肺癌或经纤维支气管镜活检、病理诊断为慢性炎症而肉眼观察又考虑为癌变患者。使用的光敏剂是叶绿素衍生物(CPD),诊断用氢离子激光,波长为 489 nm 及 514.5 nm,激光功率为 100 mW。在荧光部位活检,送病理切片,结果显示符合率 100%。

3. 诊断食管癌和胃癌

胃癌在我国各种恶性肿瘤中居首位,胃癌发病有明显的地域性差别,我国的西北与东部沿海地区胃癌发病率比南方地区明显高。多发年龄在 50 岁以上。早期胃癌多数病人无明显症状,少数人有恶心、呕吐或是类似溃疡病的上消化道症状。食管癌是常见的消化道肿瘤,我国是世界上食管癌高发地区之一。早期症状常不明显,但在吞咽粗硬食物时可能有不同程度的不适感。利用激光光动力学诊断技术可以诊断食管癌和胃癌,诊断效率比较高。

激光光动力学诊断 35 位食管癌和胃癌患者。以血卟啉衍生物为光敏剂(5 mg/kg),静注或静滴,注药后 48 h 进行氩离子激光照射。激光通过石英光导纤维从胃镜的活检钳孔导入食管或胃内病变部位。诊断结构显示有效率达 90%,无其他全身性副作用。

6-6 激光人体红外热成像诊断技术

凡是温度高于绝对零度(-273℃)的物体都产生红外辐射。人体是天然生物红外发射体,其红外辐射波段为 3~50 μm,波长 8~14 μm 大约占人体全部辐射能量的 46%，辐射峰值在 9.5 μm 左右。红外热成像就是利用探测器收集人体发射的红外辐射，转换后的电信号经系统处理生成图像。获取的人体热红外辐射图像，通过定标并与正常生理状态下的图像比较，便可获得有关病理信息。

红外热成像技术有被动式与主动式两种。利用探测器直接接收人体热红外辐射并形成图像，称为被动式；利用外来辐射源的光辐射照射人体，激发人体产生红外热辐射，由探测器接收该辐射并形成图像，称为主动式。红外热成像技术属于内源信号光学成像技术，但它与前面介绍的内源信号光学成像技术不同。前者用于成像的光信号是被内源信号调制的探测光，后者则是人体组织直接发射的光信号。

一 成像系统

图 6-6-1 所示是主动式医用红外热成像系统组成，被动式成像系统中没有激励热源，其余的基本相同。成像系统主要由激励热源、检测设备、数据处理和结果分析等部分组成。

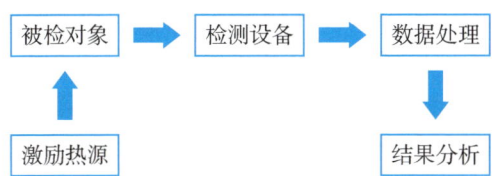

图 6-6-1　医用红外热图像系统组成方框图

1. 激励热源

采用激光器做激励热源。皮肤吸收激光能量后被加热，温度升高。疾病区域的温度比其他区域更高，辐射功率明显高于正常区域；患病区域的红外辐射频率更高，即靠近进红外区甚至可见光区，红外热图像更明亮、清晰。

2. 检测设备

检测设备包括红外光学系统、非制冷红外焦平面阵列、TEC 温控电路等。

（1）红外光学系统　主要有 3 种结构：反射式、透射式和混合式，要求尽可能小的尺寸（由整机尺寸决定）；视场较大；聚光能力要强，大的相对孔径,并且中心无遮拦;成像质量高;对杂光有很强的抑制能力。

(2) 非制冷红外焦平面阵列 的探测器件,能够将红外辐射转变为电信号,由读出电路和测辐射热计阵列组成的。读出电路主要负责给测辐射热计阵列提供驱动控制和电压偏置,并顺次输出电信号。测辐射热计阵列其实是二维热探测像素阵列,每个像素都有敏感区,并且连接到衬底上。当敏感区吸收照在探测器像素上的红外辐射时,敏感区的温度就会升高,敏感区的热量也会流向周围环境。读出电路位于红外探测器阵列的下面,通过微桥与每个探测器相连。根据转化机理的不同,高性能非制冷红外焦平面阵列主要有两类:铁电-热电辐射计阵列和测辐射热计阵列。

(3) TEC温控电路 控制非制冷焦平面阵列的温度,使其工作在恒定的温度下,保证正常工作。TEC是P-N结器件,采用赛贝克效应来加热或制冷。在TEC两端加直流电压,一端就会发热,而另一端会制冷。需要稳定某物体的温度,把它放在在冷端,散热部分放在热端。

3. 数据处理系统

其主要功能是完成图像信号采集、视频合成、数据通信等,由A/D、D/A、FPGA、DSP、FLASH、SRAM、通信接口和电源组成。A/D器件读出电路输出的模拟信号,转换成数字信号;DSP和FPGA芯片分别处理输入的数字信号;视频合成芯片将处理后的信号转换成标准视频格式;D/A将数字视频信号转化成模拟视频信号,然后输出到显示装置;电源系统提供稳压电压,以保证各芯片的正常工作。

4. 结果分析系统

人体诊断结果以红外热图的形式显示出来。临床应用基于红外热成像技术的专门仪器,即红外热像仪。热像仪的温度分辨率、空间分辨率、帧幅速度、视场角、景深以及显示系统,随不同的疾病有所不同。一般来说,温度分辨率不仅和探测器的等效噪声温度、前置放大器的噪声指标有关,而且还和显示系统有关。空间分辨率极限由探测器光敏面尺寸等决定,同时还受帧幅时间的限制,当然,实时显示必然要牺牲空间分辨率指标。医用红外热像仪可达到以下技术指标:温度分辨率小于$0.1℃$;空间分辨率大于每厘米5线对为$1.0\sim3.0\,\mathrm{mrad}$;帧幅速度不超过$1\,\mathrm{s}$;可变调焦距离为$0.3\sim3\,\mathrm{m}$,视场角$15°\sim20°$,景深$1\sim1.5\,\mathrm{m}$。显示系统用黑白或彩色显示器,能够实时观察,记录成本低。

诊断原理

正常人体的温度分布具有一定的稳定性和对称性。由于解剖结构、组织代谢、血液循环及神经状态的不同，机体各部位温度不同，可形成不同的热场。人体表面温度由皮肤下的血液循环、新陈代谢、皮肤及其环境之间的热交换来决定的。人体生理状态发生变化，将诱发皮肤表面的热流变化，影响人体表面温度。人体某部分存在疾患或功能改变时，该处血液流动和细胞代谢会发生变化，人体全身或者局部的热平衡受到破坏或影响。在临床上表现为组织温度的升高或降低变化。如果人体全身或局部温度偏离正常状态，则可能存在疾病或损伤。因此，温度是最常用观察与衡量人体机能正常与否的指标之一。组织温度变化，红外辐射强度也发生变化。于是，接收人体不同部位红外辐射，利用红外探测器和信号处理系统，将红外辐射信号转换为电信号，该信号的大小可以反映红外辐射的强弱。电信号经过电子学处理，将形成被探测组织的红外热图像，应用专用的医学红外热图处理软件分析处理，用显示器显示。红外热成像技术具有独特优势，能成功检测未出现结构形态异常的病变，能判组织的功能状态和代谢水平，更加及时、敏感地判别机体的病理状态。而且整个诊断过程无创伤、无辐射、方便快捷、费用低，易被患者接受。除诊断鉴别疾病外，红外线成像技术在疾病疗法评价、医学研究方面均有应用价值。

皮肤是人体的主要散热器官。皮肤温度是皮下组织流向皮肤表面的热量，和由皮肤向周围环境箱射的热量之间动态平衡的结果。当人体皮肤表面温度出现变化时，红外热成像的图像将显示不同的颜色，由低温至高温对应的颜色分别为黑色、深蓝色、浅蓝色、浅绿色、绿色、黄色、浅红色、红色、深红色、白色。健康人群的体温正常且稳定，而且空间分布具有对称性，当人体部分组织器官出现功能改变或病变时，此区域的细胞新陈代谢情况和血液循环情况均会改变，打破热平衡，使人体体表温度发生变化，空间分布也失去对称性。因此，根据图像的颜色和分布对称性可诊断疾病。

当然，皮肤温度除受到深部组织器官的影响外，也受到局部皮肤的血流供应、新陈代谢和神经调节作用的影响，也受皮肤湿度、辐射发射率和周围空气的热力学参数等影响。皮肤湿度不同，皮肤表面的汗液蒸发量不同,直接影响皮肤表面温度;环境温度的过高和过低,会导致红外热图像清晰度下降,质量降低,图片出现絮状边缘。环境温度与人体温度相差过大,则环境与人体表面会发生热传递,影响测量结果。空气流动速度的变化对测量结果也有影响。空气流动一方面会使体表温度降低,另外一方面是会使红外热图像上热区边缘变得模糊。成像测量环境的光亮对测量也有影响,要尽量在暗环境下测量,以提高准确度和可比性。红外热成像测试的适宜环境条件是:温度为 27℃±0.5℃,湿度为 30%±3%,风速为 0.001~0.01 m/s。

三 应用例举

1. 早期疾病探查

利用红外热成像技术能及时发现人体组织异常或者异常苗头,将疾病消灭于早期。亚健康是一种临界状态,虽然没有明确的疾病症状,但却存在机体功能的下降,准确、便捷地判别亚健康状态并及时纠正,对预防疾病发生具有重要意义。利用红外热像技术分别对出现颈部不适及胸痹症状的亚健康人群进行研究,发现其颈部不适部位与热图异常区域符合,亚健康态胸痹组的症状表现程度亦与红外热图异常。

2. 疾病诊断

热成像能提供病变部位的温度及其分布,而红外热成像技术探测温度变化灵敏度高,可以检测和记录到温度 0.05℃ 的变化,并显示异常高温的部位,推断组织血液循环、代谢状态,判断病变性质、程度及累及的范围。

(1)肿瘤的早期诊断　良性肿瘤由分化较成熟的细胞组成,生长缓慢,呈扩大性发展,与周围皮肤温差较小,通常在 1℃ 以内;而恶性肿瘤由不成熟细胞构成,血管丰富,生长迅速,温度一般高于正常细胞 2~3℃,在红外热成像图上可显示出清晰病灶部位。医用红外热像技术在多种恶性肿瘤的诊断中得到了较广泛的应用。乳腺癌红外热像显示效果最好,诊断检出率达 92%,并认为是乳腺癌普查的有效方法。此外,还用于肺癌、肾上腺肿瘤、甲状腺癌、淋巴瘤、鼻咽癌等的辅助诊断。

(2)血管疾病诊断　冠心病是冠状动脉粥样硬化导致血管管腔狭窄、阻塞,和(或)因冠状动脉功能性改变(痉挛)导致心肌缺血、缺氧或坏死而引起的心脏疾病。早期诊断受到多种因素影响,存在一定的局限性。医用红外热成像技术将机体细胞代谢所产生的热辐射,以可视化、数字化的形式呈现,具有简单、安全、高效、敏感的特点;可较为敏感地发现早期冠心病的异常热图表现,用于早期冠心病心肌缺血的辅助诊断和疗效评估。

此外,红外热成像技术还用于其他疾病诊断,如炎症、疼痛、血液循环障碍、神经病以及烧伤程度等,也为头痛的分型诊断提供了一种快速、简便、实用、无创与将温度定量的新检查方法。在颈腰椎病的诊断上,红外热成像的像图可客观地显示出病变及疼痛部位、区域范围,以补充和完善CT、MRT 的局限性。在急慢性颈肩痛、腰痛、腿痛等疾病的辅助治疗中发挥重要作用,且整个检查过程无创伤、无辐射、方便快捷、费用低,易被患者接受。与结构影像学相比,红外热成像技术能更清楚显示疼痛累及的软组织范围,让医师动态、直观地观察受检者主诉疼痛部位的变化,利于疼痛疾病的早期筛查、诊断及病变部位转归

3. 健康评估

当人体发生病理改变或某种生理状态发生变化时,局部温度的变化往往早于主观症状,红外热像技术成为了健康评估领域的一项新技术。

4. 追踪观察病情

红外热成像技术被动摄取人体红外热辐射,对机体无任何损伤;图像由计算机保存,可以反复调读;能对病情行局部和全身的动态监视,及时发现新的变化,修正诊断及治疗方案。图 6-6-2 显示了鼻咽癌患者放疗前后的红外热成像图。

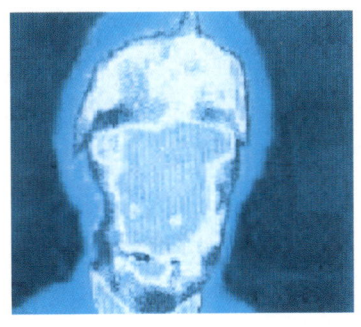
(a) 放疗前的鼻咽癌患者

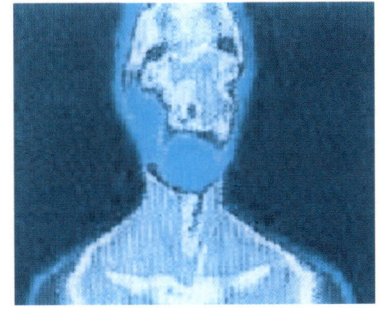
(b) 放疗后的鼻咽癌患者

图 6-6-2　鼻咽癌患者放疗前后的红外热成像图

第七章
激光安全防护

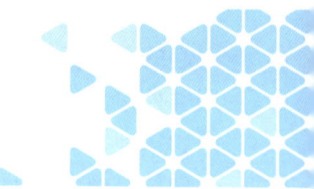

由于激光具有很高的能量密度,会对人体产生危害性。激光医疗过程中,应做好激光安全预防工作,避免激光损害。

7-1 激光损伤

激光对人体健康的损伤可分为急性损伤和慢性损伤两种,前者是由直射激光束或者镜面反射的激光束作用到人体器官时产生的损伤,后者主要由漫反射激光长期作用于人体产生的损伤,也称慢性损伤。

一 急性损伤

激光束直接照射到人体上,或者照射到光滑物体表面反射后作用到人体引起的损伤。激光医疗时,激光束有可能照射到人体的非治疗部位上。照射在皮肤上的激光束会有部分被皮肤表面反射,这部分反射光也属镜面反射光,其反射率只跟空气和皮肤的角质层的折射率相关。这类损伤症状是立刻显现的,属于激光急性损伤。

(一) 眼睛损伤

光滑表面有比较高的光学反射率,比如,光滑的银表面就高达92%,见表7-1-1。如果激光功率为1W,银表面反射的激光束功率便超过0.9W,足以伤害人眼睛。医务人员调试激光医疗器械,或者调整激光光路,应小心防止从手术器械金属表面反射的激光束射进自己或他人的眼睛。

表 7-1-1　一些常见材料的光学反射率

材料	玻璃镜面	磨光银面	磨光铬面	磨光铝面	磨光铜面	磨光镍面	磨光钢面	石膏、石灰	白纸	白天花板	初降雪
反射率/%	85	92	65	66	65	55	50	85	80~60	70	85

眼睛是对光束最敏感的器官，也是最易受光损伤的器官。激光入射到眼睛的角膜，经角膜和晶状体聚焦，落到视网膜上，单位面积上的激光能量将比在角膜入射量提高近 10^5 倍。眼睛组织有丰富的血管和色素，很容易损伤。医疗中使用的激光脉冲宽度一般十分窄，为微秒、纳秒数量级，而眼睛的瞬目反应时间为 150~250 ms。所以，即使用是低强度激光束，也会引起视网膜出现严重损伤，导致视力下降，甚至丧失视觉功能。

1. 损伤症状

事故发生时多数受伤者感到眼前突发闪光，继而出现一个不同颜色、不同大小的光斑或暗影，个别患者感觉到眼睛有冲击感。视力出现不同程度的下降，受损重者短时间内完全不能分辨物体，有的在受伤后出现目眩、闪光盲和视网膜损伤。

目眩俗称眼花，眼睛视觉对比度敏感性下降，持续时间大约数秒到数十秒。这是视网膜受激光束作用的热化学或者光化学反应，使视觉功能产生的暂时失常，对眼睛不产生永久性损伤。

闪光盲是眼睛被强光照射后产生的临时性视觉模糊。视网膜组织中的光色素吸收可见光并转换为视觉信号，当入射的光辐射强度比较强时，光色素受到损伤，产生脱色效应，暂时丧失感受光辐射的能力，便导致闪光盲。一般经过数分钟至数十分钟，光色素再生后视力便获得恢复。

激光视网膜损伤绝大多数出现于激光束照射瞬间，基本上在 15~30 min 内便显现出受损伤症状。最早出现的症状是不甚清晰的淡灰白色水肿区，24~48 h 后有色素环围绕。水肿区是色素上皮变薄所致，病灶上常可见蒸汽区。激光强度高时病灶可破裂，或因血管破裂而并发玻璃体出血，病灶轮廓分明，与周围未受伤组织分界明显。病灶部位脉络膜有密集的、呈局灶性的淋巴细胞聚集和不规则的色素上皮凝集，杆体细胞和圆锥细胞变平和集结，外核层出现不规则的分离。有时，一些轻微损伤在照射一小时后出现这种症状，极轻微损伤可能当时没有明显反应，在照射一天以后视网膜出现浅灰色伤斑。

强激光束可导致视网膜和眼睛玻璃体出血。如果激光束落入黄斑部位,感光细胞遭受烧伤和出血,便可能导致永久性失明。在强激光束作用下,视网膜迅速气化,急剧膨胀,甚至引起眼球爆炸,将使整个眼睛破坏。损伤分为4级:

Ⅰ级:出现小于光束直径的盘状淡灰色斑,分界不太明显,中心呈灰白色水肿,中央和周围有时微有色素;

Ⅱ级:出现与光束直径相仿的圆盘状损伤,症状比较明显,中央和周围均有色素聚集或中央部色素明显减少,有时可见小出血点,在其外围为色素密集区,最外围常有一模糊的灰白色晕,有时仅有轻度充血性轮晕,仔细观察可见到中央色素区内视网膜下有小气泡;

Ⅲ级:灰色盘形斑较大,外围轮晕亦更清晰,色素明显堆集,常可见小气泡逸于玻璃体中或视网膜,有明显的小出血斑;

Ⅳ级:视网膜大量出血,呈柱状或不规则形,大量血液进入玻璃体内,屈光间质浑浊,无法看清眼底。

眼底改变主要表现为受激光照射的部位视网膜出现水肿、灰白斑或出血等症状,按损伤轻重将其分为4级:

Ⅰ级:出现凝固斑,大小不等,损伤直径 1/5~2/3 PD;

图 7-1-1 眼睛黄斑Ⅱ级激光损伤

Ⅱ级:出现小出血斑,范围小于或等于1PD,外周有水肿环,如图 7-1-1 所示;

Ⅲ级:出血量增多,呈片状或团块状,损伤直径 2~3 PD,有少量血液进入玻璃体内;

Ⅳ级:视网膜大量出血,呈柱状或不规则形,大量血液进入玻璃体,屈光间质浑浊,无法看清眼底。

通常激光损伤的眼睛以Ⅰ、Ⅱ级的居多。

Ⅰ级损伤一般在 1~7 天内症状消失,Ⅱ和Ⅲ级损伤恢复期可延续 1~8 个月以上,Ⅲ、Ⅳ级损伤往往不能完全恢复,最后在视网膜上形成永久性瘢痕。瘢痕形成与受激光损伤程度有关,损伤愈严重,瘢痕形成也愈早,比如Ⅲ级损伤在受激光照射后3周左右就能见到瘢痕组织增生,Ⅳ级损伤时瘢组织出现于激光照射后的2周左右。

光镜下可见不同损伤程度的视网膜,如图7-1-2所示。损伤较轻的视网膜轻微隆起,内、外核层结构紊乱,细胞轻度肿胀;损伤较重的视网膜明显隆起,内、外核层结构严重紊乱,可见核固缩或者崩解,内网状层肿胀明显;损伤严重的视网膜全层断裂,细胞大部分消失,偶见残存的固缩核后者核碎片,有大量蛋白渗出,但玻璃体膜依然完整。

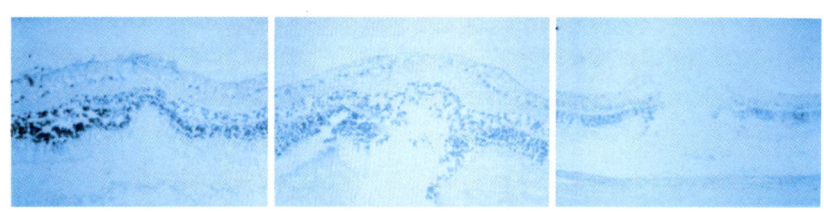

图7-1-2 视网膜受激光损伤的病理学变化

除了上述情况外,有时还伴随机械性损伤症状,比如视网膜撕裂、穿孔、出血等。Q开关强脉冲激光束不仅会把视网膜和脉络膜全部击穿,有时还伤及巩膜。

2. 影响激光致损伤因素

激光致伤后,视功能损害程度与致伤部位有关。未伤及黄斑区,视力下降不明显,伤及黄斑区时视力显著下降。视功能的损伤程度还与激光波长、激光能量、激光脉冲重复率、激光入射角度、激光光斑直径及眼睛瞳孔大小等有密切关系。

(1)激光波长 人眼睛各部分对不同波长光辐射的吸收率和敏感度不同,见表7-1-2。屈光间质对波长为400~900 nm的光透过率较大,而视网膜对波长500~550 nm吸收率可达80%左右,比波长短于400 nm和长于900 nm的光学吸收系数大几倍。因此,视网膜对波长500~550 nm的激光最为敏感,这个光波段的激光对人眼睛视网膜的危险性最大。不同波长激光的损伤部位及损伤程度不一样。一般说来,紫外与远红外波段主要损伤角膜,可见光与近红外波段主要损伤视网膜,而在紫外光与可见光、近红外与远红外波段之间有过渡谱段,既对眼睛的屈光介质,如角膜、晶状体有明显作用,又可波及视网膜,见表7-1-3。

表 7-1-2　眼底对几种波长激光的光学吸收系数

激光器	波长/nm	吸收率/%	介质透过率/%	有效吸收率/%
钕激光	1 064	12	42	5.04
红宝石	694.4	56	96	53.7
氩离子	488～514	70	80	56
倍频 Nd:YAG	532	74	88	65

表 7-1-3　不同波长激光眼损伤部位

波长分区	波长范围/nm	主要损伤部位
紫外激光	180～400	角膜、晶状体
可见激光	400～700	视网膜、脉络膜
近红外激光	700～1 400	视网膜、脉络膜、晶状体
中、远红外激光	1 400～10 000	角膜

远红外波段的激光主要是引起角膜炎和结膜炎,受伤者感到眼睛痛,有异物样刺激的感觉,还出现怕光、流眼泪、眼球充血、视力下降等症状。

对于近红外和可见光波段的激光,屈光介质的吸收率较低,透射率较高,几乎不被角膜和水晶体吸收而到达眼底。由于角膜和水晶体的聚光透镜作用,到达视网膜每单位面积上的能量高达角膜上的 10^4 倍以上,使得感光细胞发生凝固变性坏死而失去感光的作用,产生不可逆的损伤,甚至造成永久失明。特别是输出近红外辐射的脉冲 Nd:YAG 激光,几乎无法躲避,危险性很大。

紫外波段的激光几乎全部被晶状体吸收,其中又以角膜吸收为主,将导致晶状体及角膜混浊。小剂量紫外激光引起角膜上皮轻微损伤,但可以完全复原。角膜轻度烧伤会形成灰白色浑浊点,中度烧伤形成穿过整个角膜厚度的白色伤痕,严重烧伤会使角膜产生溃疡性伤痕或者穿孔。

(2) 激光能量剂量　当可见光或近红外激光功率密度很低时一般不引起眼睛急性损伤。因为功率密度低,视网膜组织虽接受光子能量后逐渐发热,但热量一方面通过分子转动把传给周围组织,再传到眼睛外面;另一方面可以将热能传给密布于网膜底层脉络膜里的微血管,随着微血管中血液循环再散发到眼睛外。因此,视网膜至整个眼睛的温度无明显升高,或只有略微温度变化,仍在完全无损伤范围内。

当可见光或近红外连续激光功率密度增加到一定程度时,视网膜上的热量积累速度大于散热速度,或功率密度虽然不是很高,但视网膜吸收时间长,视网膜接受光子流部位的温度也会升高。照射时间越长,视网膜的温度升得越高,如果超过正常眼温10℃以上,便会引起视网膜损害。

（3）激光脉冲宽度　脉冲宽度愈短,激光的热能在视网膜上积聚愈多。脉冲宽度小于 10^{-7} s 的激光不仅有热伤害作用,其机械伤害因素也不可忽视。

（4）眼睛的"内因"　这里的"内因"是指眼睛本身的性能参数,比如眼睛的瞳孔直径、角膜对激光的吸收系数和光散射特性、眼前房水、晶状体、玻璃体特性、视网膜上散射环最小尺寸等。激光照射离开眼睛足够远处的反射面,以此为光源,在视网膜上产生的照度 E 由下面式估计:

$$E = \pi B \tau / 4 (D/f)^2, \quad (7-1-1)$$

式中,B 是激光器亮度,τ 是眼睛光学介质的透射率,D 是眼睛瞳孔直径,f 是眼睛的折合后焦距(通常取 17.1 mm)。损伤程度与眼睛的瞳孔大小平方有直接关系,缩小瞳孔可以减少进入眼底的激光能量,瞳孔打开得越大进入眼内的激光能量也越大,眼底受到的损伤程度也越重,越是不可逆转。眼睛在适应暗的环境时,瞳孔直径为 7~8 mm,在可见的强光下可以缩小到 1.5 mm,通常在白天瞳孔直径为 2~3 mm,最大瞳孔与最小瞳孔之间的透光面积相差 20 倍以上。在光线较暗的室内,眼睛的瞳孔处于最大状态,此时即使进入眼睛的激光能量总值不是很大,也容易伤害视网膜。所以,在光线较暗的室内调试激光器要特别小心谨慎。

入射瞳孔的激光不全到达视网膜,它在空气与角膜界面上反射掉一部分,角膜、眼前房水、晶状体、玻璃体等也会吸收和散射掉一部分。

其次,眼底色素含量多少与激光伤害程度也有关系,色素组织极容易吸收激光能量,因此色素含量直接影响到激光对视网膜的损伤程度,色素含量越多,对激光的吸收程度越强,遭受损伤的程度也越大。肤色深浅与眼底色素正相关,皮肤黑色素重者眼底所含的色素数量也多,皮肤色白者其眼底含色素数量相对较少。

第三,视网膜吸收率高的眼睛容易受激光损伤,损伤阈值相对较低。视网膜的感受器在总激光能量吸收中占的比例很小,主要是色素上皮细胞的吸收。色素上皮细胞中色素粒子的浓度,亦即视网膜的吸收率,不仅不同的眼睛不同,就是同一只眼睛的视网膜在不同的部位其吸收率也不同。黄斑部对激光最敏感,这可能和它的色素上皮密度较大及其中色素颗粒最丰富有关,其激光损伤阈值明显比其他部分低。比如氦-氖激光在黄斑部造成 I 级损伤的最低功率大约为 12 mW,而黄斑与视盘间区对激光最不敏感,造成 I 级损伤则需激光功率 15.8 mW。视网膜神经纤维层越厚,对激光反应越不敏感。

角膜的厚度大约 0.5 mm,表面细胞再生能力强,稍受损伤也很容易恢复。相反,角膜背面,其细胞几乎无再生能力,如果伤害达到该处,便成永久性损伤,使角膜混浊。视网膜黄斑的中央部分分辨率高,色感也好,如果受到损伤,视力很容易下降到 0.1 以下,激光眼损伤大多数发生在这里。视网膜组织没有再生能力,一旦受到损伤便成为永久性功能下降。在视网膜和巩膜之间,有黑色血管丰富的脉络膜,进入眼底的激光大部分在该处被吸收。

(5) 激光入射角　黄斑区中央凹陷或者盲斑区是眼睛视觉功能最灵敏,也是受损伤后果最严重的区域,如果激光损伤病灶在这里,便会导致视敏度急剧下降,严重时会导致完全失明。这表明激光对眼睛造成视觉功能下降或者丧失,与激光给视网膜造成的损伤区位置有密切关系,即与激光入射眼睛的角度有关系。黄斑被激光损伤裂孔如图 7-1-3 所示。

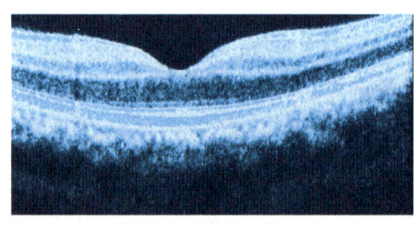 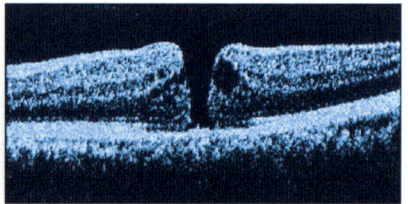

(a) 正常的黄斑区　　　　　(b) 裂孔的黄斑区

7-1-3　正常的黄斑区裂孔的黄斑区

眼球自身为聚光透镜系统,激光束如果与视轴线平行,比如眼睛直接注视激光束,激光将在眼底黄斑区中央凹处聚焦成很小的光斑,其能量密度比在角膜处高 3~4 倍;稍偏离视轴角度入射时,聚焦的激光光斑不会落于黄斑区,而是落在其外围的视网膜上,给视力造成的损害就会轻一些。例如,在5°角度内相应的视力损伤和分布,在视网膜的损伤病灶主观上察觉不出,没有导致视力变坏;当损伤病灶是在中央凹陷周围,其直径为0.2~0.4 mm的范围时,视敏度从1.0降到0.1。激光入射角不与视轴同轴,偏离的角度越大,损伤越轻,而且虹膜还可挡住偏离的激光而不会进入到眼底。

(6) 激光模式 基横模激光能量空间分布与多横模激光不同。单横模的激光能量空间分布集中,对组织的局部作用常表现为锥状的深度灼伤点,对眼睛造成的损伤更为严重。基横模与高阶横模在眼底成像面积也不一样,比如,高次横模 TEM_{100} 和基横模 TEM_{00} 在视网膜的成像光斑半径比例是4.5∶1,面积相差大约20倍。损伤面积较小时,升温部位可通过周围正常眼组织的热传导降低温度,从而减轻损伤程度;损伤面积较大者,靠近损伤斑中心的眼组织通过热传导降低温度的效果便差一些,损伤严重一些。

3. 视觉损伤的治疗防护

激光致伤后应积极、及时地采取综合措施,帮助恢复视功能。将受伤者撤离开激光照射环境,并及时对症处理,以及营养支持治疗,比如加强全身营养,补充富含多种维生素的食物,增强机体抵抗力,有利于调节眼内的正常代谢,促进眼睛组织修复,尽早恢复视力功能状态。

11例激光意外性眼底灼伤长期跟踪观察发现,激光损伤后的及时处理,对伤者视力及眼底改变极其重要。在11例病例中除1例因未得到及时治疗而影响视功能恢复外,其余均有显著的、不同程度的视力提高,治疗后5个月及最长18年后随访,全部病例视力获得恢复,甚至还获得了改善,也没有视网膜脱离等并发症发生。

(1) 药物治疗防护

① 激素类。糖皮质激素类的治疗是直接扩张血管、改变肾上腺素受体敏感性、抑制前列腺素对血管作用和/或阻止内皮脂质过氧化作用,阻止脂质过氧化,减少自由基的形成,保护膜结构,保护膜的稳定性功能;阻止视网膜下新生血管的形成,加快血-视网膜屏障的形成,减轻荧光渗漏和视网膜水肿,提高光感细胞存活率,加快外界膜的形成和脉络膜血管的开放,增加血流,减少视网膜组织的局部缺血,保存RPE细胞,减轻损伤。大剂量皮质激素类药物(甲泼尼龙,30 mg/kg)对激光视网膜损伤有一定治疗防护作用。考虑到甲泼尼龙价格较高,在经济不发达地区和基层医

院的应用受到一定限制,亦可采用糖皮质激素类的其他药物,如地塞米松也能达到类似的作用。虽然大剂量皮质激素类药物对激光视网膜损伤有一定治疗防护作用,但副作用较大。

② 神经保护剂。MK-801是谷氨酸受体阻滞剂,在激光视网膜损伤中有保护神经的辅助作用。

对大白鼠持续性光照实验前2天,将MK-801注射入玻璃体腔中。7天持续光照后,对照组表现为光感受细胞外段缩短和外核层的变薄,而用药组的光感受细胞却显示了良好的保护作用。另有实验者在光凝后立即予以腹腔内注射MK-801(2 mg/kg),结果表明MK-801治疗组大鼠眼睛的光感受器细胞减少,与对照组有明显差异。不过,MK-801由于副作用大,目前还只限于动物实验阶段。

③ 抗氧化剂。二甲基硫脲(DMTU)性质与谷胱甘肽(glutathione)相似,可以淬灭羟基、过氧化氢等自由基,降低MDA含量,对于视网膜细胞有一定的保护作用。服用维生素E和胡萝卜素也能有效阻止视网膜脂质氧化酶的增加,缓解光照致视网膜结构的损伤,但其效果与这些药物的剂量和剂型有关。

利用抗坏血酸对大鼠实验模型研究后发现,光照前注射抗坏血酸的鼠,光照实验后视紫红质及光感受细胞减少的数量明显低于对照组,而且在光照前给动物服用抗坏血酸能够有效地保护杆体细胞内的廿二碳六烯,证明在视网膜光损伤中,抗坏血酸具有重要作用。

④ 中医药。一些中药含天然抗氧化剂,如明目五子(枸杞子、菟丝子、五味子、茺蔚子、楮实子)可降低光损伤时视网膜游离氨基酸含量的异常升高,可降低视网膜中NO的含量,从而减轻视网膜损伤。研究证实,一种称为光复汤的中药对视网膜激光损伤后的视力、视野平均光敏感度及ERG等的改善有显著促进作用。光复汤主要由生蒲黄、生地、丹参、葛根、旱莲草等7味中药组成。

睛明二号也具有良好的促进视网膜色素上皮细胞及视细胞的修复作用,主要药物组成是五爪龙、党参、白术、大黄、丹参等。中药毓明方也有改善治疗区相对三维视野视点的平均视阈值,对治疗性视网膜损伤具有防治作用,其主要成分包括羚羊角、当归、白芍、川芎、防风、黄连、草决明等9味中药。

(2) 基因治疗 激光致视网膜损伤有一共同的特征:视网膜细胞渐进

性凋亡。当前还缺乏有效的治疗方法,基因治疗被认为是很有发展前景的治疗视网膜损伤方法。因为眼睛很容易介入,可以局部应用治疗性的载体给药,减少了全身应用药物的麻烦。而且视网膜内的转基因表达和治疗效果也可以用各种非侵入性的检查手段检测出来。在视网膜的基因治疗中,重组腺相关病毒作为基因治疗的载体,对基因治疗具有优越性,它可显著降低光受体变形率,并且改善视网膜电流图的光反应。将重组腺相关病毒载体注射于视网膜下或玻璃体腔内,可在色素上皮细胞、感光细胞、节细胞检测到基因的表达。不过,这种方法要推广到临床应用,还有很多问题需要解决,例如,筛选适合的基因治疗载体确保它们在机体中安全、持久地表达,基因表达的调控,评价在不同动物模型中携带治疗基因的载体功能,生产临床适用的基因治疗载体等。

（3）干细胞移植治疗　干细胞是一类未分化的细胞或原始细胞,是具有自我复制能力的多潜能细胞。根据其发育阶段,干细胞可分为胚胎干细胞、某些器官的祖细胞和成体干细胞,后者包括造血干细胞、骨髓间充质干细胞、视网膜干细胞等。胚胎视网膜包含在体内表现为干细胞特性的前体细胞,这些细胞具有自我增殖和多向分化的能力。在动物实验中,体外培养的大鼠视网膜前体细胞移植到眼底后可存活并分化,但不影响宿主视网膜的形态结构,不对视网膜损伤后的修复重建构成阻碍。眼内存在的干细胞能否作为移植供体目前还不清楚,至少在临床上同种异体免疫反应会成为治疗的障碍。

(二) 皮肤损伤

由于生理结构,人体皮肤有很敏感的触、疼、温等功能,构成完整的保护层。而且皮肤是由多组织层次组成,在每一层中都有不同的细胞。激光照到皮肤时,皮肤吸收了激光能量后在激光斑区局部将产生不同程度的损伤。

皮肤对光学敏感性不如眼睛眼那么高,所以激光引起的急性危害较小,而且不容易发生。但是,随着激光整形医学和激光美容技术的发展,特别是利用脉冲激光进行表皮的磨平、CO_2激光美白和通过激光烧灼伤口促进愈合等,在临床使用激光时就需要注意安全防护,使用不当,激光会造成皮肤灼伤、癜痕或坏死。

1. 损伤症状

当照射到皮肤的激光能量(功率)密度超过一定数值时便会引起皮肤

损伤,损伤依次表现为暂时性红斑反应、持续性红斑反应、白色凝固斑、淡褐色(炭化)凝固斑。红斑或紫斑源于局部血管充血,属于最轻微的损伤。激光引起的皮肤损伤,均属于局灶性损伤,损伤边界清晰。

能量(功率)密度越高,皮肤受损伤程度越严重。损伤区的中部为褐色凹陷区,有时中心出现小孔,呈坑口状,逐步出血、坏死、结疤。损伤区周围有炎症反应和充血水肿,消退后坏死区和正常皮肤的界限清楚。结痂脱落后,凝固坏死病灶表面成光滑的疤痕。

红外激光对皮肤的损伤主要是热烧伤。当激光功率比较小时致毛细血管扩张,皮肤发红发热,在 $1\sim2\,min$ 内出现即刻性红斑,但比较微弱,隐约可见,疑似性红斑,大约有半数在 $10\,min$ 内消退。随着照射的激光功率密度增大,皮肤温度升高,血管扩张充血,正常皮肤在几秒时间内便出现红斑,数分钟时间后出现少量炎性渗出物,并呈现轻度水肿,但此后如果温度退回至正常数值,则此红斑可以自行消退,不会造成不可逆的损伤。照射的激光剂量再加大,当引起皮肤温度升高到 $47\sim48\,℃$ 时,在数秒钟时间内即有炎性物渗出潴留在皮肤内,导致表皮和真皮分离而形成水泡,出现灼热感和剧烈的疼痛。皮肤接受到的激光剂量再升高,将依次出现热致凝固,受照射处的细胞凝固或者坏死;皮肤组织发生热致气化;组织和细胞发生干性坏死,皮肤表面迅速变为棕黑色,即发生了热致炭化,发生炭化后的组织即可燃烧,出现火光。

紫外激光对皮肤的作用主要是光化效应。受到紫外激光照射时皮肤内色素立刻黑化,发生明显的色素沉着,使皮肤变黑,称为紫外线的黑斑效应。照射后 $1\sim2\,h$ 这种现象达到高峰,照射后 $3\,h$ 又减弱。小剂量紫外激光照射时,一般在 $24\,h$ 内在被照射皮肤区内出现红色反应,即产生红斑效应;中等剂量紫外激光照射时,一般在 $12\,h$ 内出现红斑;大剂量紫外激光照射时,一般在照射后 $5\,min\sim2\,h$ 内产生红斑。红斑颜色深浅与持续时间和照射的激光剂量有关,大剂量照射时红斑呈深红色,中等剂量照射时色淡呈鲜红色,小剂量照射时颜色更浅呈淡红色,更小剂量照射时只在 $24\sim48\,h$ 内出现浅淡的红斑,持续时间仅数十秒钟。

短波紫外激光所引起的红斑所致的红斑在性质上有许多特点,如红斑的深度、界限、红斑温度、红斑的潜伏期与消失时间、红斑颜色等方面均与中、长波长紫外激光有所不同。短波紫外线(波长在 $100\sim280\,nm$)透入皮肤的深度一般只有 $1.5\sim2\,\mu m$,照射到皮肤后要经过一定潜伏期才在照射的皮肤上出现红斑反应。

皮肤损伤后的修复过程与照射剂量（损伤程度）有直接关系，损伤较轻时修复过程较快，损伤严重时则修复过程较为缓慢。阈值剂量激光引起的损伤（充血）只需数分钟即可恢复正常；淤血性损伤需要数天方可恢复；白色凝固性损伤的修复则需要十余天；更严重的损伤其修复时间需要数十天。

2. 激光引起皮肤组织病的理学变化

受激光损伤的皮肤，在光学生物显微镜下可以观察到基底细胞和其附近的细胞发生核周围晕轮及细胞间轻度水肿，以及乳头血管扩张和充血等现象，用电子显微镜可以看到大部分基底细胞的细胞质内出现空泡，部分基底细胞的间隙变宽、连结疏松、部分或者大部分细胞间连结-桥粒结构发生破坏，如图 7-1-4 所示。

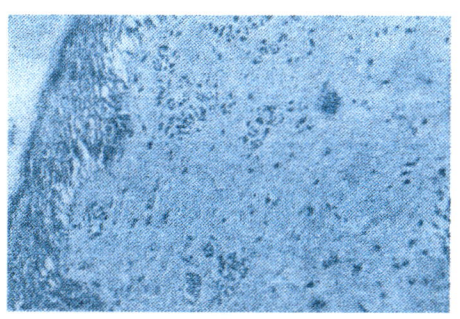

(a) 鳞状上皮细胞浆出现空泡，细胞核固缩

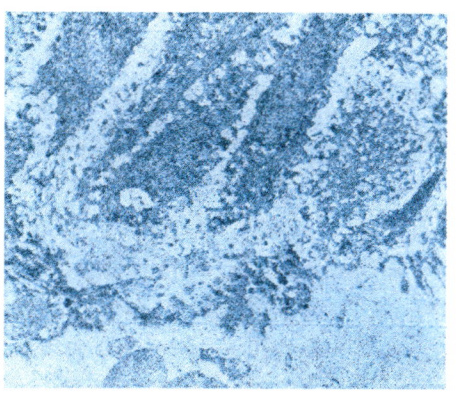

(b) 基底细胞轻度收缩，细胞质内出现空泡，细胞间连结疏松

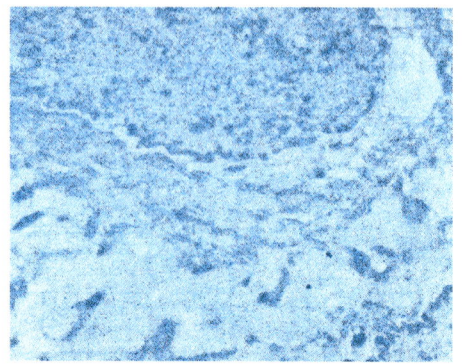

(c) 表皮细胞基底质内出现空泡,大部分细胞间连结-桥粒发生破坏

图 7-1-4　皮肤组织受激光作用发生的组织病理学变化

3. 影响激光损伤程度主要因素

激光对皮肤的损伤程度与激光照射剂量、激光的波长、肤色深浅、组织水分以及皮肤的角质层厚薄等因素有关。

(1) 激光能量密度　激光功率密度(或能量密度)越大,皮肤受到的损伤越严重。受到弱激光照射时有轻微的痛感,吸收超过安全阈值的激光能量时痛感厉害,小能量 Q 开关脉冲激光照射时有刺痒的感觉。

连续波激光引起皮肤损伤与普通烧伤很相似,因为皮肤损伤主要是由激光的热作用所致,皮肤吸收激光能量以后,局部的皮肤温度在短时间内升高。温度升高的程度不同,造成的损伤程度也不同。皮肤受激光照部位的损伤程度随照射激光能量密度增大而增大。脉冲持续时间 500 μs 的红宝石激光聚集照射皮肤,光斑直径为 1～1.5 mm,激光束能量为 0.84 J 时,有些人的皮肤表层便出现变化,当激光能量升高到 5 J 时,光斑区的皮肤发生明显的色素沉着,说明已经产生烧伤;激光能量再升高到几十焦耳时,皮肤受到严重损伤。自由振荡激光器输出的激光和 Q 开关激光器输出的激光束对皮肤的作用有一些区别。

(2) 激光波长　吸收的数量与皮肤表面对激光的反射率和组织对激光的吸收率有关,表 7-1-4 给出皮肤对几种激光的反射率。

不同人种的皮肤光学反射率也有差别,对于同一激光波长,白色人种皮肤的反射率最高,黑色人种的反射率最低,黄色人种的反射率居中。白色人种皮肤反射率峰值大约为 63%(对应的光波长位置在 700 nm 附近),

表 7-1-4 皮肤对几种激光波长的光学反射率

激光器	激光波长/nm	反射率/%
氩离子激光器	454.5	23.5
氩离子激光器	457.9	27.2
氩离子激光器	465.8	28.0
氩离子激光器	476.2	31.0
氩离子激光器	476.5	31.7
氩离子激光器	488.0	34.0
氩离子激光器	514.5	37.5
氦氖激光器	632.8	48.5
氪离子激光器	647.1	57.0
红宝石激光器	694.3	66.5

黄色人种皮肤峰值反射率大约为 55%（对应的光波长位置在 720 nm 附近），黑色人种皮肤反射率峰值大约为 45%（对应的光波长位置在 1 050 nm 附近）。在波长 400～800 nm 范围，黑色人种皮肤的反射率随着波长增长而增加，而黄色人种和白色人种皮肤的反射率不是这种规律，它们在波长 415 nm、542 nm 和 578 nm 这 3 个位置上附近出现 3 个凹陷（极小值）。

相同激光功率密度的激光束，吸收系数大的皮肤组织受到的损伤会更严重。皮肤对激光能量吸收率与激光波长的关系是：对紫外激光的吸收率最高，对红外激光的次之，对可见光激光的吸收率则是随着激光波长增长而减弱。所以，激光功率和光斑尺寸相同的激光束在皮肤组织内产生的温升数值不一样，吸收率高的激光波长产生的温升高。皮肤比较容易透射可见光和红外波段的激光，有时皮肤表面虽然没有明显损伤，而深层组织却会出现严重损伤，也会在皮肤无表现损伤的状况下伤及内脏。虽然低功率密度激光不至于损伤内脏器官，但可能导致其功能性变化，比如对肝细胞合成 ATP、前列腺增生等有推进作用。特别是波长处于红细胞吸收峰（在波长 500 nm 附近）的激光最为危险，它会损伤血管内皮和破坏红细胞，引起局部栓塞。

（3）皮肤"内因" 皮肤表面的粗糙度、颜色、光学散射系数、比热、热容量、热导率等对激光产生的损伤程度有重大影响。当皮肤表面粗糙度小于入射的激光波长时，在其表面可发生镜面光反射；当皮肤表面的粗糙度大于激光波长时,主要发生光漫反射,这两种反射状态对皮肤产生的损伤程度不一样。皮肤颜色不同,对激光的吸收率也不同,基本规律是肤色深的光学吸收率大。肤色深意味着皮肤组织细胞含的黑色素颗粒多,色素颗粒可以将各种不同波长的激光能量转变成热能,它们吸收激光能量后局部形成一个热源,并很快向四周扩散热能,从而引起细胞及组织遭受破坏或者死亡。皮肤内含的黑色素颗粒越多,形成的热源也将越大,激光光能转变成热能的效率也越高,蛋白质凝固变性率就越大,导致细胞死亡率越大,而肤色越浅的人受到激光的损伤越轻,图7-1-5给出细胞受激光照射后的死亡率与黑色素颗粒之间的关系。内部含有20个以上黑色素颗粒的细胞受激光照射后,这些细胞几乎完全被破坏致死;内部含有黑色素颗粒5个以下的细胞,激光则几乎对它们不产生损伤。

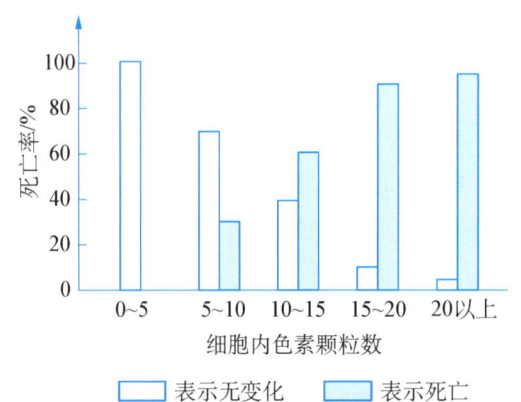

图7-1-5 激光致细胞死亡率与细胞内含黑色素颗粒数的关系

皮肤组织吸收了激光能量后温度升高,然后以热传导的方式向四周组织传播热能量。在脉冲激光作用下,导热率小的皮肤在激光斑之外的组织就可能很少受到损伤甚至是没有受到损伤。表7-1-5列出了皮肤组织的热导率。

表7-1-5 人皮肤组织的热导率

皮肤	冷、活皮肤	暖、活皮肤	血流快的皮肤	血流正常皮肤	血流慢的皮肤
热导率 (cal/cm·s·k)	5.44	28.05	4.77	5.90	3.60

同样地,激光照射在皮肤上,比热小的皮肤产生的温升快,比热大的皮肤温升慢。

(4) 激光照射时间　热损伤阈值温度与持续照射时间成指数关系,持续照射时间短,生物组织能够承受的温度越高。实验结果显示,组织蛋白的温度在 50℃ 条件下保持 1 min 便会发生不可逆的变性;组织蛋白温升至 70℃,只要持续时间不超过 1 s,则不会发生损伤。如图 7-1-6 所示,温度在 20~30℃ 范围内保持一定时间就可能发生不可逆的热损伤。此外,连续激光与脉冲激光给皮肤产生的损伤程度明显不一样,脉冲激光显著地减少在组织内的热扩散,产生的热损伤范围将比较小。

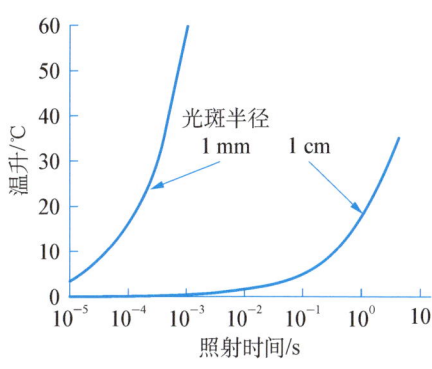

图 7-1-6　皮肤表面在 CO_2 激光作用下的温升与作用时间关系

二 激光慢性损害

激光束照射在病灶上会出现漫反射。激光束从医疗器输出到达病灶的途中受大气分子和空中尘粒散射而产生散射激光;激光束也可能照射到激光医疗室中某些物件上或者照射到医疗室的墙面上发生漫反射;照射皮肤时,部分激光将会被皮肤表面直接反射;在皮肤组织内经多次散射后,部分激光会重新经皮肤角质层-空气界面而折射至空气中,这部分激光也属于漫反射,其数量主要取决于皮肤组织的散射系数和吸收系数。皮肤组织的吸收系数越大,漫反射光强度将越小;散射系数越大,漫反射激光强度将越强。因此,在激光医疗室内是弥漫着各种类型的漫反射激光。医疗过程中使用的高功率激光束在空气中传播过程中会电离空气原子、分子,生成带电粒子或者某种射线。总之,激光医疗室的空气质量比较差,医务人员身体健康会受到伤害,有时也把这类伤害称为激光慢性伤害。

1. 光学漫反射

漫反射是光束入射到粗糙表面,无规则地向各个方向反射的光学现象。常见的一些物体表面粗看起来似乎是平滑的,但用放大镜仔细观察就会看到其表面是凹凸不平,称为漫反射体。平行光被漫反射体表面反射后就不再是平行光束,而是弥漫地射向不同方向。漫反射体表面对光辐射的反射率一般不低,见表7-1-6。

表7-1-6 一些常见漫反射体的漫反射率

漫反射体	窗玻璃	磨砂玻璃	乳白玻璃	透明塑料	羊皮纸	粗糙铜面	白色墙面	干黏土
反射率/%	8	18	50	8	48	55	50	15

2. 眼睛慢性损害

从理论上说,激光功率低于美国国家标准学会规定的最大允许接触值,不会造成眼睛组织器质性变化,但是,对长期接触激光的从业人员虽然不出现急性眼睛损害,没有视力突然丧失现象,但长期受散射激光的影响,眼睛将受到慢性损伤。

损害的主要表现是视疲劳、眼睛干涩、疼痛、视物模糊、视力下降、色视野异常、飞蚊症、结膜充血、角膜点状着色、晶状体混浊等症状,而且接触激光的时间越长,出现这种症状的概率越大。

对65名接触激光医务人员、科技人员进行眼部损伤检查,其中男性33名(66眼),女性32名(64眼),年龄20~55岁;接触激光时间2月~9年。没有一例属于急性眼睛损伤。有22名的视力出现减退,占33.8%(均为屈光不正所致),其中10名有不同程度的晶状体混浊;有8名16眼出现结膜充血,占12.3%;12名出现角膜点状着色,占18.5%;31名、54眼出现晶状体混浊,占41.5%;有8人为单眼混浊。根据晶状体混浊程度分为轻度和重度,偶见或有少许混浊点的列为轻度;较多混浊点列为重度。检查结果中31眼属于轻度混浊,23眼属于重度混浊。

对81名接触激光的技术人员进行了眼睛检查,其中男性51人,女性30人,年龄20~50岁,接触激光时间1~25年。他们都是长期接触中功率激光的漫反射,检查结果显示,这81人中视力减退的有46人,占56.79%,均系屈光不正所致,有35人65只眼睛发现有晶体混浊,占40.1%,其中5人为单眼混浊。男性51人中有37只眼睛出现混浊,占36.2%;女性30人中有28只眼睛出现混浊,占46.6%。晶体混浊形态有点状的、条状的、片状的、块状的、大块状的。这些混浊形态尽管在检查中都明显可见,但由于是分布于周边部,因而对视力无太大影响。关于其形成机制,可能与长期接触漫反射激光束,使低分子 β-晶体蛋白质的亚基发生凝集,成为大分子量的难溶性类蛋白有关,这种凝集,扰乱了晶体中胶原纤维的超微结构,降低晶体透明度,增加了激光的散射作用。

对 48 名接触低激光功率的教师和不接触激光的基础课教师(教数学、政治课的)186 人做了体格检查,这些教师的身体健康状况均相似。眼睛检查的结果显示,接触激光的教师眼睛发病率大大高于不接触激光的教师,如图 7-1-7 所示。接触激光的教师中有 43% 的人出现角膜浑浊,53% 出现晶状体混浊,57% 出现玻璃体混浊;而没有接触激光的教师出现上述眼病的发病率都低于 5%。接触激光的教师有 10% 左右出现视网膜病变和黄斑区病变,而没有接触激光的教师其发病率在 0.5% 以下。

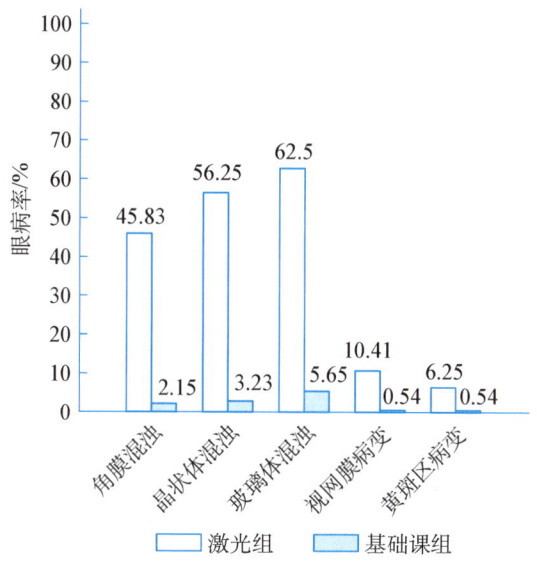

图 7-1-7 两组人员眼病率对比

3. 激光皮肤慢性损害

漫反射激光对皮肤也产生损害,但是属于慢性,与直射激光或者镜面反射引起的伤害不同。漫反射激光引起皮肤的慢性损害主要是促使皮肤老化和诱发皮肤癌。

4. 激光人体健康慢性损害

长期接触激光的医务人员、激光研究人员的身体健康都受到不同程度的损害,如出现神经衰弱、心血管系统功能变化、患冠心病的危险性增加、染色体出现畸变、女工生殖系统变化等。

(1) 神经衰弱症　长期接触激光的人员明显出现神经衰弱症,大多出现不同程度的头昏、耳鸣、恶心、心悸、失眠多梦,出现食欲下降、腰酸腿胀、容易疲劳、烦躁、精力不集中、记忆力减退等症状。这些症状的严重程度以及发生概率与接触激光的时间长短、接受的激光剂量有关。

对 353 名从事激光作业人员做体格检查,这些人接触激光的时间都在 3 年以上,最长时间 15 年;对照组人员 50 名,他们是不接触激光的行政干部、工程师、技术员。这两组人员的年龄、性别组成和健康状况基本相同,表 7-1-7 列出体检结果。

表 7-1-7　激光接触组与对照组神经、心血管系统症状体征比较

症状及体征	激光接触组(349 例)		对照组(46 例)		P
	发生例数	发生率/%	发生例数	发生率/%	
头晕	119	34.13	14	30.43	0.05
失眠	57	16.33	6	13.04	0.05
记忆力减退	33	9.50	3	6.52	0.05
下班疲劳加重	62	17.86	4	8.70	0.05
工作时不适感	34	9.74	1	2.13	0.05
眼胀痛	58	16.62	2	4.35	0.05
眼疲劳	70	20.06	2	4.35	0.05
流泪	42	12.03	2	4.35	0.05
视觉模糊	73	20.91	2	4.35	0.01
胸闷	39	11.20	5	10.9	0.05
心悸	39	11.20	5	10.9	0.05
卧立试验:					
脉搏减慢>12 次/分	139	39.78	11	24.49	0.05
心电图					
窦性心律不齐	71	20.35	4	8.16	0.05

(2) 心功能降低　对 200 名从事激光应用人员身体检查和调查结果也显示,其中有 59% 卧位、29% 直立有脉搏无反应和反应异常,有 63% 的出现心电图窦性心律不齐、徐缓性心律不齐;有 71% 出现 T 波抬高,有 45% 出现区域性脑血管阻力增高,有 45% 存在前庭器兴奋性明显抑制,前庭器中枢变化。还出现无力型神经反应,植物性血管紊乱以及出血时间延长,血小板降低等症状。此外,与蛋白质和类脂质代谢有关的酶活性,如胆碱酯酶、乙酰胆碱酯酶、天门冬氨酸转氨酶、组织胺等明显升高,表明接触激光者体内发生非特异性代谢障碍。

心机图(同步测定心电图、心音图、颈动脉搏动图和超声心动图)测量研究了 77 名(其中男 58 名,女 19 名)长期接触激光职业人群的心功能变化。这些人在接触激光前没有心血管疾病史,亦无影响心血管系统的有害因素接触史,接触激光时间在 5 年以上,主要接触氦-氖激光、二氧化碳激光、红宝石激光、钇铝石榴石激光和钕玻璃激光等。检查结果显示,这些职业性激光接触者的左室舒张顺应性出现下降,后者可使左室收缩负荷加重,导致收缩力减退,左室射血功能低下,左室舒张末压升高,反过来又使顺应性损伤加重,将导致心功能(包括收缩和舒张功能)明显下降。

(3) 患冠心病危险性增加　对 130 名从事激光工作者的血脂进行了测量研究,其中男性 88 名,女性 42 人,接触激光时间皆在 5 年以上,工作中没有采取特殊防护措施。血脂测定取早晨空腹血,样品检验当日完成。血清总胆固醇(Tc)测定采用邻苯二甲苯法,血清高密度脂蛋白胆固醇(HDL-c)测定采用邻钨酸镁快速微量测定法,血清甘油三酯(TG)测定采用正庚烷—异丙醇简易快速测定法。

测量结果显示,接触激光者的 HDL-c 与 HDL-c/TC 水平分别低于对照组,Tc 和 TG 水平分别高于对照组,差异均有高度显著性($P<0.01$)。流行病学和临床资料表明:TC 与 TG 是冠心病的易患因素,HDL-c 是冠心病的保护因子。接触激光工作者的 Tc 水平及其异常率显著高于对照组,HDL-c 水平与 HDL-c/TC 比值明显低于对照组。激光作业人员患冠心病的危险性增加。

(4) 引起染色体出现畸变　长期接触激光的工作者的染色体发生畸变。对 92 名从事激光作业工作者进行血液检查,内容包括红、白细胞和细胞染色体。受检查的人员半年内未做过 X 射线及其他放射性诊断治,没有患癌症和病毒性肝炎等疾病。检查分析了16 949只细胞,发现总畸变率为1.58/100,其中染色单体型畸变率为1.46%,染色体型的畸变率为0.28%。而且畸变率是随着接触激光时间延长而增大,比如,接触激光时间接近1年的,畸变率大约是1.52%,接触激光时间5年的,畸变率增大到1.62%。与之对照的非接触激光人员染色体总畸变率只有0.89%,远低于接触激光的人员。

对8名从事激光医疗工作的医生进行外周淋巴细胞微核出现率检查,其中男性2名,女性6名,在激光医疗室工作时间最短的3个月,最长的3年3个月。他们接触的是低功率氦-氖激光,激光平均功率密度为3 mW/cm²。检查结果显示,他们的外周淋巴细胞微核出现率明显提高,出现率低的是3‰,高的达10‰,平均值是6.37‰,健康人微核出现率为0~3‰。微核是游离在淋巴细胞胞浆中,体积不超过主核的1/8,圆形或椭圆形,可有1~3粒,染色与主核一致或稍浅,如图7-1-8所示。

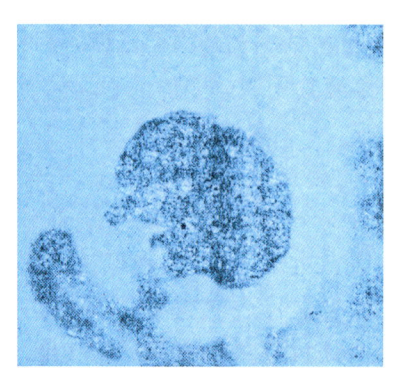

图7-1-8　外周淋巴细胞中出现的微核

30名接受氦-氖激光照射治疗的病人做了外周淋巴细胞微核出现率检查,每次接受激光照射时间为5~20 min,每天一次,10次为一疗程,中断10天后再进入第二疗程。检查结果显示,他们的外周淋巴细胞微核出现率都出现升高。接受激光照射疗累计时间越长,微核出现率也随之增大,比如接受激光照射时间累计60 min的,平均出现率是3‰,而累计接受激光照射时间600 min的,其平均出现率便提高8.75‰,表7-1-8给出他们的检查具体结果。

没有接触激光、身体健康人员的周淋巴细胞微核出现率在0~3‰之间。诱变因子诱发染色体无着丝点片或者环,在进入期间所形成的圆形或者椭圆形的核块结构称为微核,它的成分是DNA,与核染色体相同,利用外周淋巴细胞微核的出现率可检测X射线及其他诱变剂对细胞染色体的损伤状况。其次,微核的出现率也与染色体畸变率成线性正比关系,利用微核出现率因此也可以了解染色体畸变状况。

表 7-1-8　微核出现率随照射激光时间的变化

接受照射时间/min	数例	平均微核出现率/‰
60	8	3.00
150	4	3.25
300	6	4.06
500	5	6.70
600	7	8.75

对 40 名接触激光工作人员作了外周血淋巴细胞姐妹染色单体互换率(SCE)观察,他们接触激光工作的工龄在 0.5～10 年之间,年龄在 20～51 岁,男女各 20 名。他们均在半年内未作过 X 线及其他放射性诊疗,未患肺结核、病毒性肝炎及癌症等,同时选 30 名身体健康(年龄 18～43 岁,男 16 名,女 14 名)师生作对照。选择完整($2n=46$)分散良好、两条单体着色一深一浅的第二代分裂中期细胞进行 SCE 计数,凡在染色体末端发生互换者记为 1 次 SCE,在染色体中间发生互换者记为 2 次 SCE,在着丝点部位发生互换、判明不是两条单体在着丝点处发生扭转的也记为 1 次 SCE。

检查结果显示,激光工作者的 SCE 发生率每例平均数最低为 6.26 次/细胞,最高者 13.46 次/细胞,99% 可信限为(9.56 ± 0.21)次/细胞;对照组的 SCE 发生率为每例最低 3.7 次/细胞,最高者为 7.6 次/细胞,99% 可信限为(5.59 ± 0.18)次/细胞。40 名接触激光工作人员的 SCE 与 30 名身体健康人的 SCE 有非常显著的差异,这意味着接触激光者的外周血淋巴细胞染色体(DNA 链)发生过断裂和非原位修复,使我们能在这些细胞的第二次分裂中期看到 SCE。SCE 率显著增高与外周血淋巴细胞染色体畸变结果一致。

(5) 引起女工生殖系统健康变化　调查了已婚 45 岁以下 178 名从事激光作业女工的身体健康。按妇科病查治卡要求,由妇产科医师每隔 1～2 年详细记录女工月经情况和妇科检查,并培训专业调查员作个案调查和抄录妇科病查治卡,月经异常率按年龄组(25、30、35、40～50)标化处理。月经周期、经期、经量、痛经、自然流产、死产、出生缺陷、葡萄胎和宫颈糜烂(轻、中、重)、息肉、肥大、巴氏囊肿、白带、子宫位置、肌瘤、乳房小叶增生等诊断,均以妇产科临床诊断为依据。取 304 名年龄相同、身体健康状况基本相同的女工做对照。调查结果显示,接触激光的女工有出现经痛、月经周期、月经量异常。在接受调查的 178 人中,有 36% 的人出现经痛,有 25% 的人月经周期发生异常,有 22% 的人月经量发生异常,对照组成员相应的比例分别是 13%、14% 和 10%,均比接触激光的人员低一半。接触激光的女工发生妊娠异常的有 32 人次,其中发生早产 2 人次、死胎 1 人次、出生缺陷 9 人次、葡萄胎 2 人次、足月小样儿 1 人次、自然流产 17 人次,而对照组妊娠异常只有 6 人次,而且均是自然流产。以上的调查结果显示女工作人员长期在激光漫反射的环境下工作,生殖系统会受到危害。

5. 激光损伤主要机制

(1) 热致损伤 激光照射到人体后,人体组织吸收了激光能量后生物分子的振动和转动能态受到激发,其后将把激发态能量转化为分子的平动动能,即增加了生物分子的热运动能量,组织的温度升高,引起皮肤产生各种反应:温热感觉(38℃～40℃)、热致红斑(43℃～44℃)、热致水泡(47℃～48℃)、热致凝固(55℃～60℃)、热致汽化(>100℃)、热致炭化(300℃～400℃)、热致燃烧(>530℃)、热致气化(温度 5 730℃)。生物组织温度高于正常组织温度时将会由此引发的一系列组织变化,主要有:

① 致蛋白质产生变性。蛋白质在温度超过 50℃,持续 1 min 便可以观察到不可逆变性,使蛋白质部分或者全部失去原有的生理功能,给细胞和组织带来损害。

② 致酶和中枢神经细胞损伤。酶是活细胞产生的具有催化性能的蛋白质,是生物催化剂,它促进生化反应的速度随着温度升高加快,而且温度微小的变化便会引起反应速率较大的变化。神经细胞对温度变化也很敏感,温度稍有变化就会影响它们的正常活动。酶和中枢神经细胞的温度不能超过正常体温 4℃,超过了会导致酶热变性,中枢神经细胞不能正常工作,神经细胞兴奋程度下降,传导速度变慢。

远红外激光照射角膜主要是通过热效应导致角膜灼伤,晶状体损伤也是通过热效应产生的。热量由角膜、虹膜吸收,通过周围组织(房水等)的热传导至晶状体,造成眼组织蛋白变性和细胞代谢紊乱。此外,红外波段激光也可导致晶状体蛋白的聚集及合成减少,导致晶状体变浑浊。

视网膜热损伤常发生在黑色素聚集的视网膜色素上皮和局部脉络膜色素组织,它们将吸收的光能量转化为热能,局部组织内的温度随之升高,组织内的各种蛋白质成分(包括酶系统)随着温度的升高而变性凝固,导致视网膜热损伤。一般而言,视网膜温度升高 10℃便可导致蛋白质变性凝固,细胞死亡,组织坏死,形成瘢痕。

激光引起皮肤的损伤起先也是热损伤,皮肤吸收了激光能量后形成红斑、水泡、坏死等,与普通的热损伤没有不同。激光波长在 $1.5~\mu m$ 以下的激光大部分被皮肤表面吸收,而波长在 $1.1~\mu m$ 附近的激光在皮肤表面的吸收率大约为 20%,它穿透皮肤深度可达 5 mm,波长 $1.06~\mu m$ 的钕玻璃激光穿透皮肤深度更大,产生的热损伤波及皮肤更深层组织。

(2)光致机械力损伤 激光照射到人体可直接或者间接对组织产生压力,包括由激光加热组织引起气化产生的气流反冲压力、组织内部气化压力、热膨胀超声压力、激光致等离子体压力和激光电场引起的电致伸缩压力等,对人体组织产生机械损伤。照射部位的温度急剧上升,组织内的液体迅速沸腾,并喷射出一股气流,形成对组织的反冲压力。组织受热体积膨胀,在组织边缘区产生超声波,超声波压力与激光在组织内产生的温度梯度成正比。脉冲宽度窄的高功率密度激光束照射时,在组织内可形成很大的温度梯度,产生强的超声压力,例如,能量密度 $1~J/cm^2$、脉冲宽度 50 ns 的铒激光作用到组织上,产生的瞬时压力可达几百兆帕,强大的压力会给人体组织造成严重损伤。高功率密度激光束照射到组织上会产生等离子体,此等离子体对激光能量的吸收率比原先的生物组织大得多,等离子体吸收了激光能量后迅速膨胀,并产生冲击波。

随着激光脉冲宽度减小,视网膜的热损伤也向机械损伤转化。用激光脉冲宽度为 10 ns、波长为 1064.0 nm 的 Nd:YAG 激光对恒河猴左右眼照射,结果显示,纳秒级 Nd:YAG 激光可导致视网膜色素上皮层击穿、视感受器层受到破坏,两种细胞层间出现渗出物等机械损伤。

(3)累积效应 某些光谱波段的光辐射,比如波长 200~770 nm 波段的光辐射,对生物体作用有累积效应。因此,尽管激光作业人员接触的激光强度很低,他们的身体健康也会受到损害。对 52 名长期接触激光的作业者作眼科检查,检查结果见表 7-1-9。激光作业者眼部都发生改变,而且接触激光15年以上的作业者,他们的视力减退发生率、角膜云翳发病率、晶体混浊发病率以及黄斑改变发生率都明显比工龄小于15年的高,也就是说接触激光时间越长,眼组织发生激光漫反射损伤的概率越大。电子科技大学激光生物医学研究组对48(96只眼睛)激光的作业者也做了眼睛检测,这些人接触的激光强度都在激光损伤阈值以下,检测结果也显示,在这种情况下他们的眼部发病率均大大高于没有接触激光的人群。

表 7-1-9　眼部改变与激光功率强度的关系

功率强度 /(W/cm^2)	眼数 (只)	视力减退		角膜云翳		晶体混浊		黄斑改变	
		眼数	患病率	眼数	患病率	眼数	患病率	眼数	患病率
kW 以下	66	42	0.6364	10	0.1515	43	0.7121	24	0.3636
kW 以上	38	12	0.3421	4	0.1053	32	0.8421	28	0.2895
P 值			<0.01		>0.05		>0.05		>0.05

观察30名接受激光治疗的病人的外周淋巴微核出现率,以便了解临床激光应用对人类染色体是否构成损伤。这些病人均是接受氦-氖激光照射治疗,激光器输出功率3 mW,照射的激光斑面积70 mm^2,照射距离50 cm。检查结果显示,接受激光照射时间越多,微核出现率也越高。对92名激光作业者的染色体进行了检查,结果显示,激光作业者的染色体畸变率提高,而且还随着接触激光工作的年限增加而增大,具体结果列于表7-1-10,其中(a)是激光研究技术人员的变化情况;(b)是激光器件使用作业者的变化情况。

表 7-1-10　激光研制工作者不同工龄的染色体分析(a)

组别	例数	分析细胞数	总畸变率 (/100 细胞)	染色单体型 畸变率/%	染色体型 畸变率/%
0～(年)	13	2890	1.38	1.31	0.24
5～(年)	13	2578	1.67	1.55	0.46
显著性测验			P>0.05	P>0.05	P<0.01

表 7-1-10　激光使用工作者不同工龄的染色体分析（b）

组别	例数	分析细胞数	总畸变率(/100 细胞)	染色单体型畸变率/%	染色体型畸变率/%
0～（年）	22	4 327	1.66	1.55	0.23
2～（年）		7 154	1.59	1.48	0.26
显著性测验			$P>0.05$		

上面这些检查结果说明，累积效应也是一个引起人体损伤的重要因素。

（4）光化学损伤　激光照射到人体组织会引起发生光化学反应，导致组织损伤，比如 DNA 损伤（包括碱基损伤、碱基丢失或改变）和链损伤（单、双链断裂和交联）以及形成各种光产物等。一般来说，这是由波长短、能量低的激光照射相对较长时间所导致的损伤。不同波长的激光对 DNA 的损伤程度不同，波长短的激光损伤更严重，如波长为 193 nm 激光诱发 DNA 链断概率是波长为 266 nm 激光的 1 000 倍。

三　非激光光束损伤（NBH）

激光束传播过程中产生的各种效应和产物以及组成激光器本身有关部件也会对人体造成伤害，比如材料暴露在激光束下发生的火灾，激光照射在目标上产生电离辐射，组成激光器系统的泵浦光源（比如氙灯的辐射、提供能源的电容器）产生辐射损伤和电损伤，激光介质如染料和一些稀有气体的毒性损害等。这种危害也不容忽视，目前所有激光事故中超过 30% 被定性为非激光光束危害。随着新应用的出现或现有问题的衍生，非激光光束危害将受到激光安全专家的更多注意。

1. 激光致电离辐射损伤

激光在大气中传播中会电离空气中的原子、分子，产生电离辐射，包括电磁波中的 X 射线及 α、β、γ 射线等，某些高功率气体激光器使用的高压电源工作时会产生 X 射线；激光照射在各种物体表面，包括实验使用的各种光学元件、支撑这些元件的支架、墙面、天花板等，也产生电离辐射。激光实验室或者激光医疗室一般是封闭空间，激光器输出功率也高，产生的电离辐射强度不弱，尤其是高功率激光实验室，电离辐射相当强,室内的电离辐射强度比其他非激光实验室或者低功率激光实验室高几倍。

电离辐射的能量子能量比较高,当与生物体细胞、组织、体液等互相作用时,会使它们的原子或分子电离,直接损害机体某些大分子结构,比如,使蛋白质分子链断裂、核糖核酸分子链断裂,以及损害一些对代谢有重要作用的酶等。此外,对于神经内分泌系统调节平衡生命的活动机体,辐射损伤的病理改变更为严重。

人体在短时间内受到大剂量电离辐射照射会引起急性放射病,长时间受超剂量照射将引起全身性疾病,出现头昏、乏力、牙龈出血、食欲消退、皮肤红斑、白细胞数降低、脱发等症状,不仅当时机体产生病变,而且照射停止后还会产生远期效应或遗传效应,如诱发癌症、后代患小儿痴呆症等。激光的电离辐射对人体健康的影响近年来日益受到重视,虽然还存在着一些争论,但是对它们的防护应该给予足够重视。

2. 激光医疗设备的电器损伤

激光器一般都需要用到高压电源,比如固体激光器的储能电容上的充电电压一般为 $700 \sim 1\,000$ V,氙灯的触发电压 1×10^4 V,CO_2 分子激光器的高压电源的电压在千伏。一些激光仪器,比如激光美容器,多数使用高电压电源供电,如果操作不当,电源和有关电气设备会产生强烈电击或者起火燃烧,严重的会导致触电伤亡事故。应用激光技术发生的电气损伤事故次数上比激光束直射或者反射到眼睛和皮肤造成的损伤还多,还有触电死亡的记录。

3. 激光环境污染

激光与物质相互作用的过程中会伴随产生某些有害有毒的物质,比如产生 CO、CO_2、O_3、铅蒸气、汞蒸气以及某些金属粉尘和挥发烟雾等,有一些激光器本身就采用一些有害有毒的物质,比如准分子激光器使用的氟气体,染料激光器使用的各种液体激光染料等,在激光器运转过程中会泄漏,发散到空气中。激光外科手术过程中产生烟雾、尘粒和致病微生物,激光机械加共过程中产生烟雾和金属微粒。一些激光仪器设备在工作时也会产生污染物,例如激光打印机在工作时释放出细微颗粒,在封闭式的办公室内当打印机工作时空气中的微粒含量比它不工作时高 5 倍。细微颗粒对人体健康危害很大,这些微粒被吸进人体后会渗入肺部,轻者引发各种呼吸道炎症,重者可以诱发心血管疾病,甚至癌症。

一些高功率激光器系统使用的高压电容器,高功率气体激光器使用气体放电电源在工作时会产生放电的噪声,幅值超过 140 dB 的碰撞声和冲击声对人体健康产生损害。

4. 激光引起火灾害

激光束照射点燃易燃物,引发火灾;电源装置发生线路短路,或者某些电子元件发生短路,都会引发火灾。

7-2 激光损伤剂量

激光剂量可作为激光对生物体作用效果的评判量度,小剂量引起生物兴奋,大剂量引起抑制。当激光剂量从小增大,在超过某一个数值以后开始刺激生物体组织产生兴奋,但是,这种兴奋并不总是随着剂量增加而增加,当剂量增大到超过某一个值之后,兴奋性便反而随着剂量的增加而降低,而且变成了抑制作用,并出现伤害组织现象。

一 激光照射剂量

剂量这个词在医学上是指临床用药的分量,后来也泛指给患者注射的或以其他方式给予的药量。激光不是一般意义上的"药",在讨论激光与生物体相互作用产生的效应时,借用了"剂量"这个词。剂量又细分物理剂量和生物剂量两类。

1. 物理剂量

物理剂量定义为入射到一表面元上的激光能量与相应元面积的比值,使用的单位是 J/m^2,或者 J/cm^2。有效剂量是指剂量中导致生物产生光化学效应的那一部分,其单位同激光剂量的单位一样。激光剂量率是入射到表面元上激光辐射通量和相应元面积的比值,单位是 W/m^2 或者 W/cm^2。这一概念扩展到有效剂量时就是有效剂量率,它与激光剂量率的单位相同,都是 W/m^2 或者 W/cm^2。

如果照射的激光功率加倍,照射时间减半,使得照射的激光功率密度相同,那么对生物体产生的作用效果应当是一样的。但是,这种等价性只是在一定的照射时间范围内才正确。一般来说,照射生物体的激光功率密度很小,需要额外延长照射时间才能使生物体产生兴奋或者抑制作用,但它们之间的关系不是线性的;而且当照射的激光功率密度低于某个数值时,即使照射时间足够长,亦即激光剂量数值很大也不会引起生物体产生兴奋或者抑制作用。同样,照射的激光能量密度相同,但其激光脉冲持续时间不一样,激光功率密度便不一样,因此对生物体产生的效应也会有很大差别。一般来说,脉冲持续时间短的激光,对人体产生的危害会更大。

如果同时按比例增加或者减少用于激光功率和光斑尺寸,让照射在生物体上的激光功率密度保持一样,那么对生物体产生的效应应该一样。作用于生物体的激光功率密度高或是低,表征着刺激生物组织的强或弱,只要受激光照射生物体的激光强度达到一定量值,对生物体产生的刺激效果一般应该与其照射生物体区域的大小无关。这也给激光治疗提供一个信息,采用激光作医疗时无需将激光光斑覆盖整个病灶区域。

2. 生物剂量

生物组织、细胞、DNA、蛋白质等吸收了激光能量(功率)后将发生生物反应,按反应的强弱程度与激光剂量的关系分级,定出的分级标准称为生物剂量。与物理剂量相比,生物剂量的最大优势是有直接性和代表性,在激光生物医学研究、激光治疗以及激光安全防护等工作中有实际应用意义。由于激光与生物体相互作用的复杂性,给生物剂量做统一分级比较困难,但在某些方面可以确定,比如对眼底做光凝就可以分为Ⅰ级、Ⅱ级、Ⅲ级和Ⅳ级4个等级;对皮肤产生红斑的程度可分为O级(亚红斑)、Ⅰ级(最小红斑量)、Ⅱ级(弱红斑量)、Ⅲ级(中红斑量)、Ⅳ级(强红斑量)、Ⅴ级(超强红斑量)等6个级。

3. 激光照射眼睛视网膜上的剂量

高斯型激光束在眼睛视网膜上的剂量由进入视网膜的激光功率和在视网膜上的激光斑尺寸决定,假定进入眼睛视网膜的激光功率为 P,激光在视网膜的斑点半径是 d,那么,在视网膜中心产生的最大激光剂量为

$$\varepsilon = P/\pi d^2 \text{。} \tag{7-2-1}$$

假如激光器输出的激光功率是 P_a,入射激光束没有受到眼睛瞳孔限制,

进入到视网膜的激光功率为

$$P = P_\alpha \tau_y \tau_q \quad (7-2-2)$$

式中，τ_y 是眼睛光学介质对激光的透过率，τ_q 是大气对激光的透过率。入射激光束受到瞳孔的限制，只有一部分激光落到视网膜上。假定入射激光束与眼睛瞳孔同轴（这种情况是最危险的），入射瞳孔对激光束限制的比例是

$$\beta = 1 - e^{-2r_t^2/r^2}, \quad (7-2-3)$$

式中，r_t 是眼睛入射瞳孔半径，r 是在眼睛入射瞳孔平面上的激光束截面半径。这时候落到视网膜上的激光功率 P 将改为

$$P = P_\alpha \tau_y \tau (1 - e^{-2r_t^2/r^2})。 \quad (7-2-4)$$

一般来说，在离开激光器输出端任意距离和眼睛在任意调视状态下，由眼睛的光学系统变换的高斯光束的束腰不在视网膜上，变换光束的尺寸与到束腰的距离之间的关系可由双曲线规律描述，在视网膜上的激光束半径 d 由下式计算：

$$d = 0.5\Theta [(L'^2 + (a' - a_1')^2)]^{1/2}, \quad (7-2-5)$$

式中，

$$\Theta = \theta (L/L')^{1/2}, \quad (7-2-6)$$

式中，L 是高斯光束的共焦参数。L' 由下面式子计算：

$$L' = f^2 L / [(f+q)^2 + L^2], \quad (7-2-7)$$

式中，f 是眼睛的折合焦距，q 是从激光束束腰至激光束截面的距离，a_1' 是眼睛的折合后截距（即从眼睛光学系统的主平面到视网膜的距离），其数值大约为 17.055×10^{-3} m。

当激光束与高斯光束差别比较大时，可以采用由 И·А·图雷金（И. А. Туыгин）提出的简化激光束模型，即激光器是角尺寸有限、置于无穷远处的光源，它输出的激光通过放置于激光器共振腔输出反射镜平面上的小孔传播，在视网膜上的光斑尺寸由激光束发散角的线度确定；而激

光器输出窗口的角线度与从眼睛到激光器输出窗口的距离有关,在光轴上从激光器输出窗口的角线度等于无穷远处发光面积的角线度(即激光束的发散角)。当眼睛是处于小于或者等于光束形成距离 a_k 的位置上时,在视网膜上的光斑半径 d 由发散角决定:

$$d = 0.5\theta a_1', \qquad (7-2-8)$$

式中,θ 是激光束发散角。当眼睛处于大于激光光束形成距离 a_k 的位置上时,在视网膜上的光斑半径 d 由下面式子决定:

$$d = D_0 a_1'/2。 \qquad (7-2-9)$$

光束形成距离 a_k 是:

$$a_k = D_0/2\tan(0.5\theta), \qquad (7-2-10)$$

式中,D_0 是光束的初始直径。

二、激光损伤阈值剂量

这是在制定激光安全标准时用到的物理量,分别有激光损伤阈值功率、激光损伤阈值能量。激光照射到人体组织时在引起组织产生损伤的同时也会对组织产生修复作用,当照射的激光剂量达到一定数值时,损伤组织的作用将超过其修复作用,这时人体组织便产生病理性变化,这表明激光对人体组织的损伤存在阈值剂量效应。人体受到损伤的阈值剂量水平以下的激光照射时只出现极小的病理学变化,或者说基本上对人体不构成伤害,因此应该有一个可能产组织损伤的激光剂量阈值。例如,用同一种波长、不同强度的两束激光照射同一组织,在设定的相同时间内其中一束激光会使组织产生了损伤,而另一束激光则没有使组织产生损伤,这是因为其中一束激光的剂量等于或超过了该组织的损伤阈值,而另一束激光的光剂量是低于该组织的损伤阈值,因此,确定激光损伤阈值剂量对激光研究和应用是有很大的实际意义。

在阈值剂量附近的激光束对人体产生的损伤是轻微的,但还是可察觉到的。判断眼睛出现损伤一般是以检眼镜能够检出为准,皮肤损伤则以肉眼可见皮肤出现红斑反应为准。眼睛可见到损伤或皮肤红斑出现的概率为 50% 时的激光照射剂量,称为激光眼眼睛损伤阈值剂量或皮肤损伤阈值剂量,并分别以 ED_{50} 和 MRD_{50} 表示,通常以辐照量 J/cm^2 或者辐照度 W/cm^2 为计量单位。

(一) 眼睛激光损伤阈值剂量

1. 激光损伤阈值剂量的确定

确定眼睛损伤阈值剂量是一项复杂的工作。由于一般不可以直接以人眼睛为试验对象,通常是利用与有色人种眼睛相接近的灰兔眼睛实验测量。但是,人的眼睛和兔的眼睛毕竟有差异,为了能把兔眼睛实验测量得到的数据推广而用于人的眼睛,科学家又利用少量与人眼睛更接近的恒河猴的眼睛进行实验测量,并对人眼睛激光损伤病例、眼病激光治疗的资料以及极少量的人眼实测数据进行综合分析,最后获得人眼睛损伤阈值剂量。

波长为 $1.06\mu m$ 的脉冲 Nd:YAG 激光的视网膜激光损伤阈值剂量,是用5位患眼睛疾病人的眼睛测量的。这5位病人都患了恶性眼眶肿瘤,准备作眶内容物挖出,眼睛的角膜、晶体、玻璃体及眼底均没有病变。对这些眼球每眼照射数十点,照射后作即刻、1h 及 24h 分别观察、记录,然后用加权直线回归法作统计计算,得到视网膜损伤率达到 50% 时的照射能量值,获得了视网膜阈值损伤剂量。

有3种方法确定视觉器官的损伤阈值剂量:一种是临床学方法,在眼底或者眼角膜上察觉出现最小损伤病灶对应的最小激光剂量;另一种是组织学方法,在眼组织中出现最小结构变化对应的最小激光剂量;第三种是生理学方法,视觉分析器中察觉最小视觉功能变化对应的最小激光剂量。比如,以某种波长、剂量不同的激光照射兔的眼睛,一定时间后用检眼镜或裂隙灯检查其眼睛是否发生损伤,并对不同剂量的损伤发生率进行统计学处理,得出 50% 损伤发生率所对应的剂量即为损伤阈值剂量 ED_{50}。

2. 几种常用激光器的眼睛损伤阈值剂量

输出激光波长在红外波段主要激光器是 CO_2 激光器和 Nd:YAG 激光器,它们输出的激光波长分别为 $10.6\mu m$ 和 $1.06\mu m$,CO_2 激光仅使眼睛的角膜损伤,而 Nd:YAG 激光则能部分穿透眼睛介质使视网膜受损伤。可见光激光器主要有氦-氖激光器、氩离子激光器和氦-镉激光器等。表7-2-1列出了眼睛对几种常用激光波长的视网膜损伤阈值剂量,当眼睛接受的激光剂量超过所列阈值剂量时它将受到损伤,超过的数值越多,受到的损伤程度越严重。

表 7-2-1　几种常用激光器的眼睛视网膜损伤阈值剂量

激光器	激光波长/μm	照射时间/s	损伤阈值剂量 ED_{50}
氦-氖激光	0.632 8	0.25 $10 \sim 10^4$ $>10^4$	2.5 mW/cm^2 180 mJ/cm^2 18 μW/cm^2
氦-镉激光	0.441 6	0.25	2.5 mW/cm^2
氩离子激光	0.488 0.514 5	$10 \sim 10^4$ >10	10 mJ/cm^2 1 μW/cm^2
氪离子激光	0.647 1	0.25 $10 \sim 10^4$ $>10^4$	10 mW/cm^2 280 mJ/cm^2 28 μW/cm^2
Nd:YAG 激光	1.06	10^2 $>10^3$	30 mW/cm^2 1.6 mW/cm^2
钕玻璃激光(脉冲)	1.06	$\sim 10^{-3}$ $(5 \sim 100) \times 10^{-9}$	$5 \times 10^{-5} \text{ J/cm}^2$ $5 \times 10^{-5} \text{ J/cm}^2$
二氧化碳激光器	10.6	>10	0.1 W/cm^2
氮激光器(脉冲)	0.337 1	$<10^2$	1 mJ/cm^2
氦-镉激光	0.325	$>10^3$	1 mW/cm^2
红宝石激光(脉冲)	0.694 3	$\sim 10^{-3}$ $(5 \sim 100) \times 10^{-9}$	10^{-5} J/cm^2 $5 \times 10^{-7} \text{ J/cm}^2$
染料激光(脉冲)	$0.5 \sim 0.7$	$(0.5 \sim 20) \times 10^{-6}$	$5 \times 10^{-7} \text{ J/cm}^2$

3. 影响眼睛视网膜激光损伤阈值的因素

表 7-2-1 中的眼睛视网膜激光损伤阈值剂量只能作为参考,事实上影响确定损伤阈值剂量受到几方面因素影响,不同实验条件、不同实验测量工作者得到的结果会有些差别。主要影响因素有下面 9 个方面。

（1）判断损伤标准及检查方法　目前采取的直接观察法,将眼的损伤阈值剂量数定为角膜受照后 10 min 内,以裂隙灯显微镜检查,或视网膜受激光照后 1 h 内，以检眼镜观察，有 50% 概率出现最小可见损伤所需的激光照射剂量定义为损伤阈值剂量。显然，如果观察时间延长，得到的损伤阈值剂量会降低，激光照后 24 h 观察所得阈值剂量，相当于照后 1 h 观察得到的阈值剂量的 80% 左右。观察方法越精细，得到的阈值剂量也会越低，以在显微镜下观察可见损伤确定的损伤阈剂量值大约比以检眼镜观察的低 20%，使用电镜观察则可降低 50%。所以，各个实验者报道的损伤阈值剂量会有差别。

(2) 激光照射和观察损伤之间相隔的时间间隔　有的实验测量者是以在激光作用之后观察到眼睛视网膜的变化来确定损伤阈值剂量，有的则在照射后经过 5～10 min、1 h 或者 24～48 h 之后出现的变化来确定。观察时间延后长，得到的损伤阈值剂量会降低。据有关报道的资料，激光照射后 24 h 观察得到的阈值剂量大约为 1 h 后观察得到的数值的 80%。现在大多数测量人员在激光照射后 2～3 h 观察测量，事实上，观察时间延长到 24 h 以后对损伤阈值剂量并不产生实质性变化。

(3) 激光波长　波长在 400～900 nm 的可见激光和近红外激光，对视网膜损害程度与激光波长的关系由两个因素决定：眼睛的折光系统——角膜、房水、晶状体、玻璃体等对该波长激光的透射率 T，T 越大，激光穿过眼睛折光系统投射在视网膜上的百分比就越大，视网膜受到的损伤也就越严重；视网膜对该波长激光的吸收率 α，α 越大，透过折光系统后的激光被视网膜吸收的百分比也越大，同样视网膜受到的损伤也越严重。将这两个因素结合起来，当同样的功率/能量密度的激光投射到眼角膜上后，视网膜的损伤程度由折光系统的透射率 T 和视网膜敏感层的吸收率 α 的乘积 αT 决定，这个量称为视网膜有效吸收率，表 7-2-2 列出视网膜对几种常见激光波长的有效吸收率。视网膜的有效吸收率越高，其致伤程度也越严重，相应的损伤阈值剂量将越低。在同一损伤概率水平上，波长为 1 064 nm 的入射激光能量是 532 nm 的约 20 倍，所以波长为 532 nm 的激光损伤阈值剂量比波长为 1 064 nm 的低许多。一般来说，波长在 500～550 nm 范围的激光对视网膜的损伤阈值剂量最低，即它们对眼睛的损害最为严重；而波长短于 400 nm 和长于 900 nm 的激光，对视网膜的损伤阈值剂量则比较高。

表 7-2-2　视网膜对几种激光的有效吸收率

激光器	波长/nm	视网膜吸收率/%	屈光介质透过率/%	有效吸收率/%
钕激光	1050	0.12	0.42	0.504
红宝石激光	694.3	0.56	0.96	0.537
氩离子激光	514.5	0.70	0.80	0.56
倍频钕激光	530.0	0.74	0.88	0.651

（4）激光脉冲宽度　激光损伤阈值剂量随激光脉冲宽度不同而有差异，在总入射激光能量相同的情况下，激光脉冲宽度越窄，相应的峰值激光功率便越高，对眼睛的损伤程度将越严重，以能量密度给出的损伤阈值剂量因此也相应越小，图 7-2-1 是视网膜损伤阈值 ED_{50} 与激光脉冲宽度关系。脉冲宽度为 25~35 ps 的 Nd:YAG 超短脉冲激光，对猴视网膜的损伤阈值剂量是同一激光波长、脉冲宽度为 15 ns 的损伤阈值剂量的 1/5。所以，在讨论眼睛损伤阈值剂量时需要指出使用的激光是连续波激光还是脉冲激光，以及脉冲宽度、激光峰值功率和脉冲重复率等。

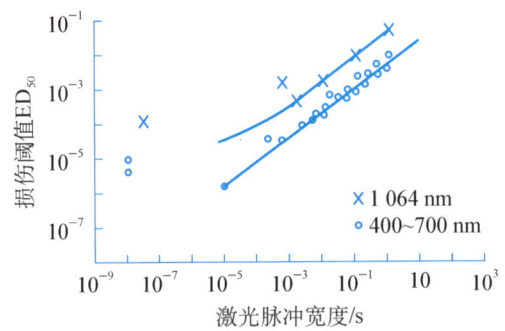

图 7-2-1　损伤阈值 ED_{50} 与激光脉冲宽度的关系

（5）在视网膜上的光斑尺寸　激光束在角膜上的斑点尺寸就是激光束通过眼睛瞳孔的尺寸，人的瞳孔尺寸是知道的（最大是 7 mm 左右）。激光束通过眼球汇聚到达视网膜的尺寸将缩小。发散角为 1 mrad 的激光束，在视网膜的光斑直径是 17 μm，比激光束在角膜上的尺寸小许多（假定激光束刚好充满瞳孔，在角膜上的光斑直径是 7 mm）。激光剂量显然与到达视网膜的剂量有很大差异。光斑直径越小，激光在视网膜上产生的热被传导越快,反之,传导将越慢,因此在一定测量时间范围内,光斑尺寸大,视网膜的损伤阈值剂量也低。但如照射时间小于 1 ms,阈值剂量与光斑尺寸大小的关系就不那么明显了。

图 7-2-2 所示是视网膜损伤阈值与激光在视网膜上的光斑尺寸关系。照射持续时间在 0.1～10 s 的范围内,当激光斑点直径为 1 mm 时,视网膜的损伤阈值功率密度大约为 1 W/cm^2;当光斑直径为 $20 \text{ }\mu\text{m}$ 时,损伤阈值功率密度便增大到 10^3 W/cm^2。在视网膜上的激光斑点尺寸大除了降低损伤阈值外,也会引起另外一个不利效应:视网膜损伤病灶将引起更严重的视力临床失调。

普通光辐射对视网膜损伤阈值剂量也出现尺寸效应,例如,用肉眼在短时间观察太阳一般不产生什么后果,但是,过望远镜或者双筒望远镜观看,会对眼睛产生不可逆的损伤。

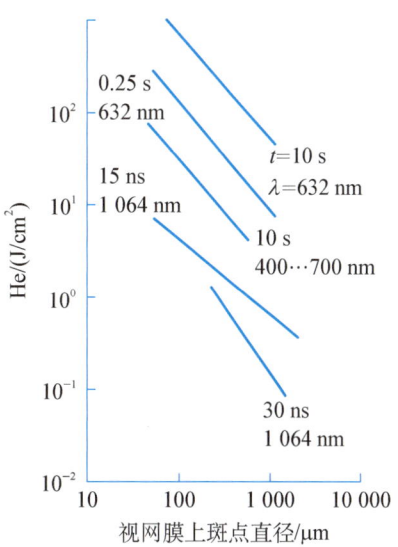

图 7-2-2 视网膜损伤阈值与光斑尺寸关系

脉冲宽度大于 10^{-3} s 时,激光损伤阈值的尺寸效应可以用损伤热模型解释。在这个时间尺度内,视网膜的损伤主要是热量,由升高的温度所决定,温度升高会引起细胞变性和酶变性,导致细胞灭亡。当照射时间足以建立热力学平衡状态时,小斑点的散热条件比大斑点好得多,大斑点中心的温度上升速率应该比小斑点快得多。按这个说法推论,当激光脉冲持续时间比较短时,这种尺寸效应该是不明显了,比如使用的激光脉冲宽度短于 10^{-3} s 时应该没有尺寸效应。但是,事实上,任意脉冲宽度的激光都观察到尺寸效应,比如使用脉冲宽度 10^{-9}～10^{-12} s 的激光也依然出现尺寸效应,这种情况下尺寸效应的产生另有机理,可能是出现非均衡加热,比如激光部分能量以声波形式散射掉,引起热损伤这部分激光能量减少,其阈值损伤剂量便降低。因此,损伤阈值尺寸效应的机理有必要进一步探讨。

激光对视网膜产生的损伤也与激光模式有关。低阶横模的激光能量空间分布与高阶横模不一样,前者的激光能量空间分布比较集中,而高阶横模激光能量空间分布较分散。因此,它们在视网膜上所成的激光光斑尺寸不一样,前者的光斑面积比后者小。如 TEM_{100} 和 TEM_{000},它们的光腰半径比值是 4.5∶1,面积相差大约 20 倍。如果这两种模式激光在视网膜处的能量密度相同,显然用 TEM_{100} 模的激光照射时,它需要的激光能量应为 EM_{000} 模的 20 倍。高阶模的眼睛损伤阈值剂量会比低阶横模的低。因此,不考虑激光束的能量(功率)空间分布,以平均功率(能量)密度作为剂量单位而求得的损伤阈值剂量,严格说来,并不能完全反映激光对眼睛视网膜损伤的真实损伤阈值剂量。

(6) 激光脉冲重复频率　这是关系激光损伤视网膜是否存在累积效应的问题。一般认为,采用重复频率脉冲激光照射得到的损伤阈值剂量(以单脉冲平均剂量计算)比单个激光脉冲的损伤阈剂量值低,不过,迄今为止有关重复频率脉冲激光照射的损伤阈值剂量研究结果也并不一致,部分实验测量结果表明,损伤阈值剂量随脉冲重复频率的增加而降低,比如以重复频率氩离子激光照射猴眼的实验测量,当激光脉冲重复率为 2 Hz 时,得到的视网膜损伤阈值剂量大约为每脉冲 $1.6\ \mu J$,而激光脉冲重复频率为 100 Hz 时便下降到大约只有每脉冲 $0.21\ \mu J$,激光脉冲重复频率进一步提高到 10 kHz 时损伤阈值剂量便降低到仅只有每脉冲 $0.11\ \mu J$。但是,也有些实验者的报告说,没有观察到采用重复频率脉冲激光照射对眼睛损伤有累加效应。

重复频率脉冲激光的损伤阈值剂量比单个脉冲激光的低,但是,当重复频率脉冲的两个激光脉冲之间间隔时间大于上述临界点(100～400 ms)时,重复频率脉冲的损伤阈值剂量就基本上与单个脉冲激光的相同,这主要是由于当两个脉冲之间的间隔时间超过视网膜的热平衡点时,热效应积累被视网膜的热扩散所抵销,因此不产生累积效应。

(7) 瞳孔大小　眼睛的瞳孔大小与视网膜接收的激光入射量有关,如果光束直径大于瞳孔,进入眼内部的总激光能量(功率)将与瞳孔面积成正比。在昼夜不同条件下,眼睛的瞳孔直径在 2～8 mm 范围变化,进入眼内的激光能量(功率)数量最大相差 16 倍左右。通常将视网膜的辐照量与角膜辐照量之比称为放大系数,当照射激光剂量恒定而且激光光斑直径不超过瞳孔直径的情况下,照射到角膜上的光斑面积越大,入射到眼内的总激光能量便越多,视网膜受到的损伤也会越严重。所以,在报告损伤阈值剂量时,要说明激光光斑直径或者面积大小。其次,眼睛的视轴越长(即眼睛介质越厚),被眼组织吸收的激光能量便越多,到达视网膜的激光能量也随之减少,引起视网膜损伤需要的入射激光能量也相应提高,或者说损伤视网膜的阈值剂量将提高。

(8) 照射部位　眼底色素多少直接与被吸收的激光能量数量有关,所以色素多的眼组织损伤阈值剂量就比色素少的眼组织阈值剂量低。因此,视网膜不同部位对激光辐射敏感度不同,其损伤阈值剂量也就不同。黄斑区视色素颗粒丰富、组织最薄,视觉中心黄斑区的激光损伤阈值剂量就比黄斑周围区的损伤阈值剂量低,可相差 2~2.5 倍。

(9) 激光照射时间　眼睛暴露在激光束的时间不同,视网膜受损伤的阈值剂量不同。一般说来,照射时间有一个临界点,照射时间长于此点,视网膜的损伤阈值剂量大体上趋向于常数,而照射时间短于此点,则损伤阈值剂量将随照射时间缩短而增加,因为在激光作用区有向周围的"冷"组织热扩散作用。不过,当入射激光强度低于某个数值时,即使激光照射时间很长也基本上不会对视网膜造成急性损伤。其次,视网膜的热平衡特征时间为 100~400 ms,激光照射时间大于 300 ms,测量得到的损伤阈值剂量接近一个常数。图 7-2-3 是视网膜损伤阈值剂量与照射时间的关系。

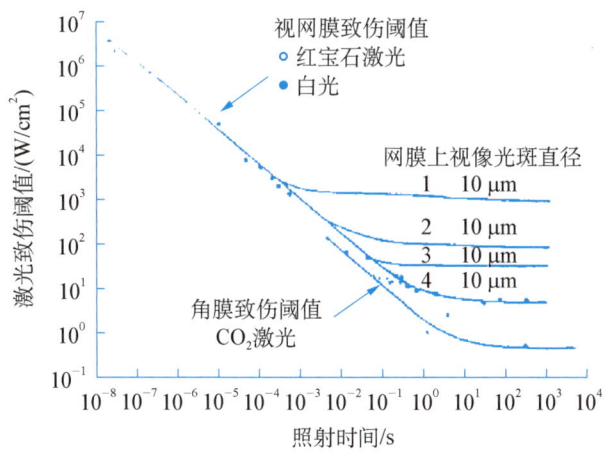

图 7-2-3　眼睛视网膜和角膜激光损伤阈值剂量与照射时间的关系

照射激光时间在 100～400 ms 有一个临界点,照射时间大于这个临界点,视网膜损伤阈值剂量大体上趋于一个常数;照射时间短于这个临界点,视网膜损伤阈值剂量随照射时间缩短而增大,这个临界点是视网膜的热平衡点。当照射时间短于这个临界点时,激光在视网膜上的热效应具有积累效应;当照射时间长于这个临界点,热积累效应被视网膜的热扩散作用所抵消。

(二) 皮肤激光损伤阈值剂量

皮肤与眼睛一样也存在损伤阈值剂量,但它的数值大大高于眼睛的数值。当皮肤吸收超过损伤阈值剂量后,在皮肤接受激光照射部位将随着照射的激光剂量增大而依次出现热致红斑、热致水泡、热致凝固、热致炭化、热致燃烧或者热致气化。

为建立皮肤激光防护标准,需要测定皮肤损伤阈值。实验测量损伤阈值一般是以肉眼可见红斑反应为判定标准,在受激光照射后即刻观察皮肤红斑发生率,采用加权概率单位法计算红斑发生率为 50% 时所对应的激光能量(功率)密度,定为皮肤损伤阈值剂量,用 MRD_{50} 表示。

1. 几种常用激光器的激光皮肤损伤剂量

测量连续波 Nd:YAG 激光器输出波长为 1.06 μm 的激光的皮肤损阈值剂量,挑选 10 名志愿者,男女各 5 名、年龄 35～53 岁,皮肤均健康,其中 3 人偏白,2 人偏黑,5 人属于一般黄色皮肤。测试前测量皮肤表面温度为 24～28.5℃。两手臂清洗后每侧共画 15 格,每位受测者左右两手臂共画 30 格。激光照射剂量有 3～5 个,每个剂量照射手臂 6 个点,左右手臂各 3 个点。每照射一个点都观察其红斑出现时间、红斑大小以及红斑消退时间,在接近 MRD_{50} 剂量中取其一块皮肤标本作组织学观察。

测量波长为 355 nm、266 nm 的紫外激光皮肤损伤阈值剂量,实验的志愿者 6 人,男性,平均年龄 50 岁。实试验者前臂屈侧皮肤从肘窝中线下 1 cm 处起划成 4×8 共 32 个方格,每个方格面积为 2 cm²。采用波长为 355 nm 紫外激光照后 24 h 内,肉眼观察红斑出现时间以及红斑状态。大剂量激光照射时一般在照射后 5 min～1 h 内,在皮肤照射区内出现红色反应,中等剂量照射时一般在 12 h 内出现红斑,小剂量照射时一般在 24 h 内出现。红斑刚一出现时仅隐约可见,随着照后时间的延长而颜色加深,轻度者呈淡红色,重度者呈鲜红色,其颜色深浅和照射剂量有关,大剂量照射者红斑呈深红色,中等剂量照射者呈鲜红色,小剂量照射者颜色呈淡红色,更小剂量照射者只在 24～48 h 内出现浅淡的红斑。使用波长为 266 nm 的紫外激光照射时引起的红斑在形态和出现时间上明显地和波长为 355 nm 的紫外激光所致红斑有很大不同。在照射后 24 h 内,所有照射点,无论照射激光剂量大小,差不多都出现了淡淡的粉红色印痕,只是在 24 h 后才因照射激光剂量不同而异,大剂量时红色加探,小剂量时颜色消失。与前面确定阈值剂量的做法相类似,根据其红斑发生率以迭代加权概率单位法求出皮肤 MRD_{50} 损伤阈值剂量。

为了配合做好激光安全防护工作,国内外许多学者都进行了皮肤激光皮肤损伤阈值剂量测量工作,表 7-2-3 给出对 120 名志愿者进行皮肤损伤阈值剂量测量的结果。

表 7-2-3 几种常见激光器皮肤损伤阈值剂量

激光器	激光波长/μm	照射时间/s	损伤阈值剂量 MRD_{50}
氦-氖激光	0.632 8	>0.25	$0.2\ W/cm^2$
氦-镉激光	0.441 6	0.25	$0.2\ W/cm^2$
氩离子激光	0.441 6, 0.515 4	>10	$0.2\ J/cm^2$
氪离子激光	0.647 1	>0.25	$0.2\ W/cm^2$
Nd:YAG 激光	1.06	10^2	$0.2\ W/cm^2$
钕玻璃激光(脉冲)	1.06	大约 10^{-3} $(5\sim100)\times10^{-9}$	$0.2\ J/cm^2$ $0.02\ J/cm^2$
二氧化碳激光器	10.6	>10	$0.1\ W/cm^2$
氮激光器(脉冲)	0.337 1	$<10^3$	$1\ mJ/cm^2$
氦-镉激光	0.325	$>10^3$	$1\ mW/cm^2$
红宝石激光(脉冲)	0.694 3	$\sim10^{-3}$ $(5\sim100)\times10^{-9}$	$0.2\ J/cm^2$ $0.02\ J/cm^2$
染料激光(脉冲)	0.5～0.7	$(0.5\sim20)\times10^{-6}$	$0.03\sim0.07\ J/cm^2$

黄色皮肤的皮肤损伤阈值介于白色皮肤和黑色皮肤之间。皮肤色素多,吸收激光能量较多,因此较低的激光能量密度就达到了损伤阈值剂量,因此肤色偏黑的损伤阈值剂量低,肤色偏白的损伤阈值剂量就稍高,表 7-2-4 给出了白人、黑人和中国人对几种激光器的激光皮肤损伤阈值剂量。

表 7-2-4　白人、黑人和中国人对几种激光器的损伤阈值剂量

激光器	激光波长/nm	照射持续时间/s	对象	损伤阈值剂 $MRD_{50}/(J/cm)^2$
红宝石激光器	694.3	$2.5\times10^{-3}\sim$ 0.35×10^{-3}	白人 黑人 中国人	$11\sim20$ $2.2\sim6.9$ $4.2\sim5.1$
钕玻璃激光器	1060	75×10^{-9} 75×10^{-9} 2×10^{-4} 3×10^{-4}	白人 黑人 中国人 中国人	$4.2\sim5.7$ $2.5\sim3.0$ $9.3\sim10.6$ $19.0\sim21.0$
CO_2 激光器	10600	1.0	白人 黑人 中国人	2.8 2.8 $2.3\sim2.7$
Nd:YAG 激光器	1060	1.0	白人 黑人 中国人	$48\sim78$ $46\sim60$ $60\sim71$
Ar^+ 激光器	488.0	1.0	白人 黑人 中国人	$4.0\sim8.2$ $4.5\sim6.0$ 5.6

即使同是黄色皮肤中国人,有的肤色偏白,有的偏黄,有的偏黑,激光损伤阈值剂量将不一样,表 7-2-5 给出几种肤色皮肤的激光损伤阈值剂量对比情况。

表 7-2-5　给出几种肤色皮肤的激光损伤阈值剂量对比

组别	$MRD_{50}/(J/cm^2)$	95%可信限/(J/cm^2)
高加索人	$48\sim78$	
中国人(偏白)	65.519	$61.295\sim70.173$
中国人(黄白)	60.989	$58.867\sim63.188$
中国人(偏黑)	52.321	$46.112\sim59.367$
黑人	$46\sim60$	

2. 影响激光皮肤损伤阈值剂量主要因素

皮肤激光损伤阈值剂量与照射的激光波长、皮肤颜色以及个体内因

等有关。

(1) 激光波长　损伤阈值剂量随激光波长变化的关系较为复杂。皮肤对不同波长光辐射的吸收系数是不相同的；短波长紫外光所引起皮肤的红斑与中、长波光辐射所致的红斑在性质上也有不同特点，如红斑的深度、界限、红斑温度、红斑的潜伏期与消失时间、红斑颜色等方面均有所不同。此外，激光皮肤损伤阈值剂量测定实验结果的可重复性也受很多因素制约。这些都与皮肤的光学特性，即光辐射在皮肤中穿透深度、激光能量在其中的散射程度等有关，相应地对皮肤的损伤情况也就不一样。长波长的可见和近红外激光的皮肤损伤阈值剂量较高，根据前面介绍的实验测量，激光波长为 266 nm 的紫外激光的人体皮肤损伤阈值剂量是 $9.20\,\mathrm{mJ/cm^2}$，波长为 355 nm 的为 $37.9\,\mathrm{mJ/cm^2}$，波长为 1 060 nm 的为 $60.99\,\mathrm{J/cm^2}$，大体上反映出损伤阈值剂量随激光波长变化的趋势是：随激光波长的增大而增大。不过，也有相反的情况，比如波长更短的激光就出现损伤阈值剂量反而降低的情况。

(2) 肤色因素　激光损伤阈值剂量与肤色有很大关系，即使都是黄种人，肤色偏黑的与偏白的损伤阈值剂量就有差别。皮肤色素多，即肤色黑者吸收的激光能量多，激光损伤阈值剂量就低，而肤色白者损伤阈值剂量就较高，例如波长为 1060 nm 的 Nd:YAG 激光的损伤阈值剂量测量结果是：皮肤偏白者的 MRD_{50} 为 $65.519\,\mathrm{J/cm^2}$，皮肤黄色的为 $60.989\,\mathrm{J/cm^2}$，偏黑者为 $52.321\,\mathrm{J/cm^2}$。

(3) 个体内因　对于紫外激光还存在个体光化反应敏感性的差别，在照射激光能量（功率）密度相同的情况下，有些人的皮肤反应可能非常敏感，但有些人则可能全无反应，或者说，对不同的人体，他们的皮肤激光损伤阈值剂量会不一样，这提示我们在考虑激光防护安全标准时，对紫外激光必须留有较大的安全系数。

三　最大容许人体激光照射剂量

照射眼睛和皮肤的最大允许照射剂量，简称 MPE（maximum permissible exposure），也称照射剂量限值，简称 EL(exposure limit)，或阈限值，简称 TLV(threshold limit value)，在正常情况下人体受到低于这个剂量水平的激光剂量照射时不会产生不良后果。使用的计量单位是

J/cm² 或 W/cm²,其数值是损伤阈值被安全系数除所得的商。考虑到长期效应,以及由动物实验结果推论到人体的差别和损伤阈值本身个体差异等因素,安全系数一般取 5～20。由此不难看出,损伤阈值剂量 MRD_{50} 比最大容许照射剂量高 5～20 倍。不过,这是人为规定的,不是激光安全与损伤之间的截然分界,而只是用来控制人员所受激光照射剂量,与激光波长、脉冲宽度或照射时间、处于危险状态的生物组织以及暴露在 400 nm～1 400 nm 的可见和近红外辐射中的视网膜成像的大小等有关。

波长范围在 400～1 400 nm 之间的激光对人眼睛造成的损伤与对向角 α 有关(对向角是从空间某点处观察激光光源所张开的角),对向角 α 大于 $\alpha_{\min}$ 激光束称为扩展激光照射,这里的 $\alpha_{\min}=1.5$ mrad,对向角 α 小于 $\alpha_{\min}$ 的称为激光束内观察。

1. 激光直射(激光束内)眼睛最大容许照射剂量

直射是指人眼睛直接对着激光器输出端观看,亦即激光束内观看。早期,一些国家和学术团体规定眼睛的最大允许照射剂量是眼睛视网膜的最大允许照射剂量。表 7-2-6 给出激光直射人眼睛,或经镜面反射入射眼睛内视网膜的最大容许照射剂量;表 7-2-7 给出激光直射人眼睛时角膜的最大容许照射剂量;表 7-2-8 给出皮肤的最大容许激光照射剂量。

表 7-2-6　激光直射(激光束内)人眼睛时视网膜的最大容许照射剂量

激光波长 λ/nm	照射时间 t/s	最大容许照射剂量/(J/cm²)
200～304	$10^{-2}\sim 3\times 10^4$	$3\times 10^{-3}\sim 6\times 10^{-3}$
305～309	$10^{-2}\sim 3\times 10^4$	$1.0\times 10^{-2}\sim 6.3\times 10^{-2}$
310～314	$10^{-2}\sim 3\times 10^4$	$1.0\times 10^{-1}\sim 6.3\times 10^{-1}$
315～400	$10^{-9}\sim 10$	$0.56t^{1/4}$
315～400	$10\sim 10^3$	1.0
315～400	$10^3\sim 3\times 10^4$	1.0×10^{-3} W/cm²
400～700	$10^{-9}\sim 1.8\times 10^{-5}$	5×10^{-7}
400～700	$1.8\times 10^{-5}\sim 10$	$1.8t^{3/4}\times 10^{-3}$
700～1 059	$10^{-9}\sim 1.8\times 10^{-5}$	$5\times C_A\times 10^{-7}$

续　表

激光波长 λ/nm	照射时间 t/s	最大容许照射剂量/(J/cm²)
700~1 059	$1.8\times10^{-5}\sim10^{3}$	$1.8C_{A}t^{3/4}\times10^{-4}$
1 060~1 400	$10^{-9}\sim5\times10^{-5}$	5×10^{-6}
1 060~1 400	$10^{-9}\sim10$	$9t^{3/4}\times10^{-8}$
700~1 400	$10^{3}\sim10^{4}$	$320C_{A}\times10^{-6}$ W/cm²
1.4~10^{3} μm	$10^{-9}\sim10^{-7}$	10^{-2}
1.4~10^{3} μm	$10^{-7}\sim10$	$0.56t^{1/4}$
1.4~10^{3} μm	>10	0.1 W/cm²

注：当 700 nm<λ<1 050 nm 时，$C_{A}=10^{0.002(\lambda-700)}$；当 1 050 nm<$\lambda$<1 400 nm 时，$C_{A}=5$。

表 7-2-7　激光(激光束内)人眼睛时角膜的最大容许照射剂量

激光波长 λ/nm	照射时间 t/s	最大容许照射剂量/(J/cm²)
200~302.5	$\leqslant10^{-9}$	3×10^{6} W/cm²
200~302.5	$10^{-9}\sim3\times10^{4}$	1.0×10^{-3}
302.5~315	$\leqslant10^{-9}$	3×10^{6} W/cm²
302.5~315	$t>T_{1}$	$C_{1}\times10^{-4}$
302.5~315	$t<T_{1}$	$0.56t^{1/4}$
302.5~315	$10^{3}\sim3\times10^{4}$	$C_{1}\times10^{-7}$ W/cm²
315~400	$\leqslant10^{-9}$	3×10^{6} W/cm²
315~400	$10^{-9}\sim10$	$0.56t^{1/4}$
315~400	$10\sim10^{3}$	1
315~400	$10^{3}\sim3\times10^{4}$	1.0×10^{-3} W/cm²
400~550	$\leqslant10^{-9}$	5×10^{2} W/cm²
400~550	$10^{-9}\sim1.8\times10^{-5}$	5×10^{-7}
400~550	$t<T_{2}$	$1.8\times10^{-3}t^{3/4}$
400~550	$10\sim10^{4}$	10^{-2}
400~550	$10^{4}\sim3\times10^{4}$	10^{-6} W/cm²
550~700	$\leqslant10^{-9}$	5×10^{2} W/cm²

续　表

激光波长 λ/nm	照射时间 t/s	最大容许照射剂量/(J/cm²)
550～700	10^{-9}～1.8×10^{-5}	5×10^{-7}
550～700	$t<T_2$	$1.8\times10^{-3}t^{3/4}$
550～700	$t>T_2$	$10C_2 10^{-2}$
550～700	10^4～3×10^4	$C_2\times10^{-6}$ W/cm²
700～1 050	$\leqslant 10^{-9}$	$5C_3 10^2$ W/cm²
700～1 050	10^{-9}～1.8×10^{-5}	$5C_3 10^{-7}$
700～1 050	1.8×10^{-5}～10^3	$1.8C_3\times10^{-3}t^{3/4}$
700～1 050	10^3～3×10^4	$320C_3\times10^{-6}$ W/cm²
1 050～1 400	$\leqslant 10^{-9}$	5×10^3 W/cm²
1 050～1 400	10^{-9}～5×10^{-5}	$C_2\times10^{-6}$
1 050～1 400	5×10^{-5}～10^3	$9t^{3/4}$
1 050～1 400	10^3～3×10^4	1.6×10^{-3} W/cm²
1 400～10^6	$\leqslant 10^{-9}$	10×10^7 W/cm²
1 400～10^6	10^{-9}～1.8×10^{-5}	10^{-2}
1 400～10^6	1.8×10^{-5}～10	$0.56t^{1/4}$
1 400～10^6	10～3×10^4	10^{-1} W/cm²

注：$T_1=10^{0.3(\lambda-295)}\times10^{-15}$，$T_2=10\times10^{0.02(\lambda-550)}$；$C_1=10^{0.3(\lambda-295)}$，$C_2=10^{0.015(\lambda-550)}$，$C_3=10^{(\lambda-550)/500}$。

表 7-2-8　皮肤的激光最大容许照射剂量

波长 λ/nm	照射时间 t/s				
	$<10^{-9}$	10^{-9}～$<10^{-7}$	10^{-7}～$<10^1$	10^1～$<10^3$	10^3～3×10^4
180～302.5			30 J/m²		
302.5～315	3×10^{10} W/m²			C_2/(J/m²)	
315～400		C_1^0/(J/m²)	C_1/(J/m²)	10^4 J/m²	10 W/m²
400～700	2×10^{11} W/m²	200 J/m²	$1.1\times10^4 t^{0.25}$ J/m²	2 000 W/m²	
700～1 400	$2\times10^{11}C_4$ W/m²	$200C_4$ (J/m²)	$1.1\times10^4 t^{0.25}C_4$ J/m²	$2 000C_4$ W/m²	
1 400～10^6	10^{11} W/m²	100 J/m²	$5 600t^{0.25}$ J/m²	1 000 W/m²	

2. 3种常用激光医疗机的最大允许照射剂量

表7-2-9给出3种常用激光医疗机的人眼睛和皮肤的最大允许照射剂量$E(W/m^2)$。Q开关Nd:YAG激光器的人眼睛最大允许辐照度值最小,说明这种激光器对眼睛的危害性较大,容易引起视网膜损伤;而CO_2激光器的皮肤最大允许辐照度值最小,说明这种激光对皮肤的伤害性较大,皮肤表层组织容易吸收这种激光辐射而引起热损伤,而这种激光的人眼最大允许辐照度值最大,这是因为波长小于400 nm或大于1 400 nm的激光辐射几乎全部被角膜吸收,不能到达视网膜,最大的危害是对晶状体或角膜的损伤,所以它对眼睛的危害性相对会小一些。

表7-2-9　3种常用激光医疗机的最大允许照射剂量$E(W/m^2)$

	$E_{MPE人眼}/(W/m^2)$	$E_{MPE皮肤}/(W/m^2)$
He-Ne激光治疗机	25.4	2 000
Q开关Nd:YAG激光治疗机	7.9	3.16×10^{11}
CO_2激光治疗机	1 000	1 000

3. 漫反射激光或者扩展激光束的最大容许照射剂量

激光投射到漫反射面上产生的漫反射构成扩展光源,它在视网膜上形成的光斑尺寸常常超过100 μm(由于激光的点光源性能,激光通过眼球聚焦在视网膜上形成的光斑尺寸在10~20 μm)。由于发光面积大,在视网膜上的激光剂量减少,大约只有点光源时的1/10,表明这会降低对视网膜的危害性。表7-2-10给出漫反射激光或者扩展激光束照射人眼睛视网膜的最大容许剂量,表7-2-11是漫反射激光或者扩展激光束照射人眼睛角膜的最大容许剂量。

表7-2-10　漫反射激光或者扩展激光束照射人眼睛视网膜的最大容许剂量

激光波长λ/nm	照射时间t/s	最大容许照射剂量/(J/cm^2)
200~304	$10^{-2} \sim 3 \times 10^4$	$3 \times 10^{-3} \sim 6 \times 10^{-3}$
305~309	$10^{-2} \sim 3 \times 10^4$	$10 \times 10^{-2} \sim 6.3 \times 10^{-2}$
310~314	$10^{-2} \sim 3 \times 10^4$	$1.0 \times 10^{-1} \sim 6.3 \times 10^{-1}$
315~400	$10^{-9} \sim 10$	$0.56 t^{1/4}$
315~400	$10 \sim 10^3$	1.0

续　表

激光波长 λ/nm	照射时间 t/s	最大容许照射剂量/(J/cm^2)
315～400	10^3～3×10^4	1.0×10^{-3} W/cm^2
400～700	10^{-9}～10^-	$10t^{1/3}$ J/(cm^2 sr)
700～1 400	10^{-9}～10	$10C_A t^{1/3}$ J/(cm^2 sr)
700～1 400	10～0^3	$3.8C_A t^{1/3}$ J/(cm^2 sr)
700～1 400	10^3～3×10^4	$0.64C_A t^{1/3}$ J/(cm^2 sr)
1.4～10^3 μm	10^{-9}～10^{-7}	10^{-2}
1.4～10^3 μm	10^{-7}～10	$0.56t^{1/4}$
1.4～10^3 μm	>10	0.1 W/cm^2

注：当 700 nm$<\lambda<$1 050 nm 时，$C_A=10^{0.002(\lambda-700)}$；当 1 050 nm$<\lambda<$1 400 nm 时 $C_A=5$。

表 7-2-11　漫反射激光或者扩展激光束照射人眼睛角膜的最大容许剂量

激光波长 λ/nm	照射时间 t/s	最大容许照射剂量/(J/cm^2)
200～302.5	$\leqslant 10^{-9}$	3×10^6 W/(cm^2 sr)
200～302.5	10^{-9}～3×10^4	1.0×10^{-3}
302.5～315	$\leqslant 10^{-9}$	3×10^6 W/(cm^2 sr)
302.5～315	$t>T_1$	$C_1\times10^{-4}$
302.5～315	$t<T_1$	$0.56t^{1/4}$
302.5～315	10^3～3×10^4	$C_1\times10^{-7}$ W/(cm^2 sr)
315～400	$\leqslant 10^{-9}$	3×10^6 W/(cm^2 sr)
315～400	10^{-9}～10	$0.56t^{1/4}$
315～400	10～10^4	1
315～400	10^3～3×10^4	1.0×10^{-3} W/(cm^2 sr)
400～550	$\leqslant 10^{-9}$	10^7 W/(cm^2 sr)
400～550	10^{-9}～10	$10t^{1/3}$
400～550	10～10^4	21
400～550	10^4～3×10^4	2.1×10^{-3} W/(cm^2 sr)
550～700	$\leqslant 10^{-9}$	10^7 W/(cm^2 sr)

续 表

激光波长 λ/nm	照射时间 t/s	最大容许照射剂量/(J/cm²)
550~700	10^{-9}~10	$10t^{1/3}$
550~700	$t < T_2$	$21C_2$
550~700	$t > T_2$	$8.3t^{3/4}$
550~700	10^4~3×10^4	2.1×10^{-3} W/(cm² sr)
700~1400	$\leqslant 10^{-9}$	$10^7 C_3$ W/(cm² sr)
700~1400	10^{-9}~10	$10C_3 t^{1/2}$
700~1400	10~10^3	$8.3C_3 t^{3/4}$
700~1400	10^3~3×10^4	$0.64C_3^3$ W/(cm² sr)
1400~10^6	$\leqslant 10^{-9}$	10^7 W/(cm² sr)
1400~10^6	10^{-9}~5×10^{-5}	10^{-2}
1400~10^6	5×10^{-5}~10^3	$0.56t^{1/4}$
1400~10^6	10^3~3×10^4	10^{-1} W/(cm² sr)

注：$T_1 = 10^{0.3(\lambda-295)} \times 10^{-15}$，$T_2 = 10 \times 10^{0.02(\lambda-550)}$；$C_1 = 10^{0.3(\lambda-295)}$，$C_2 = 10^{0.015(\lambda-550)}$，$C_3 = 10^{(\lambda-550)/500}$。

7-3 激光产品安全性评价

做激光照射治疗或者激光手术时，人体会产生有害的烟雾、蒸气和噪声等。大功率激光医疗仪器输出的激光束还会产生某种辐射，同样也会给医务人员和病人的健康构成威胁。评价激光医疗仪器设备使用安全性主要从3个方面考量：激光束对人体伤害潜在的危险性；激光医疗设备危险性以及工作环境状况。

一、激光安全性评价参数

通常采用3个参数评价激光医疗仪器设备的安全性，它们是激光可达发射极限（AEL）、激光标称眼危害距离（NOHD）和最大激光允许照射量（MPE）。其中最大激光允许照射量在前面已经介绍过，下面主要介绍前面两个参数。

(一) 激光可达发射限

通常指激光通过一个特定光圈在特定距离和一定光谱范围内最长照射时间内的最大功率或最大能量。根据激光的输出能量和引起损伤的能力分级,主要依据是激光可达发射极限值,一个级别的激光产品的输出激光参数必须小于或等于该级别的激光可达发射极限值,并且大于下一级别的激光可达发射极限值。

1. 发射限值

根据我国现在执行的国家标准 GB7247.1—2001,不同类别激光器产品的可达发射极限值列于表 7-3-1。

表 7-3-1 不同类别激光产品的可达发射极限值(国家标准 GB7247.1—2001)

AEL 值	1 类	2 类	3A 类	3B 类
查表结果	$1.2\times10^{-4}C_4C_6$ W	—	$6\times10^{-4}C_4C_6$ W $3.2C_4C_6$ W/m^2	0.5 W
计算结果	0.22 mW	—	1.10 mW 和 5.82 W/m^2,即 0.22 mW(辐照度测量条件下)	0.5 W

其中,$C_4 = 10^{0.002(\lambda-700)} = 10^{0.002(830-700)} = 1.8197$,$C_6 = 1$,对向角 $\alpha < 1.5$ mrad。

根据最新的国际标准 IEC60825—1:2001,不同类别激光器产品的可达发射极限值列于表 7-3-2。

表 7-3-2 不同类别激光产品的可达发射极限值(国际标准 IEC60825—1:2001)

AEL 值	1 类	1M 类	2 类	2M 类	3R 类	3B 类
查表结果	$3.9\times10^{-4}C_4C_7$ W	辐射功率 0.5 W,并且辐照度测试条件下的功率极限 $3.9\times10^{-4}C_4C_7$ W	—	—	$2.0\times10^{-3}C_4C_7$ W	0.5 W
计算结果	0.71 mW	辐射功率 0.5 W,并且辐照度测试条件下的功率极限 0.71 mW	—	—	3.64 mW	0.5 W

其中，$C_4 = 1.8197$；$C_7 = 1$，$700\ \text{nm} \leqslant \lambda < 1150\ \text{nm}$。

2. 测量

准确地测量医用激光器的 AEL 对安全使用激光医疗仪器设备有很重要的实际意义，图 7-3-1 是测量光路图。根据 GB 7247.1—2001《激光产品的安全第一部分：设备分类、要求和用户指南第 8 章的要求：无论在操作、维护还是检修过程中，使激光器发射水平达到极大，接触人员可能接触的空间各点无任何遮挡，对测量可达发射极限光路参数作了如下选择：对于激光对向角 α 小于 1.5 mrad 的情况下，安排激光通过直径为 7 mm 圆形光阑，再经过紧贴它的双凸镜($f=35$ mm)传输，最后通过直径为 3.5 mm 的光阑，在这个光阑后面放置数字式功率计测量。对向角是指表观光源(包括漫反射)在观察者眼睛或测量点所张的视角。对于那些对向角小于 $\alpha_{\min}$ 和大于 $\alpha_{\max}$ 的光源，AEL 值与光源的尺寸无关。任何大于 $\alpha_{\max}$ 的角度将被限定在 $\alpha_{\max}$，而任何小于 $\alpha_{\min}$ 的角度将被限定为 $\alpha_{\min}$。使用的光阑孔径也与对向角有关，当对向角 α 小于或等于 1.5 mrad 时，用 7 mm 圆形光阑来测量，以 100 nm 为测量距离；当对向角 α 大于 1.5 mrad 时，用 50 mm 圆形光阑来测量，测量孔径在 GB 7247.1—2001《激光产品的安全第 1 部分：设备分类、要求和用户指南中，对 $\alpha_{\min}$ 和 $\alpha_{\max}$ 分别规定为 1.5 mrad 和 100 mrad。检测必须考虑测量过程中的所有误差、统计不确定度，因为其测量准确性对能否安全地使用医疗激光设备有着至关重要。

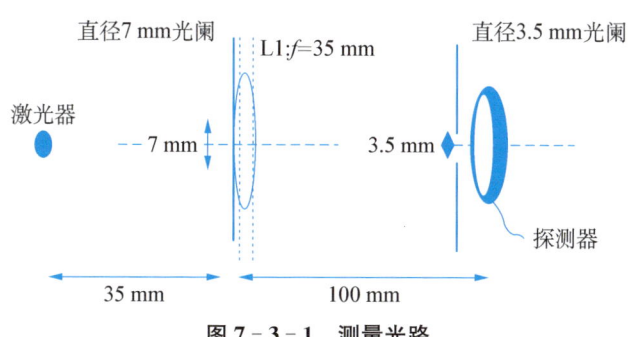

图 7-3-1　测量光路

(二) 标称眼睛危害距离(NOHD)

这是指光束辐照度或辐照量等于相应角膜的最大允许照射量(MPE)的距离。NOHD 主要取决于激光输出特性、MPE、使用的光学系统类型和大气对光束传输的影响。在距离激光器大于 NOHD 的范围对裸眼不会造成危害,但如果使用放大观察光学辅助器时可能会有危害,此时就需要用扩展标称眼危害距离来表征。标称眼危害距离(NOHD)可以由下面式子计算:

$$NOHD = a(4kP_0/\pi E_{MPE})^{1/2}/\theta^2, \quad (7-3-1)$$

式中,k 是修正因子,其值在 $1\sim 2.5$ 范围内,理想高斯光束的 $k=1$;P_0 是连续激光器的总辐射功率(辐射通量)或脉冲激光器的平均辐射功率;E_{MPE} 是最大允许辐照度;θ 是激光光束发散角;a 是激光束直径。

如果激光输出后使用光学仪器观看激光束,且光学仪器是激光治疗机的一个组成部分,那么因为激光束通过光学仪器的光学系统时将增大或者减小激光束的直径、发散角,因此需要计算由光学系统变换的激光束来计算标称眼睛危害距离,如果光学系统是单个光学元件,比如单个透镜,那么 NOHD 将由下面式子计算:

$$NOHD = f(4kP_0/\pi E_{MPE})^{1/2}/\theta d, \quad (7-3-2)$$

式中,d 是在透镜处的激光光斑直径。

如果使用汇聚透镜,激光束在透镜的焦点附近产生的激光剂量会很高,而在焦点以后激光束则以更大的发散角度传播。因此,达到最大容许照射剂量的距离会比没有使用透镜时的危险区域长度短许多,其标称眼睛危害距离为

$$NOHD = (f_0/b)4P/\pi MPE)^{1/2}, \quad (7-3-3)$$

式中,f_0 是透镜的焦距,b 是到达透镜表面的激光束直径。举例来说,输出功率为 100 W 的 Nd:YAG 激光通过一只焦距为 5 cm 的透镜传输,假定在透镜表面的激光束直径是 1 cm,由计算得到的标称眼睛危害距离为 14.1 m。

在光路上的光纤也有类似于透镜的作用,对于激光手术使用的多模光纤,其标称眼睛危害距离由下面式子表示:

$$NOHD = (1.7/NA)(P/\pi MPE)^{1/2}, \quad (7-3-4)$$

式中,NA 是光纤的数值孔径(大多数多模光纤的 NA 值是 0.2 左右),如果使用的是单模光纤,上面式子做如下修改:去掉式中的 π,因子$(1.7/NA)$改为(ω_0/λ),这里的 ω_0 是在光纤出口处最小激光束腰,λ 是激光波

长。例如,数值孔径 NA=0.2 的多模光纤连接输出功率为 100 W 的 Nd:YAG 激光器,其标称眼睛危害距离大约为 12 m,或者说,在光路中放置光纤与放置透镜的激光器系统,标称眼睛危害距离大致相同。

有一些激光产品输出的激光束并非圆形,比如经常使用的半导体激光器、准分子激光器等,输出孔径是矩形,激光束在 x、y 方向的发散角不同,束在距离 L 处的剂量 $E_{矩}$ 由下面式子表示:

$$E_{矩} = \kappa P/[a + 2L\tan(\theta_1/2)] \cdot [b + 2L\tan(\theta_2/2)], \quad (7-3-5)$$

式中,κ 是几何常数,它可取大于 1 的数(对于发散角小的半导体激光器,κ 可取 1.27);θ_1 和 θ_2 分别是激光束在 x 方向和 y 方向的发散角;a 和 b 分别是光束在 x 方向和 y 方向的直径。在小发散角时上面式子可简化,并可得到标称眼睛危害距离

$$NOHD = (\kappa P/\theta_1\theta_2 MPE)^{1/2}。 \quad (7-3-6)$$

大多数半导体激光器在每个方向的光束发散角往往是几百毫弧度,不适合采用小角度近似处理(发散角度小于 10°时,近似精度不超过 1%;发散角小于 20°时,近似精度不超过 5%)。

表 7-3-3 给出 3 种医疗上常用氦-氖激光器、Q 开关 Nd:YAG 激光器和 CO_2 激光器的标称眼危害距离计算值。这 3 种激光器的 NOHD 值都不同,危害性有很大差别,这进一步说明,制造商所提供的激光器输出功率及危害等级分类并不足以表明激光器的危害程度。为了保证医用激

表 7-3-3　3 种医疗上常用激光器的标称眼危害距离计算值

	P_0/W	NOHD/m
He-Ne 激光器	3.25×10^{-2}	41.2
Q 开关 Nd:YAG 激光治疗机	7.85	244.4
CO_2 激光器	5.13	16.85
	10.22	24.24
	15.31	29.92
	20.10	34.45
	25.48	38.93

光设备的操作者和患者的人身安全，必须测量和计算主要的安全参数，采取相应的防护措施来避免伤害。

医用激光设备的操作者和患者在距离激光器大于 NOHD 的区域基本上是完全安全的，不需要采取额外的安全措施。但是，在距离激光器小于 NOHD 的范围内，必须配戴针对特定波长和特定激光模式的激光防护眼镜。

二 激光安全标准

这是人眼睛以及皮肤承受激光辐射的规范，它是根据实验研究取得的最适用的资料所确定的。

美国标准协会(ANSI)设立的激光安全委员会，组织多方面的专家经过调研，在 1973 年公布了"激光安全使用 Z‐136、1‐1973"安全标准，随后在 1976 年和 1980 年又对该标准进行了两次补充和修改，公布了 Z136—121976、Z136—121980，1993 年又制定了一系列其他激光安全标准，主要有 Z136.1 激光安全使用标准，Z136.2 二极管和 LED 激光的光纤通信安全使用标准，Z136.3 卫生保健设备中的激光安全使用标准，Z136.5 科研与教育机构中的激光安全使用标准，Z136.6 户外激光的安全使用标准等。这些标准在 2000 年又在最大允许照射剂量、激光指示器的安全使用、激光安全标志以及与国际电工委员会(IEC)制定的标准协调统一等 4 个方面做了修改，修订后的标准也被大部分欧洲安全组织所采用。

除美国外，其他一些国家，如英国、西德、澳大利亚、法国、瑞典、波兰、俄罗斯、加拿大以及中国等都制订了自己独立的激光安全标准。1980 年 9 月，中国国家学技术委员会组织有关专家大约 80 人就激光防护标准问题进行讨论，会后成立了全国激光安全防护标准研究协作组，成员主要有上海第二医科大学、中国军事医学科学院、上海医科大学、广州中山医学院、西安医学院、中国计量科学研究院、天津市激光研究所、天津市劳动卫生研究所、天津市眼科医院等单位。协作组对北京、上海、天津、西安、河南、东北等地从事激光的工作人员作了调查，了解到激光急性事故发生的原因以及长期接触激光人员健康体检情况，并安排了激光损伤阈值实验测量。综合实验研究结果、国际上的激光安全标准资料及调研资料等 3 方面的情况，1985 年起草了一份激光安全标准，并在征求全国几十个激光生产或研究单位的意见基础上,几经修改制订了激光安全标准建议稿,1986年12月,国家劳动卫生标准委员会通过了该标准。

中国现在关于激光安全方面的标准有50余种,涉及的内容包括:

① 激光产品安全标准,如 GB7247.12 2001《激光产品的安全》第1部分:设备分类、要求和用户指南;GB9706.20 2000《医用电气设备》第2部分:诊断和治疗激光设备安全专用要求。

② 激光防护设备安全标准,如 GB/T17736 1999《激光防护镜主要参数测试方法》、GB18151 2000《激光防护屏》。

③ 激光安全标志的标准,如 GB18217 2000《激光安全标志》。

④ 激光作业场所安全标准,如 GB10435 1989《作业场所激光辐射卫生标准》、国家行业标准 JB/T552 4291《实验室激光安全规则》、国家机械行业标准 JB/T5524—91《实验室激光安全规则》。

除此之外,还有激光参数,激光术语等与激光相关的标准。

(一) 激光产品安全等级

世界标准化组织根据激光器输出的激光可达发射限度值(AEL),划分几个等级,一个级别的激光器对应一个 AEL 值,其输出发射的激光辐射强度应该小于该 AEL 值,但大于下一等级的 AEL 值,在安全标准中通常将激光产品分为4个等级。其实,激光产品的级别与很多因素均有密切关系,除了激光可达发射限度值之外还有诸如激光波长、激光输出的连续性、时间基准、表观光源对向角、激光产品输出功率等。根据 GB7247.1—2012 中的定义,AEL 为所定激光产品级别内允许的最大可达发射值,对于重复脉冲激光器,其级别的划分给出了3条准则:

① 激光脉冲串中任一激光脉冲的照射量不超过单脉冲的 AEL。

② 发射的激光持续时间为 T 的一脉冲串的平均功率 AEL,不得超过持续时间为 T 的单脉冲 AEL 所对应的功率。发射持续时间是指人员接触激光辐射的单脉冲、脉冲串、系列脉冲或连续激光运转所持续的时间。单激光脉冲的发射持续时间是脉冲前沿半功率点和后沿半功率点之间的时间差。脉冲串(或脉冲串的子段)的发射持续时间是前导脉冲第一个半功率峰值点和后续脉冲的最后一个半功率峰值半高点之间的持续时间。

③ 对于恒定的激光脉冲能量和激光脉冲持续时间,每个单脉冲激光的能量不得超过单激光脉冲的 AEL 值与修正因子 C_5 的乘积。

激光产品的制造商或其代理商有责任对激光产品进行正确的分级,

要在综合考虑其出厂后,任何时间工作时可接触的全部辐射波长和输出功率的基础上分级,并将其划分到相应的最高级别上。在实际检测中,申报的激光产品的功率、能量已经设定,所以,根据激光产品的输出特性来预判断产品级别其实是很有意义的。

将激光产品分级,并分别做标记和说明,警示其对人体损伤程度,并规定它们相应的防护措施,能够起到保证激光器和激光仪器设备的使用安全的作用。

1. 1级激光产品

这是输出激光功率或者能量最低的激光产品,多数是波长在红外或在非可见光区(激光波长大于1 400 nm)的激光二极管以及采用它们的激光仪器产品,如条码扫描仪和CD唱机等。在正常使用情况下,这级激光器或者激光仪器输出的激光束不会造成人体损伤,即使直径$\phi 80$ mm的光学仪器会聚其输出的激光束,也不致引起人眼睛损伤。所以,可以免于防护控制。表7-3-4给出了这个等级激光产品的激光可达发射限度值。

这级激光产品通常又分出一个亚级别,即1M级激光产品。在通常的使用工作条件下,使用这级激光产品是安全的,但是如果使用激光仪器裸眼束内观察,则眼睛可能会超出承受最大容许激光照射剂量水平,导致眼睛损伤;其次,裸眼束内观察可见光范围的激光时还可能出现炫目现象。

表7-3-4 1级激光产品的激光可达发射限度值

波长 λ/nm \ 辐射时间 $t(s)$	$<10^{-9}$	$5\times10^{-5}\sim 10$	$10^4 \sim 3\times10^4$
200~302.5		$2.4 \cdot 10^{-5}$ J	
302.5~315	2.4×10^4 W	$7.9\times10^{-7} C_1$ J	$7.9\times10^{-7} C_2$ J
315~400		($t > T_1$)	7.9×10^{-6} W
400~700	200 W	$7\times10^{-4} t^{0.75}$ J	3.9×10^{-7} W
700~1 050	$200 C_4$ W	$7\times10^{-4} t^{0.75} C_4$ J	$1.2\times10^{-4} C_4$ W
1 050~1 400	2×10^3 W	$3.5\times10^{-3}\times t^{0.75}$ J	6×10^{-4} W
1 400~10^5	8×10^4 W	$4.4\times10^{-3} t^{0.25}$ J	8×10^{-4} W
$10^5\sim 10^6$	10^7 W	$0.56 t^{0.25}$ J	0.1 W

2. 2级激光产品

这也是属于低激光功率范围的激光产品,在可见光波段(波长 400~700 nm)、连续输出激光功率大于第一级激光产品,但不超过 1 mW,发射激光时间大于 0.25 s。这里选择发射时间至 0.25 s 是因为人的眼睛对强光条件反射自动关闭眼睑所谓"眨眼反应"需要 0.25 s 的时间。以脉冲式输出激光时,输出激光能量水平不能超过 0.1 μJ(在激光安全标准中把激光发射时间大于或等于 0.25 s 的激光产品器定为连续输出激光产品),发射时间小 0.25 s 的定为脉冲式输出激光产品。对于重复脉冲(脉冲重复率超过 1 Hz 的激光产品,根据其总脉冲工作时间,即脉冲数乘单脉冲宽度,分别归为连续的或单脉冲输出激光产品)。但应该注意,这一级激光产品输出的激光束确实是存在人体损伤的危险性的,因此应该贴上标签,警告人们不要盯着其输出的激光束,如果长期凝视这级激光产品输出的可见波段激光,可能引起视网膜损伤。表 7-3-5 列出了这级激光产品的激光可达发射限度值,典型的 2 级激光产品是激光笔和激光针。

表 7-3-5 2级激光产品的激光可达发射限度值

波长 λ/nm	辐射时间 t/s	Ⅲ级边界值
400~700	1<0.15	同Ⅰ级边界值
	1≥0.25	10^{-3} W

这级激光产品通常也分出一个亚级,即 2M 级激光产品,短时间内裸眼观察其输出激光不构成危害,但是如果使用光学仪器裸眼束内观察,则可能会对眼睛造成损伤。

3. 3级激光产品

这是输出中等程度激光功率的激光器和激光系统,其输出激光功率大于第 2 级,但小于 0.5 W。以激光功率 1 mW 作为 2 级和 3 级激光产品的分界。因为眼睛对强光的瞬目反射时间 150~200 ms,保守取 250 ms 做为人眼睛对强光的回避反应时间;可见光激光 250 ms 照射时间最大容许激光照射剂量为 2.5 mW/cm²,人的瞳孔在白天阳光下的瞳孔直径 ϕ 为 7 mm,由此计算得到的激光功率为 0.96 mW,因此设定功率大约 1 mW 为 2 级和 3 级激光器产品的分界。

如果直视其输出激光束,在眼的自然回避反应时间(250 ms)内,即可引起眼睛严重损伤,但其漫反射激光对眼睛无明显危害,对皮肤亦不引起严重损害。

使用这级激光产品时必须采取防护措施,并设有"危险"字样标志,同时还需要采用控制措施,保证不发生直视其输出的激光束或镜面反射的激光束。

这级激光产品输出的激光可达发射限度值列于表7-3-6,典型的3级激光产品为理疗激光系统和一些眼科医疗激光系统。

表7-3-6 3a级激光产品的激光可达发射限度值

波长 λ/nm \ 辐射时间 t/s	$<10^{-9}$	$5\times10^{-5}\sim0.25$	$10^3\sim3\times10^4$
200~302.5			1.2×10^{-4} J
302.5~315	1.2×10^5 W		$4\times C_4\times10^{-6}$ J
315~400		$4C_1\times10^{-6}$ J	4×10^{-3} W
400~700	1 000 W	$3.5\times10^{-3}t^{0.75}$ J	5×10^{-3} W
700~1 050	1 000 W$\times C_5$	$3.5\times10^{-3}t^{0.75}$	$6\times10^{-k}\times C_4$ W
1 050~1 400	10^6 W	$1.8\times10^{-3}t^{0.75}$ J	3×10^{-3} W
1 400~10^5	4×10^5 W	$2.2\times10^{-3}t^{0.25}$ J	4×10^{-3} W
$10^5\sim10^6$	5×10^7 W	$2.8t^{0.25}$ J	0.5 W

表7-3-6 3b级激光产品的激光可达发射限度值

波长 λ/nm \ 辐射时间 t/s	$<10^{-9}$	$10^{-9}\sim0.25$	$0.25\sim3\times10^4$
302.5~315	$1.25\times10^4 C_2$ W	$1.25\times10^{-3}C_2$ J	$5\times10^{-3}C_2$ W
315~400	1.25×10^8 W	0.125 J	0.5 W
400~700	3.14×10^{11} W/m²	$3.14\times10^5 t^{0.33}$ J/m² 和 $<10^5$ J/m²	0.5 W
700~1 050	$3.14\times10^{11}C_4$ W/m³	$3.14\times10^5 C_4 t^{0.33}$ J/m² 和 $<10^4$ J/m²	0.5 W

续　表

波长 λ/nm ＼ 辐射时间 t/s	$<10^{-9}$	$10^{-9}\sim 0.25$	$0.25\sim 3\times 10^4$
$1050\sim 1400$	1.57×10^{12} W/m^2	$1.57\times 10^6 t^{0.33}$ J/m^2 和 $<10^5$ J/m^2	0.5 W
$1400\sim 10^6$	10^{14} W/m^2	10^5 J/m^2	0.5 W

注：C_1（用于 302.5 nm $\leqslant \lambda \leqslant$ 400 nm）$= 5.6\times 10^3 \times t^{0.25}$，

T_1（用于 302.5 nm $\leqslant \lambda \leqslant$ 315 nm）$= 10^{0.8(\lambda-295)}\times 10^{-15}$，

C_2（同上）$= 10^{0.2(\lambda-295)}$，

T_2（用于 550 nm $\leqslant \lambda \leqslant$ 700 nm）$= 10\times 10^{0.02(\lambda-550)}$，

C_3（同上）$= 10^{0.015(\lambda-550)}$，

C_4（用于 700 nm $\leqslant \lambda \leqslant$ 1059 nm）$= 10^{[(\lambda-700)/515]}$。

这级激光产品通常又分为 3a 和 3b 两个亚级，3a 级激光产品在波长在 400～700 nm 范围允许连续输出功率为 5 mW，脉冲激光产品输出激光功率临界值为一级激光产品的 5 倍。所以，激光剂量超过了激光直接照射的最大容许剂量，但是在绝大多数情况下造成的损伤很小，损伤程度会随着照射时间持续时间而增加。通过聚光元件后则会产生较大的危害。激光功率在 1～5 mW 范围内的连续波可见光氦-氖激光器属于这一级激光产品。3b 级激光产品输出的激光波长在可见光波段或不可见光波段，连续输出激光输出激光功率不超过 0.5 W，脉冲激光辐射强度必须小于 10^6 J/m^2，直视可产生危害。它们输出的激光通过镜面反射或在光束内观察都会产生危害。除了高功率 3b 级激光产品之外，其他的 3b 级激光产品输出的激光的漫反射激光对人体不会产生损害。输出 5～500 mW 范围内的连续波可见光氦-氖激光器属于这一级激光产品。

4. 4 级激光产品

这是大功率激光器及其激光系统，输出的激光束存在极大的潜在危害性，可以引起燃烧，可达发射限度值比表 7-3-6 列出的 3 级激光产品高。不仅直视和镜面反射的激光都会产生人体伤害，其漫反射激光也产生人体危害，所以这一级激光器及其激光器系统需要采取更多的限制措施和安全警告。大多数用于激光手术的激光器系统属于这一级激光产品。

表 7-3-7 列出了连续输出可见光输出激光产品分级的功率水平。

综合起来，这 4 级激光产品的发射激光可达发射限度值和对人体产生的损伤程度列于表 7-3-8。

表 7-3-7　连续可见光输出激光产品的分级

级别	1 级	2 级	3a 级	3b 级	4 级
激光功率	0.39 μW 以及	1 mW 以下	5 mW 以下	0.5 W 以下	0.5 W 以上

表 7-3-8　各级激光产品的激光可达发射限度值和对人体产生的损伤程度

分级	损伤
1 级	使用原则上安全，结构上也安全。无论在什么条件下这级激光产品对人体产生的激光照射剂量都不超过最大容许照射剂量
2 级	输出可见光激光(波长 400～700 nm)。脉冲输出以 1 级激光产品为准，连续输出激光功率上限 1 mW，有耀眼感觉，眨眼(大约 0.25 s)可获得安全保护
3a 级	激光功率或者能量为 1 级激光产品的(可见光连续输出的为 2 级激光产品)的 5 倍，连续可见光激光至 5 mW，眨眼可获得安全保护，但是用眼镜等光学器具在光束内观察很危险
3b 级	波长 315 nm 以上、连续输出功率 0.5 W 以下；脉冲激光剂量在 10 J/cm² 以下。激光束内(包括镜面反射)观察很危险，但观察反射的非聚焦脉冲激光危险性不大
4 级	发射 3b 级以上的激光剂量，波长在可见光及近红外波段，漫反射激光有损伤；存在皮肤损伤和引起火灾的危险

激光对皮肤的伤害比对眼睛的伤害相对要轻一点。激光对角膜的伤害会导致永久性的视力丧失，而激光对皮肤的伤害一般是可以治愈的。不过，随着紫外激光器和高功率激光器的广泛应用，激光对皮肤的伤害也随之严重起来。1 级、2 级和 3a 级激光不会对皮肤产生伤害，3b 级和 4 级激光产品对皮肤会产生不同程度的伤害。暴露于波长 250～380 nm 的激光中的皮肤会发生灼伤、皮肤癌和皮肤加速老化等现象，尤其是波长在 280～315 nm 紫外到蓝光波段的激光对皮肤的伤害最严重，暴露于波长 280～400 nm 波段的激光中的皮肤会加速色素沉积，波长在 310～600 nm 波段的激光会使皮肤产生光敏应，波长在 700～1 000 nm 波段的激光会使皮肤灼伤或角质化。

5. 中国激光产品安全分级

中国最新的激光安全和分级标准是 2012 年发布的 GB 7247.1—2012《激光产品的安全》第 1 部分:设备分类、要求,医用激光安全标准是 2000 年发布的 GB 9706.20—2000《医用电气设备》第 2 部分:诊断和治疗激光设备安全专用要求,以及即将实施的关于激光产品分类测量的标准是 GB/T 7247.13—2013《激光产品的安全》第 13 部分:激光产品的分类测量。新标准中,将激光产品分为第 1 级、第 1M 级、第 2 级、第 2M 级、第 3R 级、第 3B 级和第 4 级。

(1) 第 1 级激光产品　在正常操作下其输出的激光不会产生伤害,即使在使用光学仪器观察时也仍然是安全的。

(2) 第 1M 级激光产品　在正常操作下其输出的激光不会产生伤害,但使用光学仪器观察时可能会造成眼睛损伤。

(3) 第 2 级激光产品　发射的激光波长范围在 400～700 nm 的可见光激光产品,瞬时照射是安全的,但是有意注视激光束可能有危害,在使用光学仪器观察时并不增加对眼睛的损伤风险。

(4) 第 2M 级激光产品　发射的激光波长范围在 400～700 nm 的可见光波段,仅对裸眼短时照射是安全的。但是,使用光学观察仪器时受到的照射可能会造成眼睛损伤。

(5) 第 3A 级激光产品　在直接光束内观察时可能超过最大允许照射量,但是在大多数情况下损伤风险相对较低,因为其 AEL 值仅是第 2 级激光产品(可见激光束)第 1 级激光产品(不可见激光束)的 5 倍。损伤的风险随着照射持续时间的增加而增强。因为风险较低,其适用的制造要求和用户控制措施较 3B 级激光产品少。

(6) 第 3B 级激光产品　裸眼束内观察就会对眼睛造成伤害,包括意外造成的短时间暴露在光辐射中。其漫反射激光一般是安全的。

(7) 第 4 级激光产品　其输出激光可达发射限度值在第 3 级以上,不仅在直视时会对眼睛造成伤害,其漫反射的激光也会造成意外伤害。不仅会对眼睛造成伤害,也可能伤及皮肤,甚至引起火灾。该级产品要严格管理与控制。

(二) 激光产品使用安全通则

(1) 使用 1 级激光产品不需要采取安全防护措施。

(2) 使用 2 级激光产品的安全守则:

① 绝对禁止长时间凝视激光产品输出激光端。

② 除非基于有益的目的，并且激光照射强度和持续时间不超过最大容许照射剂量，否则严禁把激光产品输出的激光束对着人的眼睛。

(3) 使用 3 级激光产品安全守则：

① 禁止把激光输出端对准人的眼睛。

② 只允许激光工作经验丰富的人员操作使用该激光产品。

③ 尽可能使光产品封闭起来，即使是一层透明的挡板也能防止头部或反光物品进入激光光路。

④ 在激光输出端应当放置光学衰减器、起偏器和光学滤波器等，把激光功率减少到最小使用水平上；或者放置激光安全光束终止器，保证在使用激光结束时能够终止激光束，防止伤人。

⑤ 约束好观看者，不要让他们在激光医疗场所随意走动。

⑥ 使用警示灯或警报器指示激光产品正在工作状态。如果是不可见激光，例如红外激光，这一点尤其重要。

⑦ 只在限定的区域操作激光束。例如，在封闭、没有窗户的房间里，并在门贴上警告标识。

⑧ 激光路尽可能布置在远高于或远低于人坐着或人站着观察时人眼的高度。激光产品应该牢固固定，确保激光束只沿着预定的路径传播。

⑨ 在存在直射、镜面反射激光对人眼睛造成潜在威胁的情况下，必须始终合理保护眼睛。

⑩ 激光产品应当安装钥匙开关，以减少未经同意的人开启该激光产品。

⑪ 不允许用光学仪器观察激光束或者镜面反射的激光。

⑫ 移掉输出激光光路附近所有不需要的光滑表面，不要使用反光物品检查输出的激光光线校正情况。需要注意的是：物体的反射率是激光光束的波长函数。

(4) 使用 4 级激光产品安全守则：

① 所有在 3 级激光产品中列出的安全守则同样适用于 4 级激光产品。

② 操作必须在局部的封闭范围内进行，比如在一个受控的工作场所里，或者直接把光束引到工作场所外面的空间。在完全局部封闭是不可能的情况下，应当在一个不透光的房间里，该房间的出入口安装互联锁，

保证当房门开着的时候激光产品不能发射激光。

③ 所有工作在受控区域内的人员必须有合适的眼睛保护措施。

④ 如果激光束能量足以造成严重皮肤损伤或火灾,在激光束与人之间、易燃物表面之间必须有保护措施。

⑤ 在可能的情况下,操作监视设备或其他监视装置应该选择遥控装置。

(三) 激光使用安全控制

为保证激光工作者和其他有关人员的安全,避免受到激光辐射的伤害,对于任何投入实际应用和运转的激光产品,都必须考虑其危害控制,尽可能避免或者减少眼睛和皮肤受到激光照射的可能性,激光产品操作人员和工作环境需要采取相应的保护措施。

1. 激光产品工作场所安全控制

激光医疗室的基本要求:

① 激光医疗室内要充分有照明,使瞳孔缩小,减少进入眼内激光剂量。

② 激光医疗室墙壁的光学反射率应该尽量低,减少反射激光产生的危害。室内墙壁应为白色漫反射体。墙壁不要涂油漆等,也不可涂黑,应采用浅色而产生漫反射的涂料,以减少镜面反射,也可提高室内光亮度。

③ 像 X 线机一样,大功率激光产品工作时室门前应有红灯标示。

④ 室内应通风良好,使激光医疗器工作时产生的有害污染物,比如二甲苯、四氯化碳(清洗用)、氮(冷却用)、臭氧以及激光束与人体相互作用产生的气体等在空气中的浓度不超过准许值。

⑤ 采取适当措施控制室内噪声水平不超过 90 dB。

⑥ 控制室内产生的非激光光辐射,比如由高电压电源产生的 X 射线,气体激光器放电管、固体激光器光泵浦使用的氙灯等发射的紫外光辐射等,避免电离辐射和非激光辐射对人体产生伤害。

⑦ 封闭激光产品中的高压闪光灯的封闭材料能够经受这些闪光灯爆炸时产生的冲击波压力。

⑧ 室内应配备灭火设备。

2. 个人安全控制

包括两个层次,一是自我安全控制;二是对他人的安全控制。

① 绝对禁止长时间注视激光产品输出端。

② 不允许用光学仪器(比如双筒镜、显微镜、望远镜)直接观察激光产品输出的直射激光光束或者镜面反射激光光束,如果非需要这样的操作不可,必须采用足够防护措施,比如使用滤光波片,佩戴合适激光防护眼镜等,保证眼睛受到的激光剂量低于最大容许照射剂量。

③ 除非基于有益的目的并且照射强度和持续时间不超过激光允许剂量的上限,否则严禁把激光产品输出端对着人的眼睛。

④ 在存在直射、镜面反射激光对人眼造成潜在威胁的情况下,必须始终对眼睛进行合理的保护,比如佩戴激光防护眼镜。

⑤ 认真贯彻执行国家制定的激光安全标准和规程。

⑥ 在激光损害受控区域内工作时,必须做好眼睛防护保护工作。主要防护设备有:激光防护眼镜、激光防护面罩、激光防护手套、激光防护服。

3. 激光防护眼镜

激光防护眼镜的基本要求是既能够保证工作人员有充分的视觉清晰度,又能将进入眼睛的激光辐射降低到最大激光允许照射剂量以下。激光防护镜的眼防护效果与激光参数、防护镜的性能参数、结构和使用环境等因素密切相关。

(1) 激光参数　一般的激光防护眼镜都是为特定激光参数,如特定波长和特定发射方式(连续波、长脉冲,还是 Q 开关脉冲)的激光而设计的,只能用于防护某种激光参数的激光,所以需要按照具体情况选择激光防护眼镜。激光产品输出的能量(或功率)常常超出激光安全水平多个数量级,因此,即使佩戴了激光护眼镜也不允许直视激光束。

(2) 光密度 D_λ　这是衡量激光防护眼镜防护能力的指标,其意义是入射光强 H_0 和透射光强 H 的比值的常用对数值,即 $D_\lambda = \lg(H_0/H)$。安全计算的基本原则是,到达眼睛角膜的激光强度 H 经过激光防护镜衰减以后,必须小于该激光的角膜最大允许照射剂量,防护镜的光密度 D_λ 不小于 $\lg(H/MEP)$。当室内近距离使用张角很小的激光产品时,达到眼睛角膜的激光强度与激光产品出射的激光光束强度是一致的,设 H_0 为激光产品出射的激光强度,则选择的激光防护眼镜其光密度要求达到满足下面要求:

$$D_\lambda > \lg(H_0/MEP)。 \qquad (7-3-7)$$

表 7-3-9 给出了几种常用激光医疗仪器在不同输出参数时使用的激光防护眼镜需要的最低光密度。

表 7-3-9　几种常用激光医疗仪器使用的激光防护眼镜的最低光密度

	P_0/W	OD
He-Ne 激光器	3.25×10^{-2}	1.68
Q 开关 Nd:YAG 激光治疗机	7.85	4.41
CO_2 激光器	5.13 10.22 15.31 20.10 25.48	2.73 3.03 3.20 3.32 3.42

激光产品输出的激光束张角 ϕ 较大，眼睛距激光产品输出端的距离 L 较大时，达到眼睛角膜的激光强度 H 将低于激光产品的输出激光强度，此时

$$H = H_0 d/(d + L\phi), \quad (7-3-8)$$

式中，d 为激光产品输出的激光光束直径。在使用显微镜、望远镜这类光学装置观察激光束时，多数情况下危险程度要增加。如果光学装置的放大倍数为 β，其危险性将增大 β^2 倍。

由光密度的定义也看出，制造防护眼镜镜片对特定波长激光透射系数越小，光密度越高，防护效果越好。

此外，对于采用反射式或反射-吸收式材料制成的防护镜，由于膜层光谱宽度的限制，不同入射角激光可改变光密度值，入射角大到一定程度后光密度降低，防护效果将变差。

（4）激光防护眼镜类型

根据防护眼镜衰减激光强度的机理进行划分，常用的有如下几种：

（1）吸收型激光防护眼镜　眼镜镜片材料对激光能量强吸收，降低透过的光辐射强度是目前使用比较广泛的一种激光防护眼镜。使用的吸收材料主要有掺无机染料的玻璃和掺有机染料的塑料，染料等对特定波长的激光产生强烈吸收。无机染料的光学吸收性能很稳定，有较强的抗激

光损伤能力,但它的波长选择性能不是很好,比如掺 Ta_2O_5 的铅硼硅酸盐玻璃可强烈吸收 X 射线和波长为 1 064 nm 的激光;有机染料的光学吸收波长范围比较宽,激光防护波段比较宽,比如掺吸收剂钨盐和蒽醌染料的甲基丙烯酸甲酯材料,可同时防护 8 个激光波长。缺点是吸收性能不够稳定,在强激光照射时它发生饱和吸收,吸收系数降低,失去防护激光的能力。

掺有机染料的塑料制成的防护眼镜光密度很高,可达 16~20,而且比较轻便,价格也比较低廉。主要缺点是容易老化,在太阳光照射下其光密度会迅速下降,而且机械性能不够好,表面容易被划破损。掺无机染料的玻璃耐磨损,防护角度大,成本低,主要缺点是抗冲击能力比较差。总体来说,吸收型激光防护眼镜结构简单、轻便、价廉,但存在许多缺点,主要是吸收带宽,吸收边不尖锐,这就导致眼镜在阻挡激光的同时也吸收了部分可见光,使可见光的强度减弱,降低了观察清晰度;会因为吸收激光能量而发热,导致损坏。有关实验资料显示,在功率为 10 W 的激光束作用下,有机染料塑料防护眼镜在几秒钟内,无机染料的玻璃防护眼镜在几分钟内,便遭受损坏。由于老化、氧化等原因,有效使用时间也不是很长。

(2) 反射型激光防护眼镜　在光学玻璃基片上交替镀高、低折射率介质反射膜。根据光的反射和干涉原理,特定波长的激光入射到这种防护眼镜上时将向四周反射,激光不会进入眼睛内,而其他波长的光辐射则大部分透过眼镜镜片。因为反射掉激光辐射而不是吸收掉激光辐射,所以它能够经受比吸收型激光防护眼镜更高的激光功率或者能量,而且其截止光谱的波长边缘较锐,可见光透射性能好,目标的清晰度比吸收型眼镜好得多。但是,光学反射率与激光的入射角有关,因此只有对某个角度范围内入射的激光才有比较好的防护作用。在入射角为 15°~30°或者更大的入射角时,将出现蓝向频移现象,即显示的激光波长缩短。比如波长为 693 nm 的红宝石激光,其波长将移到 685 nm、530 nm(这是 Nd:YAG 激光器输出激光的倍频波长),失去了激光防护能力。三色光学干涉滤光镜能够克服蓝向频移现象,并在 3 个通频带增大了光学透过率。还有一种由凸透镜、凹透镜和平面发射滤光片组成的激光防护眼镜,利用凸透镜相对眼镜的准直效果,缩小激光在滤光镜片上的入射角范围,也能解决蓝向频移问题。

(3) 吸收-反射型激光防护眼镜　上面两种类型防护眼镜的组合,兼有吸收型防护眼镜和反射型防护眼镜的优点,可以防护两种或者两种以上特定激光波长的激光。这类防护眼镜主要缺点是制造成本比较高。

(4) 衍射(全息)型激光防护眼镜　根据全息原理,在玻璃或者塑料基板上利用激光全息技术制作三维位相光栅,当入射激光满足布拉格条件时发生强烈的一级衍射,向其他方向反射,防止进入眼睛。这种防护眼睛的防护光谱带宽比较窄,光学透明度比较高,但视场角受到限制,主要适用于对可见光和近红外波段激光的防护,正在向远红外波段拓展。

(5) 非线性吸收型激光防护眼镜　一些原本是光学透明的材料,在强激光作用下光学吸收系数增大,光学透明性变得很差(这个现象也称为反饱和光学吸收),而当激光撤去后又恢复原先的光学透明。这种激光防护眼镜可以防止强激光透射,而对强度弱的激光则保持好的光学透明性。非线性材料的基本要求是:有比较高的非线性光学系数,特别是三阶非线性光学系数要高;非线性光学响应时间快;抗激光损伤阈值高;物理和化学性能稳定。目前利用 C_{60} 及其复合材料、酞氰铜、PDATS 等有机非线性光学材料已经制造出反饱和吸收型激光防护眼镜、自散焦型激光防护眼镜、反饱和光学吸收与全反射的复合型激光防护眼镜、反饱和光学吸收与增强光学散射型激光防护眼镜等,它们对激光光学吸收性能变化的反应速度很快,达纳秒量级。

(6) 非线性光学折射型激光防护眼镜　又称为激光自聚焦或者自散焦型激光防护眼镜。激光作用下,非线性材料三阶非线性系数变化,导致材料出现光学透镜效应,降低到达眼睛的光密度。这类激光防护眼镜目前使用的光学非线性材料主要有铁电钨铜 SNB-60 和 BSKNN-60 单晶无机材料等以及一些有机聚合物。

(7) 非线性界面型激光防护眼镜　光学非线性材料和线性材料的光学界面称为非线性界面。选择合适的材料组合,当入射的激光强度高时,透射到光学非线性材料的激光引起折射率变化,在界面上满足光学全反射条件,发生全反射,入射激光将被全部被反射回去,阻止进入眼睛;如果入射的激光光强度不高,非线性材料折射率基本上不发生变化,界面上不出现光学全反射现象,入射的激光将部分地或者全部透射,进入眼镜。

(8) 非线性光学散射型激光防护眼镜　这种激光防护眼镜使用的材料一般是液体或者固态悬浮液,比如胶质碳悬浮液。入射激光的光强度低时此悬浮液呈现光学均匀性,基本上不发生光学散射现象,材料显示良好的光学透明性;当入射的激光强度比较高时,悬浮液的光学性质出现非均匀变化,发生强烈的散射现象,透射光强度大大降低。

(9)光电式激光防护眼镜　眼镜片由两片偏振方向互相垂直的偏振片及夹在它们之间的透明陶瓷片和光电二极管构成。陶瓷片的旋光性随着外加在它上面的电压而变化,而其电压是由光电二极管转换光辐射能量提供,也就是由入射的激光强度控制。当入射的激光强度使陶瓷片的旋光角度为 0°或者 180°时,眼镜片光学不透明,几乎全部阻挡了激光进入眼睛。这种激光防护眼镜的主要优点是它的光学透明度可以随着入射激光光强度调节;主要缺点是光学透明度随光强变化的响应时间比较长,大约是 10^{-5} s,结构也比较复杂。

(10)光致变色激光防护眼镜　眼镜片材料在入射激光光强度不高时,几乎是完全透明的,而当入射的激光光强度超过阈值强度时便改变颜色,强烈吸收入射激光能量。当停止激光入射时它又恢复原先的高透明度。比如以玻璃为基质,掺进亚铜卤化物或者亚铜镉卤化物制成的材料,就具有这种光学特性。这种激光防护眼镜主要优点是可见光光学透明度高,比如前面介绍的材料,其光学透明度可达 70% 以上。主要缺点也是响应时间不够快(一般大约是 10^{-8} s)。

参考资料

1. 姜凌云,光疗的副作用介绍[J],新生儿科杂志,1989,4(4):190—191.
2. 丁新民、徐勤枝等,光动力学治疗肿瘤的简史和现状[J],中国肿瘤,2003,12(3):151—155.
3. 谢树森、雷仕湛,光子技术(第二版)[M],北京:科学出版社,2011.
4. 王侠生、吴绍熙等,现代皮肤病学基础(上册)[M],北京:人民卫生出版社,2010.
5. 刘璐、任媛媛等,半导体激光理疗对颞下颌关节疼痛治疗效果的影响因素[J],实用口腔医学杂志,2015,31(6):852—854.
6. 冯霞、姚伟等,肾移植重症肺部感染患者氦-氖激光胸部理疗的治疗效果分析[J],中华医院感染学杂志,2016,26(13),3023—3025.
7. 邓德权、倪杏艳等,红茴香喷雾剂联合半导体激光理疗治疗带状疱疹神经痛和后遗神经痛的临床观[J],医学研究生学报,2013,26(10):1061—1063.
8. 朱伟玲、赵燕平等,激光针灸的作用机制与光源的选择依据[J],中国医药指南,2012,10(34),598—600.
9. 尤士征、张士林等,激光针灸治疗前列腺炎119例临床疗效总结[J],针刺研究,1988,(3):184—188.
10. 杨光,激光手术刀切开方法的研究[J],中国医疗器械杂志,1989,13(5):279—280.
11. 徐英、关兵等,CO_2激光经口微创手术治疗喉部良、恶性病变[J],中国微创外科杂志,2013,13(10):913—915.
12. 孟庆利、江彬等,经输尿管镜钬激光术治疗尿道狭窄合并尿道结石的临床疗效[J],当代医学,2017,23(29):84—86.

13. 段春枝、刘金波,Nd:YAG 激光手术治疗儿童颌面部血管瘤临床分析[J],中国医师杂志, 2003,增刊:28—29.
14. 史克珊、曹作为等,颅内肿瘤的显微激光手术治疗[J],中华神经外科杂志,1997,13(2):85—87.
15. 徐明、方爱武,激光虹膜切除术治疗原发性闭角型青光眼[J],光学仪器,2002,24(4-5):52—54.
16. 朱晓玲,老年患者视网膜裂孔的早期激光治疗[J],眼科,2005,14(6):359—360.
17. 郑权、于占海等,激光心肌打孔血运重建术[J],光学精密工程,2000,8(5):508—511.
18. 李振鲁、张守民等,激光打孔治疗粉瘤 64 例疗效观察[J],皮肤科杂志,1994,27(4):242—245.
19. 王峰、谢树森等,光动力治疗白血病的光剂量学研究,大珩先生九十华诞文集暨中国光学学会 2004 年学术大会论文集,浙江大学出版社,2004.
20. 丁新民、徐勤枝等,光动力学治疗肿瘤的简史和现状[J],中国肿瘤,2003,12(3):151—155.
21. 李洁、沈琳等,经胃镜光动力学疗法治疗上消化道恶性肿瘤[J],中国激光医学杂志 2007,16(5):292—294.
22. 李英隆、张红兵等,PDT 治疗 65 例脉络膜新生血管临床分析[J],国际眼科杂志 2010,10(6):1214—1215.
23. 梅韬,光动力学在中重度痤疮治疗中的疗效观察[J],中华全科医学,2013,11(7):1038—1040.
24. 陈静、王彩霞等,CT 引导下光动力学疗法治疗原发性肝癌的研究[J],中华实验外科杂志,1994,11(6):341—342.
25. 李琳,三种金属酞菁光敏剂的光动力作用研究[J],上海应用技术学院学报(自然科学版),2012,12(4):332—335.
26. 黄东健、李文斌等,低能量血管内激光照射治疗脑损伤的免疫功能变化与研究[J],广州医学院学报,1997:25(4),46—49.
27. 陈荣、谢树森等,中国人血液的组织光学参数[J],光电子·激光,2002,13(1):92—93.
28. 颜晨钟、樊大平等,五种波长低强度激光血管内照射的生物学效应

[J],应用激光,1998,18(2):86—88.

29. 韩彦娟,氦-氖激光血管内照射综合治疗急性心肌梗死疗效观察[J],中华物理医学与复杂志,2003,25(4):234—235.

30. 莫木顺、郭晓燕等,氦-氖激光血管内照射治疗脑梗死疗效分析[J],中国基层医药 2005,12(12):1772—1773.

31. 董为人、肖应庆等,静脉内激光照射血液治疗精神分裂症 223 例总结[J],医学研究通讯,1998,27(10):48—49.

32. 徐锋、王铁军等,CO_2 激光气化治疗阴道上皮内瘤变 108 例临床分析,肿瘤预防与治疗,2017 年,30(4),295—298

33. 陈祥恩、任小丽等,二氧化碳激光美容对 458 例皮损患者的治疗效果[J],健康研究,2015,35(2):88—189.

34. 鲍海萍、朱梦洁等,激光美容针治疗色素性疾病 78 例临床分析[J],现代实用医学,2016,28(9):1222—1223.

35. 叶衍铭、杨远龙等,激光荧光光谱测量技术在癌症诊断中的应用[J],应用激光,1985,5(3):134—136.

36. 汪兆平、韩和相等,拉曼光谱在癌症诊断中的应用[J],光散射学报,2000,11(4):398—405.

37. 刘刚、刘剑虹等,人体不同组织的拉曼光谱研究[J],光谱学与光谱分析,2005,25(5):723—725.

38. 王虹、张少鸿,血清激光拉曼光谱鉴别肺癌、慢性阻塞性肺疾病患者及健康人的价值,广东医学,2015,36(6):884—887.

39. 杨冀萍、刘怀军等,流式细胞术分析活化血小板及其在急性肺血栓栓塞症中的临床意义[J],临床心血管病杂志,2007,23(2):116—118.

40. 江时森、俞国瑞等,激光多普勒显微血流计在心血管疾病中的应用[J],应用激光,1989,9(2):85—87.

41. 张荣伟、张洪俊等,激光多普勒血流计在脑瘤术中的应用[J],中华物理医学杂志,1994,16(4):250—251.

42. 梁永茂、葛新等,激光叶绿素衍生物光动力学诊治肺癌[J],应用激光,1989,9(3):137—138.

43. 刘海峰、高光煌等,22 例激光意外眼事故调调查[J],眼外伤职业眼病杂志,1987,(3):144—147.

44. 郭锐、王育良,视网膜激光损伤及其防护[J],国际眼科杂志,2011,11

(3):446—449.
45. 王勉镜、龚卓等,准分子激光 308 nm 波长人体皮肤损伤阈值测量[J],中国激光医学杂志,1994,3(1):26—28.
46. 欧阳忠孝,从事激光工作人员的眼部调查[J],兵器激光,1982,(3):41—44.
47. 刘海锋、高光煌等,激光作业人员心血管状态的调查[J],中国工业医学杂志,2002,15(5):281—282.
48. 孙栩、朱凤华等,激光作业人员血脂调查[J],现代预防医学,1994,21(1):26—28.
49. 王勉镜、龚卓等,准分子激光 308 nm 波长人体皮肤损伤阈值测量[J],中国激光医学杂志,1994,3(1):26—28.
50. 黄丹、杜堃等,激光产品的辐射安全和分类[J],应用激光,2006,26(4):272—274.
51. 高光煌、张桂素等,激光防护镜性能及其技术指标研究[J],激光技术,1996,20(4):193—195.

图书在版编目(CIP)数据

激光医疗技术/陈刚,雷仕湛主编. —上海:复旦大学出版社,2018.3(2022.7 重印)
ISBN 978-7-309-13454-4

Ⅰ.激… Ⅱ.①陈…②雷… Ⅲ.激光应用-医学 Ⅳ.R312

中国版本图书馆 CIP 数据核字(2018)第 002591 号

激光医疗技术
陈 刚 雷仕湛 主编
责任编辑/张志军

复旦大学出版社有限公司出版发行
上海市国权路 579 号 邮编: 200433
网址: fupnet@fudanpress.com   http://www.fudanpress.com
门市零售: 86-21-65102580   团体订购: 86-21-65104505
出版部电话: 86-21-65642845
上海丽佳制版印刷有限公司

开本 787×960 1/16 印张 22.5 字数 357 千
2022 年 7 月第 1 版第 2 次印刷

ISBN 978-7-309-13454-4/R·1665
定价: 47.00 元

如有印装质量问题,请向复旦大学出版社有限公司出版部调换。
版权所有 侵权必究